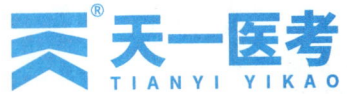 供全国高等学校基础、临床、预防、口腔医学类专业使用

神经病学
精讲精练

主　编 牟　君

副主编 徐　平　王振海　袁宝玉　张锡坤

编　委（以姓氏笔画为序）

王振海	宁夏医科大学总医院	赵春梅	宁夏医科大学总医院
王嘉佳	重庆医科大学附属第二医院	袁宝玉	东南大学附属中大医院
刘爱翠	宁夏医科大学总医院	袁春林	重庆医科大学附属第一医院酉阳医院
牟　君	重庆医科大学附属第一医院	徐　平	遵义医学院附属医院
李海宁	宁夏医科大学总医院	高　远	香港大学玛丽医院
李朝晖	大竹县人民医院	郭腾云	重庆医科大学附属第一医院
杨　娟	宁夏医科大学总医院	彭　丹	大连医科大学附属第二医院
张锡坤	香港大学玛丽医院	魏志杰	遵义医学院附属医院
陈　晓	重庆市九龙坡区人民医院		

世界图书出版公司

西安　北京　广州　上海

图书在版编目(CIP)数据

神经病学精讲精练/牟君主编. —西安:世界图书出版西安有限公司,2018.12(2019.9 重印)
ISBN 978-7-5192-5204-5

Ⅰ.①神… Ⅱ.①牟… Ⅲ.①神经病学—医学院校—教学参考资料 Ⅳ.①R741

中国版本图书馆 CIP 数据核字(2018)第 277300 号

书　　名	神经病学精讲精练
	Shenjingbingxue Jingjiang Jinglian
主　　编	牟　君
责任编辑	汪信武
装帧设计	天　一
出版发行	世界图书出版西安有限公司
地　　址	西安市高新区锦业路 1 号
邮　　编	710065
电　　话	029-87214941　029-87233647(市场营销部)
	029-87234767(总编室)
网　　址	http://www.wpcxa.com
邮　　箱	xast@wpcxa.com
经　　销	新华书店
印　　刷	新乡市天润印务有限公司
开　　本	787mm×1092mm　1/16
印　　张	12.5
字　　数	288 千字
版　　次	2018 年 12 月第 1 版
印　　次	2019 年 9 月第 2 次印刷
国际书号	ISBN 978-7-5192-5204-5
定　　价	48.00 元

(版权所有　翻印必究)
(如有印装错误,请与出版社联系)

出版说明

为适应医学教育发展、培养现代化医师的新要求,根据中华人民共和国教育部和原卫生部颁布的《中国本科医学教育标准》,同时结合多本国家级规划教材等较权威的教科书,我们邀请了国内有丰富教学经验和深厚学术造诣的专家,编写了本套丛书。

与其他配套辅助教材相比,本丛书具有以下特点:

1. 内容设置科学 紧扣教学大纲,明确学习要点,帮助读者掌握重点、难点,使读者深入了解其内在联系及如何在考试和今后的临床科研工作中正确地应用。具体体现在:

(1) 系统性:全书逻辑缜密,环环相扣,系统编排,方便读者的使用,加深其对教材的理解和认识。

(2) 广泛性:严格依据《中国本科医学教育标准》,提炼出学习要点,力求全面满足读者自学和考试复习的需要。

(3) 新颖性:同步章节精选习题、模拟试卷、重点院校硕士研究生入学考试试题3个模块紧凑组合,便于读者进一步学习。

2. 题型编排合理 以研究生入学考试、本科生专业考试的题型为标准,设计了选择题(包括A型题、B型题、X型题)、填空题、名词解释、简答题、论述题、病例分析题等,使读者在解题的过程中了解各学科的特点和命题规律,加深对知识点的理解,提高解题的准确性,强化应试能力和技巧。

3. 强化实用性 为便于读者自学,对部分题目给出了"解析",分析做题过程中的常见问题,帮助读者了解如何选、怎样选、考哪些概念、解题的小技巧等,培养其分析能力,建立正确的思维方法,提高解决实际问题的能力。

4. 重视信息性 为了开拓读者的视野,我们认真遴选了近些年国内一些重点院校的硕士研究生入学考试试题,希望对广大读者有所帮助。未来的应试更重视能力的考核,所以没有给出所谓的"标准答案",目的是不想束缚读者的思路,而是让读者开动脑筋查阅文献,跟踪前沿发展态势,提升自身的竞争优势。

本丛书不仅适用于本科在校生和复习参加硕士研究生入学考试的应届毕业生或往届毕业生,也适用于具同等学力人员复习参加硕士研究生入学考试。由于时间仓促,不足之处在所难免,请各位专家批评指正。

目　录

第1章　绪　论 ………… 001
　学习要点 / 001
　应试考题 / 001
　参考答案 / 001

第2章　神经系统的解剖、生理及病损的定位诊断 ………… 003
　学习要点 / 003
　应试考题 / 003
　参考答案 / 011

第3章　神经系统疾病的常见症状 ………… 017
　学习要点 / 017
　应试考题 / 017
　参考答案 / 022

第4章　神经系统疾病的病史采集和体格检查 ………… 025
　学习要点 / 025
　应试考题 / 025
　参考答案 / 031

第5章　神经系统疾病的辅助检查 ………… 035
　学习要点 / 035
　应试考题 / 035
　参考答案 / 039

第6章　神经心理学检查 ………… 042
　学习要点 / 042
　应试考题 / 042
　参考答案 / 044

第7章　神经系统疾病的诊断原则 ………… 046
　学习要点 / 046
　应试考题 / 046
　参考答案 / 048

第8章　头　痛 ………… 051
　学习要点 / 051
　应试考题 / 051
　参考答案 / 054

第9章　脑血管疾病 ………… 057
　学习要点 / 057
　应试考题 / 057
　参考答案 / 066

第10章　脑血管病的介入治疗 ………… 072
　学习要点 / 072
　应试考题 / 072
　参考答案 / 074

第 11 章 神经系统变性疾病 …… 076	第 18 章 自主神经系统疾病 …… 127
学习要点 / 076	学习要点 / 127
应试考题 / 076	应试考题 / 127
参考答案 / 079	参考答案 / 129

第 12 章 中枢神经系统感染性疾病
………………………… 082
　　学习要点 / 082
　　应试考题 / 082
　　参考答案 / 089

第 19 章 神经-肌肉接头和肌肉疾病
………………………… 131
　　学习要点 / 131
　　应试考题 / 131
　　参考答案 / 140

第 13 章 中枢神经系统脱髓鞘疾病
………………………… 094
　　学习要点 / 094
　　应试考题 / 094
　　参考答案 / 098

第 20 章 神经系统遗传性疾病 … 147
　　学习要点 / 147
　　应试考题 / 147
　　参考答案 / 150

第 14 章 运动障碍性疾病 ……… 101
　　学习要点 / 101
　　应试考题 / 101
　　参考答案 / 104

第 21 章 神经系统发育异常性疾病
………………………… 155
　　学习要点 / 155
　　应试考题 / 155
　　参考答案 / 157

第 15 章 癫　痫 ………………… 107
　　学习要点 / 107
　　应试考题 / 107
　　参考答案 / 111

第 22 章 睡眠障碍 ……………… 159
　　学习要点 / 159
　　应试考题 / 159
　　参考答案 / 162

第 16 章 脊髓疾病 ……………… 114
　　学习要点 / 114
　　应试考题 / 114
　　参考答案 / 119

第 23 章 内科系统疾病的神经系统并
发症 …………………… 166
　　学习要点 / 166
　　应试考题 / 166
　　参考答案 / 168

第 17 章 周围神经疾病 ………… 121
　　学习要点 / 121
　　应试考题 / 121
　　参考答案 / 125

附　录

全真模拟试题（一）/ 174
全真模拟试题（二）/ 182
往年部分高校硕士研究生入学考试试题
选登 / 191

第1章 绪 论

【学习要点】

一、掌握

神经病学的实践步骤。

二、熟悉

1. 神经病学的特性。
2. 神经系统疾病的诊断过程。

【应试考题】

一、选择题

【A型题】

1. 下列不属于神经病学特性的是（　　）
   A. 疾病的复杂性　B. 症状的广泛性
   C. 诊断的依赖性　D. 疾病的严重性
   E. 疾病的异质性
2. 神经病学的发展趋势为（　　）
   A. 疾病谱系的缩小
   B. 主要以基因诊断为主
   C. 基因治疗成为主流
   D. 老龄化致疾病谱的比例改变
   E. 和精神病学合并

二、名词解释

神经病学

三、简答题

简述神经病学的实践步骤。

【参考答案】

一、选择题

【A型题】

1. E　2. D

二、名词解释

神经病学：研究中枢神经系统、周围神经系统及肌肉疾病的临床医学学科。

三、简答题

简述神经病学的实践步骤。

答 (1)详细询问病史和体格检查。

(2)定位诊断。

(3)定性诊断。

（牟 君）

第2章 神经系统的解剖、生理及病损的定位诊断

【学习要点】

一、掌握

1. 神经系统的基本解剖结构。
2. 各结构病损的临床表现。
3. 常见临床综合征的临床表现及定位。

二、熟悉

神经系统的相应生理功能。

【应试考题】

一、选择题

【A型题】

1. 位于延髓内的脑神经核是 （ ）
   A. 滑车神经核 B. 舌下神经核
   C. 面神经核 D. 展神经核
   E. 丘脑底核

2. 只受对侧大脑运动皮层支配的脑神经运动核为 （ ）
   A. 三叉神经运动核
   B. 迷走神经背运动核
   C. 动眼神经核
   D. 舌下神经核
   E. 以上皆是

3. 基底动脉主干受累的症状和体征是 （ ）
   A. 眩晕、呕吐、共济失调、瞳孔缩小、四肢瘫痪、昏迷等
   B. 失语症
   C. 单眼一过性黑蒙、患侧Horner征
   D. 精神障碍,如淡漠、反应迟钝、欣快、始动障碍和缄默等,常有强握与吸吮反射
   E. 以上皆不是

4. 某患者因外伤致使脊髓 T_5 节段右侧半横断。损伤平面以下会出现 （ ）
   A. 右侧痛感觉丧失
   B. 右侧温感觉丧失
   C. 右侧深感觉丧失
   D. 左侧深感觉丧失
   E. 以上皆是

5. 下丘脑损害可出现 （　　）
   A. 中枢性尿崩症　B. 对侧感觉异常
   C. 体温调节障碍　D. A 和 B
   E. A 和 C

6. 患者,男,50 岁。走路时出现双脚踩棉花感。查体:Romberg 征(＋),双下肢音叉振动觉缺失。病变位于 （　　）
   A. 小脑　　　　B. 脊髓后索
   C. 大脑额叶　　D. 脊髓后角
   E. 脊髓侧索

7. 一侧眼球处于内收位,瞳孔对光反射正常。病变位于 （　　）
   A. 动眼神经　　B. 滑车神经
   C. 展神经　　　D. 面神经
   E. 三叉神经

8. 一侧视觉中枢病变可产生 （　　）
   A. 完全单侧失明
   B. 对侧视野同向性偏盲,而中心视力不受影响
   C. 双眼偏盲
   D. 同名下象限盲
   E. 同名上象限盲

9. Horner 征瞳孔改变为 （　　）
   A. 瞳孔缩小,对光反射灵敏
   B. 瞳孔缩小,对光反射消失
   C. 瞳孔扩大,对光反射灵敏
   D. 瞳孔扩大,对光反射消失
   E. 瞳孔没有改变

10. 患者右额纹及鼻唇沟消失,示齿口角左偏,左侧中枢性上、下肢瘫。病变位于 （　　）
    A. 右侧脑桥　　B. 左侧脑桥
    C. 右侧延髓　　D. 左侧延髓
    E. 右侧大脑

11. 延髓损害的主要表现是 （　　）
    A. 瞳孔散大、眼球内陷、睑裂变小和面部无汗
    B. 伸舌偏斜、视物双影、面部麻木和眩晕耳鸣
    C. 眼球外斜、瞳孔扩大、视物双影和上睑下垂
    D. 额纹消失、闭眼无力、口角下垂和味觉缺失
    E. 声音嘶哑、饮水返呛、吞咽困难和构音障碍

12. 右侧展神经麻痹的临床特点是 （　　）
    A. 在右侧注视时,双重视力的侧位图像在右眼覆盖上消失
    B. 向前看时,右眼的上睑下垂向内偏斜
    C. 右眼无法左侧注视加合
    D. 在右侧注视时,覆盖左眼的双重视力的横向图像消失
    E. 以上皆不是

13. 患者,男,70 岁。突然晕倒。查体:左侧上、下肢瘫痪,腱反射亢进,左侧眼裂以下面瘫;左半身感觉消失;双眼视野正常,瞳孔对光反射正常。首先考虑病变位于 （　　）
    A. 左侧枕叶　　B. 右侧枕叶
    C. 左侧内囊　　D. 右侧内囊
    E. 右侧脊髓

14. 在引出 Romberg 征时,患者被指示双脚并立且进行以下哪项操作,位置觉受损的人通常会跌倒 （　　）
    A. 弯曲颈部　　B. 伸出双臂
    C. 弯曲膝盖　　D. 睁开眼睛
    E. 闭上眼睛

15. 患者被诊断为严重阻塞性脑积水,出现视神经盘水肿和头痛。最可能受到影响的脑神经是 （ ）
 A. 展神经　　　B. 滑车神经
 C. 三叉神经　　D. 动眼神经
 E. 面神经

16. 患者,男,58岁。因左眼睑下垂1周求诊。查体发现左眼部分眼睑下垂及瞳孔缩小。首先考虑的病变为 （ ）
 A. 动眼神经功能障碍
 B. 交感神经病变
 C. 副交感神经病变
 D. 重症肌无力
 E. 延髓病变

17. 患者,女,60岁。既往有高血压、高脂血症及糖尿病。患者主诉晨起左面部无力及味觉障碍。神经科查体显示左侧鼻唇沟变浅,左眼闭合困难,左前额皮肤皱纹变浅。患者四肢运动感觉均正常。病变位于 （ ）
 A. 面神经周围性病变
 B. 右侧脑桥
 C. 左侧内囊中
 D. 左侧延髓
 E. 左侧颈内动脉闭塞

18. 不属于脊髓后索病变体征的是（ ）
 A. 本体感觉缺陷　B. Romberg征阳性
 C. 振动觉缺陷　　D. 共济失调
 E. 疼痛感觉缺失

19. 张口下颌向右偏斜。病变位于（ ）
 A. 右三叉神经运动支
 B. 左三叉神经运动支
 C. 右面神经
 D. 左面神经
 E. 右面神经和三叉神经

20. 后核间性眼肌麻痹的临床特征是 （ ）
 A. 两眼向病变同侧注视时,患侧眼球不能外展
 B. 两眼向病变同侧注视时,患侧眼球不能内收
 C. 双眼均不能外展
 D. 双眼均不能内收
 E. 辐辏反射异常

21. 舌下神经麻痹。病变位于 （ ）
 A. 延髓　　　　B. 脑桥
 C. 中脑　　　　D. 丘脑
 E. 间脑

22. 不属于三叉神经生理功能的是（ ）
 A. 下颌反射　　B. 咀嚼运动
 C. 舌前2/3味觉　D. 角膜反射
 E. 面部感觉

23. Babinski征是 （ ）
 A. 病理反射
 B. 小脑功能障碍征
 C. 锥体外系功能障碍征
 D. 成年人的正常生理迹象
 E. 一定是双侧存在

24. 下列脊髓病变不会出现Horner征的节段是 （ ）
 A. $C_1 \sim C_2$　　　B. $C_5 \sim C_6$
 C. $C_3 \sim C_4$　　　D. $C_8 \sim T_1$
 E. $T_3 \sim T_4$

25. 脊髓圆锥病变和马尾神经根病变的临床症状的不同点是 （ ）
 A. 有无腹壁反射改变
 B. 有无Hoffman征
 C. 有无Romberg征
 D. 有无腰背疼痛
 E. 有无下肢下运动神经元瘫痪

26. 对维持清醒起重要作用的结构是( )
   A. 内囊
   B. 脑干上行网状激活系统
   C. 小脑
   D. 额叶
   E. 额下回后部(Broca 区)

27. 下列关于反射的描述,错误的是
   （ ）
   A. 脊髓反射弧的神经元在脊髓突触
   B. 焦虑不能放松会抑制反射
   C. 膝反射由 $S_1 \sim S_2$ 支配
   D. 肱二头肌反射由 $C_5 \sim C_6$ 支配
   E. 甲状腺功能会影响反射

28. 下列感觉通路不投射到丘脑的是( )
   A. 温度觉通路   B. 嗅觉通路
   C. 视觉通路   D. 振动觉通路
   E. 以上皆不是

29. 下列动脉不涉及 Circle of Willis 的是
   （ ）
   A. 后交通动脉   B. 前交通动脉
   C. 椎动脉   D. 大脑后动脉
   E. 大脑前动脉

30. 下列脊神经根出口处位于 T_1 椎骨上面的是
   （ ）
   A. C_1 B. C_7
   C. C_8 D. T_1
   E. T_2

31. 皮质脊髓束位于脑干的 （ ）
   A. 前部   B. 中部
   C. 后部   D. 双侧外侧部分
   E. 前部和后部

32. 患者,男,60 岁。呈现右侧动眼神经麻痹和左侧偏瘫。病灶定位于 （ ）
   A. 左中脑   B. 右中脑
   C. 左脑桥   D. 右脑桥
   E. 右髓质

33. 出现急性意识障碍及运动障碍的病灶位于 （ ）
   A. 左顶叶   B. 左额叶
   C. 右顶叶   D. 右颞叶
   E. 右额叶

34. 患者,男,65 岁。突发声音嘶哑及吞咽困难,右面部、左躯干及左肢麻木感。查体:右侧共济失调、右眼睑下垂及右瞳孔缩小。病损定位于 （ ）
   A. 左脑桥   B. 右脑桥
   C. 左侧延髓   D. 右侧延髓
   E. 以上都不是

35. 不属于 Gerstmann 综合征临床表现的是 （ ）
   A. 失写症   B. 失算症
   C. 左右分辨障碍   D. 病灶侧视野全盲
   E. 手指失认(无法识别手指)

36. 下列关于脊神经节段皮肤分布的描述,错误的是 （ ）
   A. T_4 脊神经节段皮肤分布在乳头水平附近
   B. C_7 脊神经节段皮肤分布在中指之上
   C. L_1 脊神经节段皮肤分布腹股沟韧带正下方
   D. C_8 脊神经节段皮肤分布覆盖拇指,掌心和前臂侧面
   E. T_{10} 脊神经节段皮肤分布于脐孔水平

37. 下列关于神经肌肉疾病病理生理学的描述,错误的是 （ ）
   A. 在神经肌肉接头处,乙酰胆碱从运动神经元释放
   B. 肌细胞只有一个核
   C. 肌球蛋白和肌动蛋白的相互作用负责肌细胞的肌肉收缩
   D. 有髓纤维上只有郎飞结处能够发生动作电位
   E. 脱髓鞘导致轴突传导速度减慢

38. 下列关于神经肌肉疾病病理生理学的描述,错误的是（　　）
   A. 常见的周围神经病理变化包括沃勒变性、轴突变性、神经元变性、节段性脱髓鞘
   B. 失神经肌肉可通过邻近运动单位的轴突发芽而得以恢复
   C. 神经肌肉接头前膜的乙酰胆碱释放有 Ca^{2+} 依赖性
   D. 乙酰胆碱酯酶是在神经肌肉接头的突触中合成乙酰胆碱的酶
   E. 乙酰胆碱储存在突触前神经元的囊泡中

39. 患者,男,65 岁。入院行核磁共振检查显示大脑皮质运动区急性梗死灶。其临床瘫痪最可能的表现为（　　）
   A. 单瘫或不均等偏瘫
   B. 完全性均等性偏瘫
   C. 交叉性瘫痪
   D. 四肢瘫痪
   E. 截瘫

40. 双侧旁中央小叶及其附近中央前后回受损会引起（　　）
   A. 下肢感觉障碍
   B. 下肢瘫痪
   C. 舌面及上肢感觉障碍
   D. 舌面及上肢瘫痪
   E. 痉挛性截瘫、复合性感觉障碍及尿便障碍

41. 患者,男,65 岁。右利手。突发言语障碍,表现为能理解他人讲话内容,但不能表达自己的意图。病变定位于（　　）
   A. 左侧额上回后部
   B. 左侧颞中回后部
   C. 左侧额下回后部
   D. 左侧角回
   E. 左侧顶上小叶

42. 下列结构病变可能出现三偏综合征的是（　　）
   A. 脊髓　　　　B. 脑干
   C. 小脑　　　　D. 丘脑
   E. 内囊

43. 脑桥病变最特征性的临床表现为（　　）
   A. 受损范围广泛
   B. 常有剧烈面痛
   C. 瞳孔常散大
   D. 上、下肢瘫痪在面瘫的对侧
   E. 多有昏迷或抽搐

44. 调节内脏活动和内分泌活动的皮质下中枢是（　　）
   A. 上丘脑　　　B. 延髓
   C. 下丘脑　　　D. 丘脑
   E. 底丘脑

45. 脑干病变时瘫痪的特点为（　　）
   A. 完全性均等性偏瘫
   B. 单瘫
   C. 截瘫
   D. 交叉性瘫痪
   E. 伴明显肌肉萎缩

46. Weber 综合征的病损部位是（　　）
   A. 中央前回　　B. 皮质脊髓束
   C. 脑桥　　　　D. 延髓
   E. 中脑

47. Millard–Gubler 综合征的表现不包括（　　）
   A. 病灶侧眼球不能外展
   B. 病灶侧周围性面神经麻痹
   C. 对侧舌下神经瘫痪
   D. 对侧中枢性偏瘫
   E. 眼球侧视运动障碍

48. 交叉性感觉障碍的病变水平位于（　　）
   A. 中脑上丘　　B. 中脑下丘
   C. 脑桥　　　　D. 延髓
   E. 颈髓

49. 病变对侧偏身浅感觉障碍,伴自发性疼痛或不自主运动。其病变部位在于 （　）
   A. 顶叶感觉皮质　B. 内囊或基底核区
   C. 丘脑　　　　　D. 中脑
   E. 脑桥

50. 患者,女,72岁。双上肢痛温觉障碍,触觉和深感觉正常。病损部位在 （　）
   A. 双侧 $C_5 \sim T_8$ 后根
   B. 右侧 $C_5 \sim T_8$ 前根
   C. 双侧臂丛
   D. $C_5 \sim T_2$ 脊髓前连合
   E. 双侧颈膨大后索

51. 患者,男,60岁。视物不清伴恶性呕吐1月余就诊。查体:意识清楚,右侧眼底视神经盘水肿,左侧视神经萎缩。首先考虑的诊断为 （　）
   A. 多发性硬化　　B. 垂体瘤
   C. 额叶底部肿瘤　D. 结核性脑膜炎
   E. 脑萎缩

52. 患者,女,61岁。黑夜行走步态不稳易跌倒,震动足浴时无感觉。查体:双下肢音叉振动觉缺失。病变定位于 （　）
   A. 小脑　　　　　B. 脊髓后索
   C. 脊髓侧索　　　D. 脊髓后角
   E. 大脑额叶

53. 患者,男,35岁。双下肢无力3月余。查体:双上肢正常,双下肢肌力3级,肌张力高,膝腱反射亢进,病理反射（+）。病变定位于 （　）
   A. 胸髓　　　　　B. 腰膨大
   C. 颈膨大　　　　D. 高颈髓
   E. 脊髓前角细胞

54. 患者,女,50岁。突发右侧口角抽搐,继而出现右侧上下肢抽动,进一步发展为四肢抽搐。病变定位于 （　）
   A. 左侧中央前回下部
   B. 左侧中央前回上部
   C. 右侧中央前回上部
   D. 右侧中央前回下部
   E. 右侧中央后回

55. 患者,男,75岁。右侧肢体无力1年余。查体:右上肢下运动神经元性瘫痪,肌力4级,右下肢上运动神经元性瘫痪,肌力3级。病变定位于 （　）
   A. 左上胸髓　　　B. 右上胸髓
   C. 双侧颈膨大　　D. 左侧颈膨大
   E. 右侧颈膨大

56. 患者,男,61岁。糖尿病史20余年,渐出现手足发麻、发凉。查体:四肢对称性末端痛觉减退,四肢远端肌力4级,近端肌力正常。病变定位于 （　）
   A. 神经根　　　　B. 神经丛
   C. 末梢神经　　　D. 脊髓
   E. 脑干

57. 患者,男,39岁。查体:右侧上、下肢轻度瘫痪,肌张力增高,病理反射（+）,右侧上、下肢深感觉缺失,左颈以下痛、温觉减退。病变定位于 （　）
   A. 右侧颈膨大　　B. 左侧颈膨大
   C. 左 $C_3 \sim C_4$　　D. 右 $C_2 \sim C_3$
   E. 右侧延髓

58. 患者,男,30岁。查体:左上肢下运动神经元瘫痪,左下肢上运动神经元瘫痪,左肩以下深感觉障碍,右侧痛、温觉障碍。病变定位于 （　）
   A. 左侧高颈髓　　B. 左侧颈膨大
   C. 右侧颈膨大　　D. 右侧延髓
   E. 右侧上胸髓

· 008 ·

59. 患者,女,60岁。左上肢发作性麻木半年,初始于左手拇指,逐步累积整个左上肢。查体:见左上肢痛温觉稍差,左上肢腱反射亢进,其余未见异常。病变定位于 （　）
   A. 左侧大脑皮质　B. 右侧大脑皮质
   C. 右侧丘脑　　　D. 右侧颈膨大
   E. 左侧臂丛神经

60. 患者,男,60岁。右侧腹股沟阵发性疼痛半年,左下肢麻木,右下肢无力4个月。查体:左侧腹股沟以下痛觉减退,触觉存在,右下肢音叉振动觉消失,右下肢肌力4级,右膝踝反射亢进,右侧Babinski征(+)。病变定位于（　）
   A. 右侧T_{10}节段　B. 左侧T_{10}节段
   C. 右侧T_{12}节段　D. 左侧T_{12}节段
   E. 右侧T_9节段

61. 患者,男,70岁。突发右侧口角流涎,言语不清,右上下肢无力,右侧偏身痛觉减退,右侧视野缺损。病变定位于（　）
   A. 左侧中央前回
   B. 左侧中央后回
   C. 左侧额下回后部
   D. 左侧内囊
   E. 左侧枕叶距状裂

62. 患者,女,50岁。左眼睑下垂,瞳孔散大,对光反射消失,眼球外斜,右侧中枢性偏瘫。病变定位于 （　）
   A. 左侧脑桥　　B. 右侧脑桥
   C. 左侧中脑　　D. 右侧中脑
   E. 左侧脑桥及中脑

63. 患者,男,80岁。突发双眼向右侧凝视,右侧上下肢上运动神经元性瘫痪。病变定位于 （　）
   A. 左侧额叶　　B. 右侧额叶
   C. 左侧内囊　　D. 左侧脑桥
   E. 右侧脑桥

64. 患者,男,45岁。因左侧口角流涎2天就诊。查体:左眼闭合不全,左侧额纹变浅,左侧口角低,左侧鼻唇沟变浅,左侧舌前2/3味觉减退。病变定位于 （　）
   A. 左侧面神经茎乳孔以外病变
   B. 左侧面神经内耳病变
   C. 左侧面神经管内病变
   D. 左侧面神经膝状神经节病变
   E. 左侧桥小脑脚病变

【B型题】

(65~66题共用备选答案)
   A. 肌张力低下
   B. 辨距不良
   C. 运动迟缓
   D. 吟诗样语言
   E. 轮替运动障碍

65. 不属于小脑功能障碍病征的是（　）
66. 属于旧纹状体系统功能障碍病征的是（　）

(67~69题共用备选答案)
   A. $C_3 \sim C_4$　　B. $C_4 \sim C_5$
   C. $C_5 \sim C_6$　　D. $C_6 \sim C_7$
   E. $C_7 \sim T_1$

67. 肱二头肌反射中枢在 （　）
68. 肱三头肌反射中枢在 （　）
69. Hoffmann征节段定位 （　）

(70~73题共用备选答案)
   A. 嗅觉中枢　　B. 视觉中枢
   C. 听觉中枢　　D. 皮质运动中枢
   E. 皮质感觉中枢

70. 额叶中央前回是 （　）
71. 顶叶中央后回是 （　）
72. 枕叶内侧距状裂上下缘是 （　）
73. 颞叶内侧面钩回是 （　）

(74~77题共用备选答案)
A. 大脑皮质　　B. 内囊
C. 脑干　　　　D. 胸髓
E. 腰膨大

74. 引起交叉瘫的病变部位在　　（　）
75. 引起单瘫的病变部位在　　　（　）
76. 引起双下肢上运动神经元性瘫痪的病变部位在　　　　　　　　（　）
77. 引起双下肢下运动神经元性瘫痪的病变部位在　　　　　　　　（　）

(78~82题共用备选答案)
A. 动眼神经损害
B. 展神经损害
C. 三叉神经损害
D. 面神经损害
E. 舌下神经损害

78. 皱额不能，多为　　　　　　　（　）
79. 睁眼困难，多为　　　　　　　（　）
80. 闭眼困难，多为　　　　　　　（　）
81. 下颌偏斜，多为　　　　　　　（　）
82. 眼球内斜视，多为　　　　　　（　）

(83~84题共用备选答案)
A. 中央前回　　B. 黑质-纹状体
C. 颞叶　　　　D. 枕叶
E. 小脑

83. 帕金森病病损多在　　　　　　（　）
84. 癫痫复杂部分性发作病损多在（　）

(85~86题共用备选答案)
A. 丘脑腹外侧核
B. 脊髓后角细胞
C. 延髓薄束核与楔束核
D. 脊髓前角细胞
E. 后根神经节

85. 痛觉和温度觉传导通路的第2级神经元是　　　　　　　　　　（　）
86. 振动觉和位置觉传导通路的第2级神经元是　　　　　　　　　（　）

【X型题】

87. 可引起上眼睑下垂的病征有　　（　）
A. 滑车神经麻痹
B. 动眼神经麻痹
C. 三叉神经麻痹
D. Horner征
E. 展神经麻痹

88. 下列关于Broca失语的描述，正确的是（　）
A. 病变位于优势半球额中回后部
B. 病变位于优势半球额下回后部
C. 典型非流利型口语，语量少，找词困难
D. 口语理解较好
E. 可与听力障碍有关

89. 穿过海绵窦的脑神经有　　　　（　）
A. 滑车神经　　B. 舌下神经
C. 展神经　　　D. 迷走神经
E. 面神经

90. 可引起对侧同向偏盲，而黄斑回避的病变有　　　　　　　　　（　）
A. 视束病变　　B. 丘脑底核病变
C. 视辐射病变　D. 枕叶视皮质病变
E. 上丘病变

91. 锥体外系统包括　　　　　　　（　）
A. 黑质　　　　B. 丘脑底核
C. 内囊　　　　D. 前角细胞
E. 运动皮层

二、名词解释
1. 下运动神经元瘫痪
2. one and a half syndrome
3. Parinaud syndrome
4. 阿-罗瞳孔
5. 埃迪瞳孔

三、填空题

1. 前交通动脉起自＿＿＿＿＿，后交通动脉起自＿＿＿＿＿。大脑前动脉和＿＿＿＿＿均为颈内动脉的最后分支。两条＿＿＿＿＿汇合形成基底动脉,最后分支为＿＿＿＿＿。
2. 舌咽神经司舌后＿＿＿＿＿的味觉；＿＿＿＿＿司舌前 2/3 的味觉。
3. ＿＿＿＿＿的典型视觉障碍是双眼颞侧偏盲；＿＿＿＿＿的典型视觉障碍是同侧单眼视觉障碍。
4. 左右大脑半球之间的通信是通过＿＿＿＿＿。

四、简答题

1. 简述颞叶的主要功能区。
2. 简述膝反射的传入和传出路径。
3. 简述脊髓半切综合征的临床表现。

五、论述题

试述核间性眼肌麻痹的临床表现和病理机制。

六、病例分析题

患者,女,45岁。渐进性双上肢及前胸感觉障碍3年。10年前因交通事故住院治疗,具体不详。神经系统查体：双侧上肢及胸部周围对称性痛、温觉消失。上肢和下肢的轻触觉和深感觉正常。双侧上肢肌力略有下降,双侧下肢肌力正常。
问题：
1. 初步诊断及诊断依据。
2. 进一步检查及预期结果。

【参 / 考 / 答 / 案】

一、选择题

【A 型题】

1. B	2. D	3. A	4. C	5. E
6. B	7. C	8. B	9. A	10. A
11. E	12. A	13. D	14. E	15. A
16. B	17. A	18. E	19. A	20. A
21. A	22. C	23. A	24. E	25. E
26. B	27. C	28. B	29. C	30. C
31. A	32. B	33. B	34. D	35. D
36. D	37. B	38. D	39. B	40. E
41. C	42. E	43. D	44. C	45. D
46. E	47. E	48. D	49. C	50. D
51. C	52. B	53. A	54. A	55. E
56. C	57. D	58. B	59. B	60. C
61. D	62. C	63. D	64. C	

【B 型题】

65. C	66. C	67. C	68. D	69. E
70. D	71. E	72. B	73. A	74. C
75. A	76. D	77. E	78. D	79. A
80. D	81. C	82. B	83. B	84. C
85. B	86. C			

【X 型题】

87. BD	88. BCD	89. AC
90. ACD	91. AB	

1. B【解析】舌下神经核位于延髓；滑车神经核位于中脑；面神经核位于脑桥；展神经核位于脑桥；丘脑底核位于丘脑底部。

2. D【解析】舌下神经仅接受对侧皮质脑干束支配。单侧病变表现为患侧舌肌瘫痪,伸舌偏向患侧;双侧病变则表现为伸舌不能,可伴舌肌萎缩和(或)肌束颤动。

3. A【解析】大脑后循环基底动脉主干受累可出现眩晕、呕吐、共济失调、瞳孔缩小、四肢瘫痪及昏迷等症状。

4. C【解析】脊髓半切综合征。同侧以下上运动神经元瘫痪,同侧深感觉障碍,对侧痛、温觉障碍。

5. E【解析】下丘脑对体温、摄食、水盐平衡和内分泌活动进行调节,也参与情绪活动。下丘脑损害可出现中枢性尿崩症、体温调节障碍、摄食异常、睡眠觉醒障碍、自主神经功能障碍。

6. B【解析】脊髓后索病变产生深感觉障碍,Romberg 征阳性。

7. C【解析】展神经病变导致同侧眼球外展不能,静止位呈内收。

8. B【解析】单侧视中枢受损产生对侧视野同向性偏盲,而中心视力不受影响。

9. A【解析】Horner 征的临床表现主要为病灶同侧眼裂变小、眼球内陷、瞳孔缩小、面部无汗。瞳孔对光反射正常。

10. A【解析】脑桥受损导致同侧面瘫,对侧中枢瘫。

11. E【解析】主要由延髓疑核、舌咽及迷走神经损害产生。

12. A【解析】展神经麻痹导致同侧眼球外展不能,复视遮掩患眼消失。

13. D【解析】内囊受损导致对侧三偏综合征。

14. E【解析】脊髓后索受损导致深感觉受损,患者位置觉受损,闭眼无法稳定站立。

15. A【解析】展神经在颅底行程较长,最容易受到压迫产生症状。

16. B【解析】该患者为 Horner 综合征,因交感神经纤维受损所导致的患侧眼睑下垂,瞳孔缩小,患侧面部汗腺分泌障碍。

17. A【解析】患者表现符合贝尔麻痹,因面神经周围性病变导致。中枢性面瘫前额不受影响。

18. E【解析】脊髓后索受损产生深感觉障碍。精细触觉减退或消失,还可出现感觉性共济失调。痛、温觉障碍常见于脊髓后角、丘脑束受损,以及脊髓半侧损害。

19. A【解析】三叉神经下颌神经病变导致分布范围痛、温、触觉减弱,合并同侧咀嚼肌无力或瘫痪,表现为张口下颌向患侧倾斜。

20. A【解析】核间性眼肌麻痹又称内侧纵束综合征,是由于内侧纵束受损导致。前部核间性眼肌麻痹病变在中脑,表现为两眼向病变对侧注视时,患眼不能内收,对侧眼球外展时伴有眼震,辐辏反射正常。由于双侧内侧纵束受损,出现双眼均不能内收。后核间性眼肌麻痹病变位于脑桥侧室中枢与展神经之间的内侧纵束下行纤维,表现为两眼向病变同侧注视时,患侧眼球不能外展,对侧眼球内收正常,刺激前庭患侧可出现正常外展动作,辐辏反射正常。一个半综合征表现为患侧眼球水平注视时,既不能内收也不能外展,对侧眼球水平注视时不能内收,可以外展,但有水平眼震。

21. A【解析】舌下神经支配舌肌运动。舌下神经核位于延髓第四脑室底舌下神经三角深处,发出轴突经舌下神经管出颅,支配舌肌运动。舌下神经只受对侧皮质脑干束支配。

22. C【解析】舌前2/3味觉由面神经支配。

23. A【解析】Babinski 征为上运动神经元病变病理征。

24. E【解析】胸椎病变不出现 Horner 征。

25. E【解析】脊髓圆锥含 $S_3 \sim S_5$ 及尾节，因支配下肢运动的神经来自腰膨大，故脊髓圆锥病损无双下肢瘫痪或椎体征。

26. B【解析】脑干上行网状激活系统接受感觉信息传入，发放兴奋上传至丘脑，再投射至大脑皮质，维持大脑清醒状态。

27. C【解析】膝腱反射由 $L_2 \sim L_4$ 支配。

28. B【解析】嗅觉传导通路是唯一不经丘脑换神经元，而直接将神经冲动传达到皮质的感觉通路。

29. C【解析】椎动脉为大脑后循环系统，不包含于 Willis 环结构中。

30. C【解析】T_1 椎骨上方出 C_8 神经根。

31. A【解析】皮质脊髓束位于脑干前部。

32. B【解析】患者呈现右侧 Weber 综合征，即患侧动眼神经麻痹及对侧偏瘫。病变定位于右中脑。

33. A【解析】优势半球顶叶病损可导致急性意识障碍及运动障碍。

34. D【解析】该患者表现为右侧 Wallenberg 综合征，定位于右侧延髓背外侧。

35. D【解析】Gerstmann 综合征因顶叶优势侧角回损伤导致。表现为失算症、手指失认症、左右失认症、失写症，有时可伴有失读症。

36. D【解析】拇指脊神经节段由 C_6 支配。

37. B【解析】肌细胞可以不止一个细胞核。

38. D【解析】乙酰胆碱酯酶分解乙酰胆碱。

39. A【解析】大脑皮质运动区病损可致单瘫或不均等偏瘫。交叉性瘫痪指一侧脑干病损，由于损害已交叉的皮质脑干束纤维或脑神经与脑神经核，和未交叉的皮质脊髓束，产生交叉性瘫痪，即病灶侧的周围性脑神经麻痹和对侧肢体的中枢性偏瘫。截瘫常见于脊髓横贯性损害，发生在颈膨大处，会出现两上肢的周围性瘫痪和两下肢的中枢性瘫痪，称为四肢瘫。

40. E【解析】额叶内侧面后部的旁中央小叶及其附近中央前后回受损可致瘫痪及尿便障碍。

41. C【解析】表达性失语定位于优势半球额下回后部。

42. E【解析】内囊病变可致临床三偏综合征，即偏瘫、偏身感觉障碍和偏盲。常见于脑血管病。

43. D【解析】脑桥病变导致同侧面神经损害和锥体束损害，表现为同侧面瘫和对侧中枢性瘫痪。

44. C【解析】下丘脑是调节内脏活动和内分泌活动的皮质下中枢。下丘脑视上核、室旁核及纤维束损害可致中枢性尿崩症。散热和产热中枢损害时可导致体温调节障碍。饱食中枢和摄食中枢受损可致摄食异常。视前区与后区网状结构受损可致睡眠觉性障碍。后区和前区损害可致自主神经功能障碍。腹内侧核和结节区损害可致生殖与性功能障碍。

46. E【解析】Weber 综合征，也称大脑脚综合征，因中脑大脑脚脚底损害导致，累及动眼神经和锥体束。临床表现为动眼神经麻痹导致同侧瞳孔散大，同侧眼外肌麻痹（除外直肌、上斜肌外）；锥体束损害导致对侧中枢性偏瘫。

47. E【解析】Millard-Gubler 综合征，即脑桥腹外侧综合征，是因脑桥腹外侧部损害所导致。常见于小脑下前动脉阻塞，累及外展神经核、面神经核、锥体束、内侧丘系和脊髓丘脑束。临床表现为外展神经核损伤导致同侧眼球外展不能；面神经核损伤导致同侧周围性面瘫；锥体束损害导致对侧中枢性偏瘫；内侧丘系和脊髓丘脑束损害导致对侧偏身感觉障碍。

48. D【解析】延髓上段背外侧区病变损害三叉神经脊束核和脊髓丘脑侧束，产生同侧面部和对侧面部以下半身感觉障碍。同侧面部皮肤、口腔黏膜、舌、软腭和咽部感觉减退或消失；对侧颈部、上下肢、躯干痛温觉障碍，病变广泛者深感觉减退或缺失。延髓交叉性感觉障碍多见于小脑后下动脉血栓形成。

49. C【解析】丘脑病变可产生丘脑综合征，表现为对侧感觉缺失和(或)刺激症状(丘脑痛)，对侧不自主运动，可有情感与记忆障碍。多由丘脑外侧核群尤其是腹后外侧核和腹后内侧核病损产生。

50. D【解析】根据病变定位于脊髓$C_5 \sim T_2$。来自脊髓后角的痛温觉纤维在白质前连合处交叉，该处病变产生双侧对称的分离性感觉障碍，即痛温觉减弱或消失，而触觉和深感觉保留。常见于脊髓空洞症、脊髓中央管积水或出血。

51. C【解析】额叶底面肿瘤可致Foster-Kennedy综合征，表现为同侧嗅觉缺失和视神经萎缩，对侧视神经盘水肿。

52. B【解析】脊髓后索薄束、楔束损伤时出现振动觉、位置觉障碍，感觉性共济失调。

53. A【解析】胸髓受累，下肢为上运动元性瘫痪。腰膨大受损，下肢为下运动元瘫痪。颈膨大受损，上肢为下运动神经元瘫痪，下肢为上运动神经元瘫痪。高颈髓受损，四肢皆为上运动神经元瘫痪。脊髓前角细胞受损，表现为节段性下运动神经元瘫痪。本题为上肢正常，下肢上运动神经元瘫痪，所以定位为胸髓。

54. A【解析】中央前回下部刺激性病变产生对侧面舌及上、下肢的抽搐，亦可继发全身性癫痫发作。中央前回上部受损产生对侧下肢病变。

55. E【解析】患者上肢下运动神经元瘫痪，下肢上运动神经元瘫痪，定位于颈膨大。患者右侧受累，则定位为同侧颈膨大。

56. C【解析】糖尿病周围神经病变。神经传导检查可以辅助诊断。

57. D【解析】高颈髓受损致同侧上运动神经元瘫痪，累及脊髓后索致同侧深感觉障碍，而对侧痛温觉缺失。颈膨大受损表现为上肢下运动神经元瘫痪，下肢上运动神经元瘫痪。

58. B【解析】颈膨大受损表现为同侧上肢下运动神经元瘫痪，同侧下肢上运动神经元瘫痪，对侧痛温觉障碍，累及脊髓后索，导致深感觉障碍。

59. B【解析】定位于右侧大脑皮质，为上运动神经元损害。

60. C【解析】腹股沟出现感觉平面定位于T_{12}，右下肢无力，左下肢麻木定位于右侧，综合考虑为右侧T_{12}节段。

61. D【解析】内囊受损导致对侧三偏综合征，即偏瘫，偏身感觉障碍及偏盲。

62. C【解析】Weber综合征，因中脑病变导致。同侧动眼神经麻痹，对侧中枢性偏瘫。

63. D【解析】脑桥侧视中枢及内侧纵束损害导致双眼向病灶对侧凝视，锥体束损害导致对侧中枢性偏瘫。

64. C【解析】面神经管内损害表现为周围面神经麻痹，累及面神经管内鼓索神经导致舌前2/3味觉减退，累及镫骨肌神经导致听觉过敏。茎乳孔外病变仅表现为周围神经麻痹。

65~66. CC【解析】小脑病变主要表现为共济失调，锥体外系病变可导致肌张力增加。

83~84. BC【解析】帕金森病的主要病理改变为黑质-纹状体多巴胺能通路变性。癫痫复杂部分性发作病灶多在颞叶，也可见于额叶、嗅皮质。

二、名词解释

1. **下运动神经元性瘫痪**：即弛缓性瘫痪，特点为肌张力降低，腱反射减弱或消失，肌肉萎缩，无病理反射。

2. **一个半综合征**：又称脑桥麻痹性外斜视，一侧脑桥侧视中枢（外展旁核）及双侧内侧纵束同时受到破坏，则出现同侧凝视麻痹（一个），对侧核间性眼肌麻痹（半个），即两眼向病灶侧注视时，同侧眼球不能外展，对侧眼球不能内收，向病灶对侧注视时，对侧眼球能外展，病灶侧眼球不能内收，两眼辐辏运动仍正常。

3. **帕里诺综合征**：也称为中脑顶盖综合征，因双侧中脑顶盖损害导致，常见于松果体瘤。表现为双眼垂直运动麻痹，以向上仰视不能为多见，病变累及被盖则瞳孔对光反射消失。

4. **阿-罗瞳孔**：表现为双侧瞳孔较小、大小不等、边缘不整，对光反射消失而调节反射尚存。因顶盖前区光反射径路受损而致。常见于神经梅毒，偶见于多发性硬化及带状疱疹毒感染。

5. **埃迪瞳孔**：发病机制不明，常见于中年女性。表现为全身腱反射减弱或消失（下肢尤甚）及一侧瞳孔散大，直接对光反射、间接对光反射及调节反射异常。

三、填空题

1. 大脑前动脉　大脑后动脉　大脑中动脉　椎动脉　大脑后动脉
2. 1/3　面神经
3. 视交叉　视神经
4. 胼胝体

四、简答题

1. 简述颞叶的主要功能区。

答　感觉性语言中枢（Wernicke区）（优势半球）、听觉中枢、嗅觉中枢。
颞叶内侧面：属边缘系统，海马是其中的重要结构，与记忆、精神、行为和内脏功能有关。

2. 简述膝反射的传入和传出路径。

答　膝反射是单突触反射，传入神经纤维直接与传出神经元胞体联系，通过感觉神经元，在脊髓前角传递冲动至运动神经元。冲动由位于股神经内的传出纤维传递至效应器股四头肌的运动终板，引起被牵拉的肌肉收缩，致小腿前伸。

3. 简述脊髓半切综合征的临床表现。

答　损伤平面以下同侧上运动神经元瘫痪和深感觉障碍，对侧痛温觉障碍。

五、论述题

试述核间性眼肌麻痹的临床表现和病理机制。

答　核间性眼肌麻痹主要损害脑干内侧纵束。内侧纵束连接一侧动眼神经的内直肌核与对侧展神经核，并同时与脑桥侧视中枢相连，从而实现眼球水平同向运动。常见三种类型，见下表。

核间性眼肌麻痹分类及表现

	病损定位	临床表现
前核间性眼肌麻痹	脑桥侧视中枢与动眼神经核之间的内侧纵束上行纤维	双眼注视对侧时患侧眼球无法内收,对侧眼可外展但伴单眼眼震 辐辏反射正常
后核间性眼肌麻痹	脑桥侧视中枢与展神经核之间的内侧纵束下行纤维	双眼注视病灶同侧时患侧眼球无法外展,对侧眼球内收正常 刺激前庭,患侧可出现正常外展 辐辏反射正常
一个半综合征	一侧脑桥被盖部病变,导致脑桥侧视中枢及对侧已交叉过来的内侧纵束同时受累	患侧眼球水平注视时既不能内收又不能外展 对侧眼球水平注视时不能内收,可以外展,有水平眼震

六、病例分析题

1. 初步诊断及诊断依据。

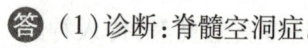（1）诊断：脊髓空洞症。

（2）诊断依据：脊髓空洞症临床表现为脊髓中央索综合征。病变位于颈髓中央管周围，传导温度觉神经纤维在病变水平横跨脊髓，因此直接受到影响。深感觉神经元不经过脊髓中央而通过后束，因此不受影响，导致分离性感觉障碍。对于运动功能而言，控制上肢的皮质脊髓束更靠近中心，因此，上肢肌力比下肢肌力更早受到影响。

2. 进一步检查及预期结果。

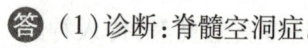 颈部脊髓 MRI，预计会显示颈髓的空洞。

（高　远　张锡坤）

第3章 神经系统疾病的常见症状

【学习要点】

一、掌握

1. 头痛、痫性发作的临床表现及临床意义。
2. 晕厥、眩晕的临床表现及临床意义。
3. 视觉障碍、眼球震颤的临床表现及临床意义。
4. 瘫痪、躯体感觉障碍的临床表现及临床意义。
5. 共济失调、步态异常的临床表现及临床意义。

二、熟悉

1. 意识障碍的临床表现及临床意义。
2. 认知障碍的临床表现及临床意义。

【应试考题】

一、选择题

【A型题】

1. 影响意识的最重要的结构是　　（　）
   A. 脑干上行性网状激活系统
   B. 脑干下行性网状激活系统
   C. 大脑半球
   D. 小脑
   E. 基底核

2. 患者能唤醒，醒后定向力基本完整，勉强配合检查，停止刺激即又入睡。这种意识状态是　　（　）
   A. 嗜睡　　　　B. 昏睡
   C. 昏迷　　　　D. 谵妄
   E. 意识模糊

3. 患者为右利手，意识清，能理解他人讲话内容，但不能表达自己的意图。病损位于　　（　）
   A. 左侧额上回后部
   B. 左侧额中回后部
   C. 左侧额下回后部
   D. 左侧角回
   E. 左侧顶上小叶

4. 右侧同向性偏盲的病损位于　　（　）
   A. 右侧视神经　　B. 视交叉
   C. 左侧视束　　　D. 左侧颞叶视辐射
   E. 左侧顶叶视辐射

5. 下列各项,引起霍纳(Horner)综合征的是　　　　　　　　　(　)
   A. 眼交感神经麻痹
   B. 眼交感神经兴奋
   C. 眼副交感神经麻痹
   D. 眼副交感神经兴奋
   E. 动眼神经麻痹

6. 确定深昏迷最有价值的症状或体征是　　　　　　　　　　(　)
   A. 对疼痛无反应　B. 呼之不应
   C. 眼球固定　　　D. 血压下降
   E. 所有反射消失

7. 记忆障碍不包括 (　)
   A. 遗忘　　　　B. 记忆减退
   C. 失认　　　　D. 记忆错误
   E. 记忆增强

8. 右侧额纹消失、眼睑不能闭合、鼻唇沟变浅,露齿时口角偏向左侧。其病变可能是 (　)
   A. 右侧中枢性面神经麻痹
   B. 左侧中枢性面神经麻痹
   C. 右侧周围性面神经麻痹
   D. 左侧周围性面神经麻痹
   E. 双侧周围性面神经麻痹

9. 下列关于失语症的描述,错误的是(　)
   A. Broca 失语——以口语表达障碍为突出表现
   B. Wernicke 失语——以口语理解障碍为突出表现
   C. 传导性失语——以复述障碍为主要表现
   D. 经皮质性失语——以复述障碍为主要表现
   E. 命名性失语——以命名不能为特征

10. 中枢性面瘫与周围性面瘫的区别是 (　)
    A. 前者额纹消失
    B. 后者病变在皮质脑干束
    C. 前者多有舌前2/3味觉改变
    D. 后者眼睑闭合无力
    E. 前者口角下垂

11. 下列关于 Wernicke 失语的描述,错误的是 (　)
    A. 病变位于优势半球颞上回后部
    B. 病变位于优势半球缘上回皮质
    C. 流利型口语,语量多,错语多
    D. 答非所问
    E. 复述及听写障碍

12. 体象障碍病变位于 (　)
    A. 优势半球顶叶角回
    B. 优势半球缘上回
    C. 优势半球角回、缘上回
    D. 非优势半球角回、缘上回
    E. 优势半球中央前回

13. 晕厥与痫性发作的鉴别点为 (　)
    A. 可伴肢体抽动
    B. 可伴尿失禁
    C. 有无相关基础疾病及脑电图异常
    D. 呈发作性
    E. 可以反复发作

14. 内囊受损感觉障碍的特点是 (　)
    A. 对侧单肢感觉减退或缺失
    B. 对侧偏身(包括面部)感觉减退或消失
    C. 对侧偏身(包括面部)感觉减退或消失,伴自发性疼痛
    D. 对侧偏身(包括面部)感觉减退或消失,伴感觉过度
    E. 交叉性感觉减退或缺失

15. 下列关于失用的描述,错误的是 (　)
    A. 观念性失用由双侧大脑半球病变引起
    B. 观念运动性失用病变多位于优势半球顶叶
    C. 肢体运动性失用病变多位于双侧或对侧皮质运动区
    D. 结构失用多位于非优势半球顶叶
    E. 穿衣失用多位于优势半球顶叶

16. 下列不属于晕厥与痫性发作鉴别要点的是 (　)
    A. 先兆症状
    B. 发作时间
    C. 是否有意识障碍
    D. 发作间期脑电图改变
    E. 舌咬伤及尿失禁

17. 非疼痛刺激引发的疼痛是 （ ）
    A. 感觉过敏   B. 感觉过度
    C. 感觉异常   D. 感觉倒错
    E. 扩散性疼痛

18. 糖尿病患者自觉双下肢足部似有蚁行感，神经系统检查无异常。此种感觉障碍为 （ ）
    A. 感觉过敏   B. 感觉过度
    C. 感觉异常   D. 感觉倒错
    E. 感觉减退

19. 大脑皮质运动区病变引起的瘫痪多表现为 （ ）
    A. 单瘫或不均等偏瘫
    B. 完全性均等性偏瘫
    C. 交叉性瘫
    D. 四肢瘫
    E. 截瘫

20. 引起中枢性偏瘫（包括同侧中枢性面、舌瘫）的病变部位是 （ ）
    A. 脊髓   B. 脑干
    C. 小脑   D. 丘脑
    E. 内囊

21. 下列属于锥体束损害反射改变的是 （ ）
    A. 深、浅反射均亢进
    B. 深、浅反射均减弱或消失
    C. 深反射亢进，浅反射减弱或消失
    D. 深反射亢进，浅反射正常
    E. 深反射减弱或消失，浅反射正常

22. 鉴别肢体中枢性瘫与周围性瘫最有价值的体征为 （ ）
    A. 瘫痪程度分级及范围大小
    B. 有无肌萎缩
    C. 肌张力增高或减低
    D. 腱反射亢进或消失
    E. 有无病理反射

23. 导致腱反射亢进的病损部位为（ ）
    A. 脊神经后根   B. 脊髓前角
    C. 锥体束   D. 锥体外系
    E. 脊髓后索

24. 下列关于眩晕的描述，错误的是 （ ）
    A. 眩晕可分为系统性眩晕和非系统性眩晕
    B. 系统性眩晕分为周围性眩晕和中枢性眩晕
    C. 位置性眩晕多为中枢性眩晕
    D. 周围性眩晕倾倒方向与眼震慢相一致
    E. 中枢性眩晕眼球震颤幅度大

25. 下列关于痫性发作的描述，错误的是 （ ）
    A. 是大脑皮质神经元过度异常放电导致短暂的脑功能异常
    B. 常表现为发作性意识障碍
    C. 发作期间及发作间期脑电图均有异常
    D. 有的发作类型可无意识障碍
    E. 可表现为运动异常、感觉异常及自主神经功能异常

26. 下列关于视野缺损的描述，错误的是 （ ）
    A. 一侧视神经病变引起单眼全盲
    B. 一侧视束病变引起双颞侧偏盲
    C. 一侧枕叶视中枢病变引起双眼同向偏盲、黄斑回避
    D. 颞叶后部病变引起双眼同向上象限盲
    E. 顶叶病变引起双眼同向下象限盲

27. 不能鉴别中枢性瘫痪和周围性瘫痪的检查是 （ ）
    A. 腱反射   B. 肌萎缩
    C. 病理反射   D. 肌力
    E. 肌张力

28. 患者，男，48岁。出现进行性的四肢肌肉无力和萎缩，家族中无类似发病者。肌电图检查提示肌源性损害，肌酶检查发现CK轻度升高，给予肾上腺皮质激素治疗无效。下列对诊断最有帮助的检查是 （ ）
    A. 肌肉活检
    B. 肌电图
    C. 神经传导速度检查
    D. 血常规生化检查
    E. 免疫学检查

29. 下运动神经元损害的特征是 （ ）
    A. 腱反射活跃
    B. 肌肉萎缩
    C. 肌张力增高
    D. 病理征阳性
    E. 肌电图无失神经电位

30. 痉挛性偏瘫步态亦称 （ ）
    A. 跨域步态
    B. 醉汉步态
    C. 慌张步态
    D. 划圈样步态
    E. 剪刀样步态

31. 患者,男,72 岁。家人发现其记忆力减退 1 年,表现为近记忆力减退明显,而远记忆力相对保留,语言、视空间、执行、计算及理解判断力均测试正常。首先考虑的诊断为 （ ）
    A. 轻度痴呆
    B. 中度痴呆
    C. 重度痴呆
    D. 遗忘型轻度认知障碍
    E. 非遗忘型轻度认知障碍

32. 肌束震颤的病损部位在 （ ）
    A. 上运动神经元
    B. 下运动神经元
    C. 神经肌肉接头
    D. 肌肉
    E. 锥体外系

33. 患者走路时上肢前后摆动消失,小步态,起步慢,越走越快,不能立刻停止。病变定位在 （ ）
    A. 小脑半球   B. 小脑蚓部
    C. 锥体外系   D. 上运动神经元
    E. 下运动神经元

34. 下列不属于小脑病变临床表现的是 （ ）
    A. 静止性震颤
    B. 指鼻试验不准
    C. 反跳试验(+)
    D. 肌张力降低
    E. 跟膝胫试验(+)

35. 患者,女,29 岁。因视物旋转、呕吐 1 周来诊,诊断为右前庭神经病变。与本病不符的症状或体征是 （ ）
    A. 严重眩晕,转头可使症状加重,闭目不减轻
    B. 水平性眼震或水平加旋转性眼震
    C. 站立不稳,平衡障碍
    D. 伴恶心、呕吐及面色苍白
    E. 双侧指鼻试验欠稳准

36. Lesion in inferior frontal gyrus causes （ ）
    A. Defect in articulation
    B. Motor aphasia
    C. Incomprehension of spoken language
    D. Incomprehension of written language
    E. All of the above

【B型题】

(37~38 题共用备选答案)
    A. 嗜睡   B. 昏睡
    C. 昏迷   D. 谵妄
    E. 意识模糊

37. 患者处于较深睡眠状态,较重的疼痛或言语刺激能唤醒,醒后模糊作答,旋即熟睡。这种意识状态是 （ ）

38. 患者能唤醒,醒后定向力基本完整,勉强配合检查,停止刺激即又入睡。这种意识状态是 （ ）

(39~40 题共用备选答案)
    A. 多呈旋转自发性眼震
    B. 多呈水平性
    C. 跷板性眼震
    D. 快相向上上跳性眼震
    E. 快相向下下跳性眼震

39. 间脑-中脑移行区可出现 （ ）

40. 小脑小结病变可出现 （ ）

(41~43 题共用备选答案)
    A. 感觉倒错   B. 感觉过度
    C. 感觉异常   D. 感觉缺失
    E. 感觉过敏

41. 轻微刺激即可引起患者强烈感觉的是 （ ）
42. 即使没有外界刺激患者也可有自发感觉的是 （ ）
43. 抑制性感觉障碍可表现为 （ ）

【X型题】

44. 下列属于闭锁综合征症状、体征的是 （ ）
    A. 对刺激无意识反应
    B. 四肢及脑神经瘫
    C. 能以睁闭眼及眼球水平运动示意
    D. 能以睁闭眼及眼球垂直运动示意
    E. 不能讲话和吞咽

45. 可引起对侧同向性偏盲或象限盲的病变有 （ ）
    A. 视束   B. 外侧膝状体
    C. 内囊   D. 枕叶视皮质
    E. 上丘

46. 小脑性步态可见于 （ ）
    A. 橄榄-脑桥-小脑萎缩
    B. 脑卒中
    C. 小脑肿瘤
    D. 多发性病变
    E. 遗传性小脑共济失调

47. 意识障碍包括 （ ）
    A. 抽搐   B. 昏睡
    C. 昏迷   D. 嗜睡
    E. 谵妄

48. 下列关于肌萎缩的描述，正确的有 （ ）
    A. 分为神经源性肌萎缩和肌源性肌萎缩
    B. 进行性脊肌萎缩症是肌源性肌萎缩
    C. 急性脊髓灰质炎是神经源性肌萎缩
    D. 神经源性肌萎缩肌肉活检可见肌纤维数目减少
    E. 肌源性肌萎缩肌肉活检可见肌纤维肿胀破坏

49. 可引起眩晕的病变部位有 （ ）
    A. 内耳前庭器   B. 脑桥小脑角
    C. 脑干   D. 小脑
    E. 蜗神经

50. 能引起反射性晕厥的情况或诱因有 （ ）
    A. 恐惧、疼痛或看见出血
    B. 排尿
    C. 咳嗽
    D. 心律失常
    E. 偏头痛

51. 深昏迷表现为 （ ）
    A. 无自发动作
    B. 生理反射存在
    C. 对光反射消失
    D. 生命体征平稳
    E. 对疼痛刺激有反应

52. 感觉性共济失调的表现是 （ ）
    A. 深感觉障碍
    B. 眩晕、眼震
    C. 凭视觉不能减轻症状
    D. 躯干平衡障碍
    E. 凭视觉可减轻症状

53. 头部对疼痛敏感的结构包括 （ ）
    A. 头皮及皮下组织
    B. 帽状腱膜及骨膜
    C. 头部血管
    D. 头部肌肉
    E. 头颈部神经

二、名词解释

1. nystagmus
2. seizure
3. syncope
4. Broca 失语
5. ataxia
6. clasp-knife phenomenon
7. 感觉过敏
8. akinetic mutism

三、填空题

1. 一般感觉包括_____、_____和_____。
2. 意识水平（以觉醒度为主）下降的意识障碍包括_____、_____和_____。
3. 头痛是指_____、_____和_____连线以上部位的疼痛。
4. 神经系统疾病引起的耳鸣多表现为_____，外耳和中耳病变引起的耳鸣多表现为_____。
5. 躯体感觉障碍的抑制性症状包括_____、_____和_____等。
6. 特殊类型的意识障碍有_____、_____和_____。

四、简答题

1. 简述去皮质综合征的临床表现。
2. 简述步态异常的常见类型。
3. 简述痫性发作和晕厥的鉴别要点。
4. 简述中枢性眩晕和周围性眩晕的鉴别要点。
5. 简述上、下运动神经元瘫痪的鉴别要点。

【参考答案】

一、选择题

【A型题】

1. A　2. A　3. C　4. C　5. A
6. E　7. C　8. C　9. D　10. D
11. B　12. D　13. C　14. B　15. E
16. C　17. D　18. C　19. A　20. E
21. C　22. E　23. C　24. C　25. C
26. B　27. D　28. A　29. C　30. D
31. D　32. B　33. C　34. A　35. E
36. B

【B型题】

37. B　38. A　39. C　40. E　41. E
42. C　43. D

【X型题】

44. BDE　45. ABCD　46. ABCDE
47. BCDE　48. ACDE　49. ABCD
50. ABC　51. AC　52. ADE
53. ABCDE

3. C【解析】运动性失语病变部位为左侧额下回后部。
7. C【解析】记忆障碍包括遗忘、记忆减弱、记忆错误、记忆增强。
9. D【解析】经皮质性失语又称分水岭区失语综合征，其特点是复述相对保留。
12. D【解析】体象障碍属于失认，病变位于非优势半球顶叶。
14. B【解析】内囊受损时出现对侧偏身（包括面部）感觉减退或消失。
15. E【解析】穿衣失用多位于非优势半球顶叶。
24. C【解析】周围性眩晕由前庭感受器及前庭神经颅外段病变引起，常见于良性发作性位置性眩晕、梅尼埃病等。
26. B【解析】视交叉中部病变引起双颞侧偏盲。
27. D【解析】中枢性瘫痪和周围性瘫痪都能引起肌力减弱。
30. D【解析】痉挛性偏瘫步态，即"划圈样步态"；痉挛性截瘫步态，即"剪刀样步态"。
33. C【解析】题干描述为慌张步态，是帕金森病的典型症状，病变部位在锥体外系。
34. A【解析】静止性震颤为帕金森病常见的运动症状之一，病损部位为锥体外系，并非小脑病损所致。小脑病损多导致动作性震颤。

35.E【解析】双侧指鼻试验欠稳准提示小脑半球损害。

48.ACDE【解析】进行性脊肌萎缩症是神经源性肌萎缩,损伤部位为脊髓前角。

49.ABCD【解析】蜗神经损害时主要表现为听力障碍和耳鸣。

51.AC【解析】深昏迷表现为对外界任何刺激均无反应,全身肌肉松弛,无任何自主运动,眼球固定,瞳孔散大,各种反射消失,大小便多失禁。生命体征已有明显改变,呼吸不规则,血压或有下降。

52.ADE【解析】感觉性共济失调为深感觉性共济失调,睁眼时有视觉辅助,症状较轻,黑暗中或闭目时症状加重。感觉性共济失调无眩晕、眼震和言语障碍。躯干平衡障碍多由小脑蚓部病变引起。

二、名词解释

1. 眼球震颤:为眼球不自主,有节律地来回振荡,方向可为水平、垂直、旋转或混合性。多数在向某一方向注视时出现。多见于前庭及小脑病变。

2. 痫性发作:由于脑部神经元高度同步化异常放电而导致的短暂性脑功能障碍。

3. 晕厥:由于脑部血液供应减少(主要为大脑半球、脑干),导致的伴有跌倒、姿势性张力丧失的发作性意识丧失。

4. Broca失语:又称表达性失语或运动性失语,由优势侧半球额下回后部的运动性语言中枢病变引起。患者能够理解他人语言,能够发音,但言语产生困难。临床表现以言语表达障碍最为突出,谈话不够流利、呈"电报式"语言,出现讲话费力,用词不当,词语与词语之间或语句内缺乏连接词,或仅能发出个别语音。口语理解较好,患者能够理解书面语言,但是朗读困难,或者朗读错误,不能复述语言。

5. 共济失调:指运动时动作笨拙、不协调,多因小脑、深感觉及前庭功能障碍所致。

6. "折刀"现象:肌张力增高的患肢被牵拉伸展到一定程度,抵抗突然消失,患肢被无阻力迅速牵拉伸展的现象。

7. 感觉过敏:指一般情况下对正常人不会引起不适或只引起轻微感觉的刺激,患者却感觉非常强烈,甚至难以忍受的现象。

8. 无动性缄默症:脑干上部、丘脑网状激活系统受损,睁眼昏迷,患者能注视周围环境和人物,但无活动和言语,二便失禁、肌张力减低。常见于脑干梗死。

三、填空题

1. 浅感觉 深感觉 复合感觉
2. 嗜睡 昏睡 昏迷
3. 外眦 外耳道 枕外隆突
4. 高音调 低音调
5. 完全性感觉缺失 分离性感觉障碍 皮质感觉缺失
6. 去皮质综合征 去大脑强直 无动性缄默症 植物状态

四、简答题

1. 简述去皮质综合征的临床表现。

答 去皮质综合征常见于缺氧性脑病、脑炎、中毒、严重颅脑外伤等疾病。
(1)意识丧失。
(2)睡眠、觉醒周期存在,能无意识的睁闭眼、转动眼球,对外界刺激无反应。
(3)反射存在,但无自发动作。
(4)大小便失禁。
(5)肌张力增高。
(6)去皮质强直——上肢屈曲内收,腕及手指屈曲,双下肢伸直,足屈曲。

2. 简述步态异常的常见类型。

答 (1)痉挛性偏瘫步态。
(2)痉挛性截瘫步态。
(3)慌张步态。
(4)摇摆步态。

(5)跨阈步态。
(6)感觉性共济失调步态。
(7)小脑步态。

3. 简述痫性发作和晕厥的鉴别要点。

答 见下表。

痫性发作和晕厥的鉴别要点

项目	痫性发作	晕厥
先兆症状	无或短(数秒)	较长
与体位关系	——	站立时
发作时间	无规律、睡眠多	白天多
皮肤颜色	青紫或正常	苍白

(续表)

项目	痫性发作	晕厥
肢体抽搐	多见	——
尿失禁或舌咬伤	多见	——
发作后头痛	多见	——
发作后意识障碍	多见	——
定位体征	可有	——
心血管异常	——	常有
脑电图(发作时)	异常	——

4. 简述中枢性眩晕和周围性眩晕的鉴别要点。

答 见下表。

中枢性眩晕和周围性眩晕的鉴别要点

项目	周围性眩晕	中枢性眩晕
病变部位	前庭感受器、前庭神经颅外段	前庭神经颅内段、前庭神经核、核上纤维、内侧纵束、小脑、大脑皮质
常见疾病	迷路炎、中耳炎、前庭神经元炎、梅尼埃病、乳突炎等	椎-基底动脉供血不足、颈椎病、小脑肿瘤、脑干病变、听神经瘤、颞叶癫痫等
程度及持续时间	发作性、症状重、持续时间短	症状轻、持续时间长
眼球震颤	幅度小,多水平或水平加旋转,快相向健侧或慢相向病灶侧	幅度大,形式多变,方向不一致
平衡障碍	倾倒方向与眼震慢相一致、与头位有关	倾倒方向不定,与头位无一定关系
前庭功能实验	无反应或反应减弱	正常
听觉损伤	伴耳鸣、听力减退	——
自主神经症状	恶心、呕吐、出汗、面色苍白	——
脑功能损害	——	脑神经损害、瘫痪、抽搐

5. 简述上、下运动神经元瘫痪的鉴别要点。

答 见下表。

上、下运动神经元瘫痪鉴别要点

项目	上运动神经元瘫痪	下运动神经元瘫痪
肌张力	↑	↓
腱反射	↑	↓

(续表)

项目	上运动神经元瘫痪	下运动神经元瘫痪
病理反射	+	-
肌萎缩	无	明显
瘫痪特点	以肢体为主	以肌群为主

(徐 平 魏志杰)

第4章 神经系统疾病的病史采集和体格检查

【学/习/要/点】

一、掌握

1. 12 对脑神经的检查内容及方法。
2. 运动系统、感觉系统、反射系统、脑膜刺激征的检查内容及方法。

二、熟悉

1. 神经系统疾病病史采集技巧及注意事项。
2. 各阳性体征的临床意义。

【应/试/考/题】

一、选择题

【A 型题】

1. 下列不符合一侧动眼神经麻痹表现的是 （　）
   A. 眼球向对侧、向上、向下注视时出现复视
   B. 眼球向外或外下方斜视
   C. 瞳孔散大,对光反射消失,调节反射存在
   D. 瞳孔散大,对光反射及调节反射均消失
   E. 上睑下垂,眼球不能向上、下和内侧转动
2. 滑车神经受损时 （　）
   A. 眼球向外下方运动障碍
   B. 眼球向内上方运动障碍
   C. 眼球向内下方运动障碍
   D. 眼球向上方注视有复视
   E. 眼球向外上方运动障碍
3. 右侧额纹消失、眼睑不能闭合、鼻唇沟变浅,露齿时口角偏向左侧。可能的病变是 （　）
   A. 左侧中枢性面神经麻痹
   B. 右侧周围性面神经麻痹
   C. 左侧周围性面神经麻痹
   D. 双侧周围性面神经麻痹
   E. 右侧中枢性面神经麻痹
4. 患者,女,29 岁。因视物旋转、呕吐 1 周来诊,诊断为右前庭神经病变。与本病不符的症状或体征是 （　）
   A. 水平性眼震或水平加旋转性眼震
   B. 站立不稳,平衡障碍
   C. 伴恶心、呕吐及面色苍白

D. 双侧指鼻试验(+)

E. 严重眩晕,转头可使症状加重,闭目不减轻

5. 延髓麻痹的主要表现是 ( )

A. 伸舌偏斜、视物双影、面部麻木和眩晕耳鸣

B. 瞳孔缩小、眼球内陷、睑裂变小和面部无汗

C. 声音嘶哑、饮水返呛、吞咽困难和构音障碍

D. 额纹消失、闭眼无力、口角下垂和味觉缺失

E. 眼球外斜、瞳孔扩大、视物双影和上睑下垂

6. 2级肌力表现为 ( )

A. 肢体能水平移动而不能抗阻力

B. 可见肌肉收缩而无肢体运动

C. 完全瘫痪

D. 肢体能抬离床面,但不能抗阻力

E. 能做抗阻力动作,但较正常差

7. 下列属锥体束征的是 ( )

A. Babinski 征　　B. Kernig 征

C. Lasegue 征　　D. Romberg 征

E. Brudzinski 征

8. 右侧周围性舌下神经麻痹表现为 ( )

A. 伸舌时舌尖偏向右侧,伴右侧舌肌萎缩

B. 伸舌时舌尖偏向右侧,无舌肌萎缩

C. 伸舌时舌尖偏向左侧,伴左侧舌肌萎缩及舌肌颤动

D. 伸舌时舌尖偏向右侧,伴右侧舌肌萎缩及舌肌颤动

E. 伸舌时舌尖偏向左侧,伴左侧舌肌萎缩

9. 支配面部表情肌的脑神经是 ( )

A. 面神经　　　B. 三叉神经

C. 动眼神经　　D. 副神经

E. 滑车神经

10. 下列关于头痛的描述,错误的是 ( )

A. 头痛是神经系统最常见的症状

B. 部位变化不定的头痛高度提示良性病变

C. 动脉瘤破裂引起的头痛可突然发生并立即达到高峰

D. 颅内占位引起的头痛多为爆裂样或雷击样痛

E. 丛集性头痛多在夜间睡眠后发作

11. 下列异常呼吸常提示中枢神经系统病变的是 ( )

A. kussmaul 呼吸

B. 浅而快速的规律性呼吸

C. 夜间睡眠呼吸暂停

D. 长吸式呼吸

E. 反常呼吸运动

12. 支配面部感觉的脑神经是 ( )

A. 三叉神经　　B. 面神经

C. 舌咽神经　　D. 舌下神经

E. 迷走神经

13. 检查深感觉时令患者两足并拢直立,然后闭目,看其有无倾倒。称为 ( )

A. Kernig 征　　B. Lasegue 征

C. Romberg 征　D. Gowers 征

E. Lhermitte 征

14. 神经科眼部检查一般不包括 ( )

A. 有无眼球运动受限及复视

B. 有无眼震

C. 瞳孔大小

D. 眼压测定

E. 眼部外观,如上睑下垂、眼裂大小

15. 嗅觉检查时不宜使用 ( )

A. 香皂　　　B. 酒精

C. 牙膏　　　D. 松节油

E. 香烟

16. 下列关于面神经检查的描述,错误的是 （　　）
   A. 中枢性面神经麻痹时对侧下半面部表情肌瘫痪
   B. 检查面神经包括舌前2/3味觉
   C. 面神经麻痹时面部感觉缺失
   D. 周围性面瘫时同侧角膜反射消失
   E. 周围性面神经麻痹时同侧所有表情肌瘫痪

17. 下列关于舌咽神经、迷走神经检查内容的描述,错误的是 （　　）
   A. 两侧软腭或咽后壁感觉
   B. 舌前1/3味觉
   C. 咽反射
   D. 眼心反射及颈动脉窦反射
   E. 双侧软腭抬举是否一致,悬雍垂是否偏斜

18. 下列不属于三叉神经检查的是（　　）
   A. 咀嚼运动　　　B. 角膜反射
   C. 舌前2/3味觉　D. 下颌反射
   E. 面部感觉

19. 闭目难立(Romberg)征阳性提示（　　）
   A. 感觉性共济失调
   B. 小脑性共济失调
   C. 额叶性共济失调
   D. 基底核病变
   E. 前庭性共济失调

20. 下列不属于运动系统检查的是（　　）
   A. 肌张力　　　B. 肌营养
   C. 姿势及步态　D. 竖毛试验
   E. 肌力

21. 国际上常用的评价意识障碍程度的量表是 （　　）
   A. Glasgow 量表
   B. NIHSS 量表
   C. $ABCD^2$ 量表
   D. ADL 量表
   E. 改良 Rankin 量表

22. 浅感觉检查不包括 （　　）
   A. 冷觉　　　　B. 热觉
   C. 触觉　　　　D. 图形觉
   E. 痛觉

23. 下列不应列为病理反射的是 （　　）
   A. Rossolimo 征　　B. Chaddock 征
   C. Oppenheim 征　　D. Gordon 征
   E. Babinski 征

24. Babinski 征检查,应用竹签 （　　）
   A. 沿足底内侧向前
   B. 沿足底外侧向前
   C. 沿足底中央向前再向内侧
   D. 划足底前三分之一
   E. 沿足底外侧缘向前至小趾根再向内侧

25. 自主神经检查不包括 （　　）
   A. 皮肤划痕试验
   B. 卧立位试验
   C. 眼心反射
   D. 角膜反射
   E. 竖毛试验

【B/型/题】

(26~27题共用备选答案)
   A. 脊髓前角
   B. 脊髓前角,锥体束
   C. 脊髓后索
   D. 脊髓白质前连合
   E. 脊髓半侧损害

26. 患者,男,30岁。双上肢针刺不知疼痛,热水烫无知觉。查体:双上肢痛温觉丧失,触觉存在。其可能的定位诊断是 （　　）

27. 患者,男,50岁。自觉走路地面不平,似踩棉花感。查体:双下肢触觉丧失,Romberg征(+)。其可能的定位诊断是 ( )

(28~29题共用备选答案)
　A. 嗜睡　　　　B. 昏睡
　C. 昏迷　　　　D. 谵妄
　E. 意识模糊

28. 患者处于较深睡眠状态,较重的疼痛或言语刺激能唤醒,醒后模糊作答,旋即熟睡。这种意识状态是 ( )

29. 患者能唤醒,醒后定向力基本完整,勉强配合检查,停止刺激即又入睡。这种意识状态是 ( )

【X型题】

30. 下列关于角膜反射的描述,正确的是 ( )
　A. 角膜反射是由三叉神经的眼神经与动眼神经共同完成的
　B. 一侧角膜反射消失见于同侧面神经病变
　C. 双侧角膜反射消失见于一侧三叉神经受损或双侧面神经受损
　D. 双侧角膜反射消失提示昏迷程度较深
　E. 角膜反射消失提示中脑或脑桥受累

31. 中脑被盖部损害可能出现的异常体征包括 ( )
　A. 潮式呼吸
　B. 瞳孔形状不规则
　C. 对光反射消失
　D. 病变侧头眼反射消失
　E. 疼痛刺激时去皮质强直

32. 可引起眼裂狭小的病征有 ( )
　A. 动眼神经不全麻痹
　B. 面肌痉挛
　C. 面神经麻痹
　D. 重症肌无力
　E. Horner征

33. 属于自主神经功能检查的是 ( )
　A. 眼心反射　　B. 卧立位试验
　C. 轮替动作　　D. 指鼻试验
　E. 跟-膝-胫试验

34. 下列关于瞳孔改变的描述,正确的是 ( )
　A. 动眼神经麻痹可致瞳孔散大
　B. 颞叶钩回疝同侧瞳孔散大
　C. Adie瞳孔表现为一侧瞳孔散大
　D. Horner征瞳孔散大
　E. 两眼视力高度减退时瞳孔散大

35. 动眼神经麻痹表现为 ( )
　A. 眼睑下垂
　B. 瞳孔散大
　C. 眼球向下外方斜视
　D. 眼球向上、下、内视受限
　E. 复视

36. 下列关于眼底检查的描述,正确的有 ( )
　A. 眼底检查时患者背光而坐,眼球正视前方
　B. 检查右眼时,医师站在患者右侧,右手持检眼镜用右眼观察眼底
　C. 从离开患者50cm处开始寻找瞳孔并逐渐窥入瞳孔
　D. 正常眼底可见视神经盘边界清楚,色淡红,动静脉比例为2∶3
　E. 继发性视神经萎缩表现为视神经盘普遍苍白而边界清楚

37. 反射性眼球运动的检查方法包括( )
　A. 睫脊反射　　B. 角膜反射
　C. 头眼反射　　D. 眼前庭反射
　E. 调节反射

028

38. 下列关于肌张力增高的描述,正确的包括 （　　）
   A. 肌肉较硬,被动运动阻力增加
   B. 关节活动范围扩大
   C. 见于锥体系和锥体外系病变
   D. 锥体系病变表现为痉挛性肌张力增高
   E. 锥体外系病变表现为铅管样或齿轮样肌张力增高

39. 下列关于Romberg征的描述,正确的有 （　　）
   A. 检查方法是让患者双足并拢站立,双手向前平伸、闭目
   B. 闭眼时出现摇摆甚至跌到,为Romberg征阳性
   C. 睁眼站立稳,闭眼时不稳,提示小脑性共济失调
   D. 前庭病变时睁眼及闭眼均不稳
   E. 右侧小脑半球病变时向左侧倾倒

40. 下列关于脑膜刺激征的描述,正确的包括 （　　）
   A. 由脊神经根受刺激所致
   B. Kernig征阳性时患者下肢伸直受限并出现疼痛,大、小腿间夹角小于135°
   C. 后颅窝占位性病变可出现颈强直,而Kernig征阴性
   D. 一侧下肢膝关节屈曲位,检查者使该侧下肢向腹部屈曲,对侧下肢亦发生屈曲,亦称为Brudzinski征阳性
   E. 深昏迷时脑膜刺激征依然存在

41. 患者主诉行走困难,对该患者行神经系统查体时应关注 （　　）
   A. 步态　　　　B. 肌力、肌张力
   C. 深感觉　　　D. 共济运动
   E. 浅感觉

42. 肌肉病变查体时可出现 （　　）
   A. 近端肌萎缩
   B. 肌张力减低
   C. 腱反射减弱或消失
   D. 肌束颤动
   E. 肌无力

43. 下列关于头眼反射的描述,正确的是 （　　）
   A. 检查时轻扶患者头部向左右、上下转动时眼球向头部运动相反方向移动,然后逐渐回到中线位
   B. 在婴儿为正常反射
   C. 脑干弥漫性病变,此反射消失
   D. 弥漫性脑皮质病变或功能抑制,而脑干功能正常,此反射阳性并加强
   E. 脑干一侧病变,头向病灶对侧转动时头眼反射消失

44. 昏迷患者应检查 （　　）
   A. 眼底有无视神经盘水肿
   B. 有无偏瘫体征
   C. 有无脑干功能障碍
   D. 有无失语
   E. 两侧瞳孔大小

45. 判断昏迷患者有无偏瘫的方法有（　　）
   A. 压迫眶上切迹
   B. 观察对针刺反应
   C. 观察仰卧时下肢和足的位置
   D. 提起上肢自然下落
   E. 面部疼痛表情可判定有无面瘫

46. 检查失语时患者必须是 （　　）
   A. 意识清楚　　B. 精神正常
   C. 智力正常　　D. 听力正常
   E. 发音器官正常

47. 三叉神经检查包括 （　　）
   A. 咀嚼运动　　B. 角膜反射
   C. 下颌反射　　D. 眼裂大小
   E. 面部感觉

48. 检查面神经应观察　　　　（　　）
　　A. 眼裂可否闭严
　　B. 鼻唇沟是否变浅
　　C. 咀嚼肌力
　　D. 皱眉是否对称
　　E. 额纹抬举是否无力
49. 舌咽神经、迷走神经检查包括（　　）
　　A. 悬雍垂有无偏斜
　　B. 软腭抬举是否对称
　　C. 咽反射是否减弱或消失
　　D. 舌前1/3味觉
　　E. 吞咽及构音功能
50. 舌下神经检查包括　　　　（　　）
　　A. 舌肌萎缩
　　B. 舌肌肌束颤动
　　C. 舌前2/3味觉障碍
　　D. 咽反射减弱或消失
　　E. 伸舌偏斜
51. 复合（皮质）感觉检查应包括（　　）
　　A. 两点辨别觉　B. 实体觉
　　C. 振动觉　　　D. 位置觉
　　E. 触觉定位觉
52. 运动系统检查包括　　　　（　　）
　　A. 肌力　　　　B. 共济运动
　　C. 步态　　　　D. 肌张力
　　E. 肌营养状态
53. 共济运动的检查方法有　　（　　）
　　A. 指鼻试验
　　B. 轮替试验
　　C. 跟-膝-胫试验
　　D. Romberg 征
　　E. 反跳试验
54. 检查腱反射时应　　　　　（　　）
　　A. 肢体屈曲　　B. 肢体用力
　　C. 肢体放松　　D. 意识清楚
　　E. 肢体伸直
55. 浅反射检查包括　　　　　（　　）
　　A. 肱二头肌反射　B. 跖反射

　　C. 膝反射　　　D. 腹壁反射
　　E. 踝反射
56. 下列关于 Babinski 征的描述，正确的是
　　　　　　　　　　　　　　（　　）
　　A. 是最有意义的病理反射
　　B. 阳性表现拇趾背屈，其余各趾向外扇形展开
　　C. 检查时患者须意识清楚
　　D. 此征阳性提示锥体束受损
　　E. 检查时沿外侧缘向前再向内划足底
57. 失认症包括　　　　　　　（　　）
　　A. 触觉失认　　B. 失读
　　C. 失写　　　　D. 视觉失认
　　E. 听觉失认

二、名词解释
1. 肌张力
2. Babinski 征

三、填空题
1. 视神经的检查包括_____、_____和_____检查。
2. 肌张力降低见于_____、_____、_____等。
3. 浅反射包括_____、_____、_____、_____和_____等。
4. 常见的病理反射有_____、_____、_____和_____等。
5. 可以引起复视的脑神经麻痹有_____、_____和_____麻痹。
6. 浅感觉检查应包括_____、_____和_____检查。
7. 深感觉检查应包括_____、_____和_____检查。
8. 锥体束病损的肌张力改变为_____。

四、简答题
1. 简述瘫痪患者问诊的要点。
2. 简述失语的临床检查内容。

五、论述题
1. 试述肌力分级及各级的表现。
2. 举出两种最常见的脑膜刺激征的检查方法。

【参|考|答|案】

一、选择题

【A 型题】

1. C	2. A	3. B	4. D	5. C
6. A	7. A	8. D	9. A	10. D
11. D	12. A	13. C	14. D	15. B
16. C	17. B	18. C	19. A	20. D
21. A	22. D	23. A	24. E	25. D

【B 型题】

26. D　27. C　28. B　29. A

【X 型题】

30. BCDE　31. BCDE　32. ABDE
33. AB　34. ABCE　35. ABCDE
36. ABCD　37. CD　38. ACDE
39. ABD　40. ABCD　41. ABCDE
42. ABCE　43. ABCD　44. ABCE
45. ABCDE　46. ABCDE　47. ABCE
48. ABDE　49. ABCE　50. ABE
51. ABE　52. ABCDE　53. ABCDE
54. AC　55. BD　56. ABDE
57. ADE

1. C【解析】动眼神经麻痹,对光反射、调节反射均消失。

2. A【解析】滑车神经支配上斜肌,其损害时眼球位置稍偏上,向外下方活动受限。

3. B【解析】下运动神经元损伤所致的周围性面神经麻痹,表现为同侧面肌麻痹;而上运动神经元损伤所致的中枢性面瘫表现为病灶对侧下面部表情肌瘫痪,上部面肌不受累。

4. D【解析】指鼻试验为共济运动检查项目,小脑半球病变时出现指鼻不稳,前庭病变时指鼻试验阴性。

5. C【解析】延髓发出的脑神经为舌咽神经、迷走神经、副神经和舌下神经,延髓麻痹时主要累及这四组脑神经而出现相应症状。

8. D【解析】周围性舌下神经麻痹指核性损害和核下性损害。

9. A【解析】面神经支配面部表情肌及舌前2/3味觉。

10. D【解析】头痛是神经系统最常见的症状,在询问病史时应该重点了解头痛的部位、性质、发生形式及伴随症状等,要掌握几种常见疾病头痛发生时的典型表现。颅内占位引起的头痛多为持续性钝痛或胀痛。

11. D【解析】中枢神经病变导致呼吸中枢抑制,常表现为呼吸节律异常,如潮式呼吸、长吸式呼吸、丛集式呼吸、共济失调式呼吸等。

12. A【解析】三叉神经支配面部感觉。

13. C【解析】Romberg test，即闭目难立试验，阳性提示关节位置觉丧失。Gowers征为Duchenne型肌营养不良症的特征表现。Lhermitte征表现为被动屈颈时出现自脊背向下放射的触电感。

14. D【解析】眼压测定为眼科专科检查，非眼部常规体格检查。

15. B【解析】嗅觉检查时要求所用物品为非挥发性和非刺激性。

16. C【解析】面部感觉由三叉神经支配，故面神经麻痹时面部感觉存在。角膜反射的传出神经为面神经，故面神经损伤时同侧角膜反射消失。

17. B【解析】舌前2/3感觉由面神经支配。

19. A【解析】闭目难立征阳性提示关节位置觉丧失，为深感觉障碍的表现，多见于脊髓后索病变。

20. D【解析】竖毛实验为自主神经反射检查。

21. A【解析】神经系统检查时常借助多种量表评价各种疾病的严重程度及风险级别，需要掌握常用的量表。国际上常用Glasgow昏迷评定量表评价意识障碍的程度。NIHSS量表应用于评估卒中严重程度。ABCD^{2}量表用于发生TIA后，评估再次发生卒中的风险。ADL量表用于评价日常生活活动能力。改良Rankin量表，用于脑血管病介入治疗术前评估及衡量患者脑卒中后的功能恢复的结果。

22. D【解析】图形觉为复合感觉的检查项目。

23. A【解析】Rossolimo征实际上是牵张反射，阳性可视为腱反射亢进表现。

24. E【解析】掌握病理征规范检查手法后该题很容易选择。

25. D【解析】角膜反射为三叉神经和面神经检查项目。

26~27. DC【解析】来自后角的痛温觉纤维在白质前连合处交叉，该处病变产生双侧对侧的分离性感觉障碍，痛温觉减弱或消失，触觉保留。Romberg征阳性提示关节位置觉丧失的深感觉障碍，传导深感觉的纤维束在后索走行。

30. BCDE【解析】角膜反射属于脑干反射，用来判断是否存在脑干功能损害。角膜反射传入神经是三叉神经（第1支，即眼神经），传出神经是面神经。

31. BCDE【解析】潮式呼吸见于间脑损害，中脑被盖部损害时呼吸模式为神经源性过度呼吸。

32. ABDE【解析】面神经麻痹时眼睑闭合无力，眼裂变大。动眼神经麻痹、重症肌无力、面肌痉挛及Horner征可出现眼裂狭小。

33. AB【解析】自主神经功能检查包括竖毛实验、皮肤划痕实验、眼心反射、血压和脉搏的卧立位试验、汗腺分泌发汗试验等。

34. ABCE【解析】一侧瞳孔散大可见于动眼神经损伤、钩回疝或交感神经受刺激、视力下降等。双侧瞳孔散大可见于中脑病变、中枢神经系统感染性疾病、脑血管病等。

35. ABCDE【解析】动眼神经完全损害时出现上睑下垂、眼球向外下斜视，不能向上、向内、向下转动，复视，瞳孔散大,对光反射及调节反射均消失。

36. ABCD【解析】继发性视神经萎缩表现为视神经盘普遍苍白而边界不清楚。

37. CD【解析】脑干功能损害存在与否可通过睫脊反射、角膜反射、反射性眼球运动等脑干反射来判断,其中反射性眼球运动包括头眼反射和眼前庭反射两种检查方法。

38. ACDE【解析】肌张力增高表现为肌肉较硬,被动运动阻力增加,关节活动范围缩小。见于锥体系和锥体外系病变。

39. ABD【解析】后索病变时出现感觉共济失调,睁眼站立稳,闭眼时不稳。小脑或前庭病变时睁眼及闭眼均不稳,闭眼更明显。小脑半球和前庭病变向患侧倾倒。小脑蚓部病变向前后倾倒。

40. ABCD【解析】深昏迷时脑膜刺激征可消失。

41. ABCDE【解析】步态异常、运动或感觉系统异常及共济失调均可表现为行走困难。

42. ABCE【解析】肌束颤动为下运动神经元损害表现。

43. ABCD【解析】脑干一侧病变,头向病灶侧转动时头眼反射消失,对侧仍正常。

44. ABCE【解析】昏迷患者体格检查时应重点检查眼征、对疼痛刺激的反应、瘫痪体征、脑干反射、锥体束征和脑膜刺激征等。检查失语的前提是患者清醒能配合。

45. ABCDE【解析】判断昏迷患者有无偏瘫的方法有疼痛刺激观察面部肌群运动及肢体防御反应,观察仰卧时下肢

和足的位置,偏瘫侧常呈外旋位,坠落试验可检查瘫痪的部位。

46. ABCDE【解析】检查失语时患者必须意识清楚,检查配合,精神正常,发音器官正常,能正常理解,无听力障碍。

二、名词解释

1. 肌张力:肌肉松弛状态的肌肉紧张度和被动运动时遇到的阻力。
2. Babinski征:经典的病理反射,提示锥体束受损。取下肢伸直位,轻划足底外侧向前至小趾根部足掌时转向内侧,阳性征为踇趾背屈伴其他足趾扇形展开。

三、填空题

1. 视力　视野　眼底
2. 下运动神经元损害　小脑病变　肌源性病变
3. 角膜反射　咽反射　腹壁反射　提睾反射　跖反射　肛门反射
4. Babinski征　Chaddock征　Oppenheim征　Gordon征
5. 动眼神经　滑车神经　展神经
6. 痛觉　触觉　温度觉
7. 位置觉　运动觉　振动觉
8. 痉挛性折刀样肌张力增高

四、简答题

1. 简述瘫痪患者问诊的要点。

答 (1)瘫痪发病形式。
(2)瘫痪的部位。
(3)瘫痪的性质和程度。
(4)瘫痪的伴随症状。

2. 简述失语的临床检查内容。

答 包括6个方面：口语表达、听理解、复述、命名、阅读和书写能力。

五、论述题

1. 试述肌力分级及各级的表现。

答 肌力分6级(0~5级)。

0级：完全瘫痪。

1级：肌肉可收缩，但不能产生动作。

2级：肢体能在床面上移动，但不能抵抗自身重力，即不能抬起。

3级：肢体能抵抗重力抬离床面，但不能抗阻力。

4级：肢体能做抗阻力动作，但不完全。

5级：正常肌力。

2. 举出两种最常见的脑膜刺激征的检查方法。

答 屈颈试验：被动屈颈受限，表现不同程度的颈强直。

Kernig征：患者仰卧，下肢于髋膝关节处屈曲成直角，检查者在膝关节处伸直小腿，如出现疼痛使伸直受限，大、小腿间夹角<135°为阳性。

（王振海 赵春梅）

第5章　神经系统疾病的辅助检查

【学习要点】

一、掌握

1. 腰椎穿刺的适应证、禁忌证、并发症及其防治。
2. 脑脊液常规检查及脑脊液生化检查各项指标异常的临床意义。

二、熟悉

1. 脑脊液特殊检查的临床意义。
2. 数字减影血管造影（DSA）检查的适应证、禁忌证。
3. 电子计算机断层扫描（CT）和磁共振成像（MRI）的基本原理及临床应用。
4. 正常脑电图和异常脑电图的特征及临床应用。
5. 肌电图、神经传导速度检查及诱发电位检查的适应证及临床意义。
6. 颈动脉超声检查的观察指标及临床意义。
7. 经颅多普勒超声检查（TCD）的基本原理及临床应用。
8. 单光子发射计算机断层（SPECT）、正电子发射计算机断层（PET）基本原理及临床应用。
9. 脑、神经及肌肉活检的适应证。
10. 各种检查方法的优点和缺点。

【应试考题】

一、选择题

【A型题】

1. 成年人脑脊液总量平均量和每日生成总量分别为　　　　　（　　）
   A. 100ml，500ml　　B. 130ml，500ml
   C. 100ml，800ml　　D. 130ml，800ml
   E. 100ml，130ml

2. 侧卧位腰椎穿刺的脑脊液压力正常值是　　　　　　　　　　（　　）
   A. 50～180mmH$_2$O
   B. 80～180mmH$_2$O
   C. 120～180mmH$_2$O

D. 80~220mmH$_2$O

E. 70~170mmH$_2$O

3. 自发性脑出血早期最敏感的检查是 （　　）

 A. 颅脑 CT 平扫　　B. 颅脑 MRI 平扫

 C. 脑血管 DSA　　D. 腰椎穿刺

 E. 体感诱发电位

4. 腰椎穿刺的禁忌证不包括 （　　）

 A. 颅内压明显升高或已有脑疝征象

 B. 穿刺部位有感染灶、脊柱结核或开放性损伤

 C. 明显出血倾向或病情危重不宜搬动

 D. 脊髓压迫症的脊髓功能处于即将丧失的临界状态

 E. 临床怀疑中枢神经感染但目前处于昏迷状态

5. 腰椎穿刺压腹试验的检查目的是 （　　）

 A. 判断穿刺针是否在蛛网膜下腔

 B. 判断椎管是否有梗阻

 C. 判断颅内静脉窦是否通畅

 D. 判断患者是否耐受疼痛

 E. 判断是否穿刺针损伤神经根

6. 下列不属于异常脑电图的是 （　　）

 A. 弥漫性慢波　　B. 局灶性慢波

 C. 三相波　　D. 尖慢复合波

 E. 双侧枕部持续性 α 波

7. 下列不属于广义肌电图的检查项目是 （　　）

 A. 运动诱发电位　　B. 运动诱发试验

 C. H 反射　　D. 单纤维肌电图

 E. 瞬目反射

8. 下列关于脑脊液细胞学检查的描述，错误的是 （　　）

 A. 中性粒细胞为主提示细菌感染

 B. 淋巴细胞为主提示病毒感染

 C. 嗜酸性粒细胞增多提示寄生虫感染

 D. 混合性细胞反应提示结核感染

 E. 发现含铁血黄素的吞噬细胞提示穿刺损伤出血

9. 患者，男，56 岁。因"右上肢无力伴萎缩 1 年"入院。查体：意识清楚，语言流利，伸舌居中，舌肌轻微萎缩，右手第 1 骨间肌及大鱼际肌萎缩，双侧膝反射亢进，双 Babinski 征（＋），感觉正常。该患者诊断最重要的检查是 （　　）

 A. 诱发电位　　B. 颅脑 MRI

 C. 颈椎摄片　　D. P300

 E. 肌电图

10. 下列关于肌电图适应证的描述，错误的是 （　　）

 A. 脑出血　　B. 臂丛神经损伤

 C. 重症肌无力　　D. 面神经炎

 E. 吉兰 - 巴雷综合征

11. 下列关于 H 反射的描述，错误的是 （　　）

 A. H 反射是脊髓单突触反射

 B. 相当于膝反射的电生理反射

 C. 用电生理方法刺激胫神经，引起脊髓单突触反射，从而导致其所支配的腓肠肌收缩

 D. 由 Hoffmann 而得名

 E. H 反射异常反映 S$_1$ 神经根损害

12. S$_1$ 神经根病变 H 反射的变化是 （　　）

 A. H 波幅度下降或消失，潜伏期延长

 B. H 波幅度增加，潜伏期延长

 C. H 波幅度下降或消失，潜伏期缩短

 D. H 波幅度增加，潜伏期缩短

 E. M 波消失，反射延长

13. 运动神经传导速度公式正确的是（　　）

 A. 神经传导速度（m/s）= 两点间距离（cm）/两点间潜伏期差（ms）

B. 神经传导速度(m/s) = 两点间距离(cm)×100/两点间潜伏期差(ms)

C. 神经传导速度(m/s) = 两点间距离(cm)×10/两点间潜伏期差(ms)

D. 神经传导速度(m/s) = 两点间距离(cm)×1000/两点间潜伏期差(ms)

E. 神经传导速度(m/s) = 刺激点到记录点距离(cm)×10/末端潜伏期(ms)

14. 脑电图的临床应用不包括 （ ）
   A. 癫痫确诊
   B. 脑炎的早期诊断
   C. 脑梗死的定位
   D. 肝昏迷的早期诊断
   E. Creutzfeldt - Jakob 病(CJD)的诊断

15. 患者,男,28 岁。因"剧烈头痛伴发热 2 天"住院。查体:颈项强直,Kernig 征(+),其余神经系统检查无重要阳性征可见。为确诊,最有意义的检查方法是 （ ）
   A. 诱发电位   B. MRI
   C. 脑血管造影   D. 脑电图
   E. 腰椎穿刺脑脊液检查

16. 颞窗不可以检测到的血管是 （ ）
   A. 大脑前动脉   B. 大脑中动脉
   C. 前交通动脉   D. 颅内段基底动脉
   E. 大脑后动脉

17. 腰椎穿刺后需去枕平卧位 4~6 小时,其目的是防止 （ ）
   A. 穿刺部位出血   B. 穿刺部位感染
   C. 低颅压头痛   D. 颅内感染
   E. 脑脊液外漏

【B 型题】

(18~20 题共用备选答案)
   A. 颅脑 CT   B. 颈椎 MRI

   C. 肌电图   D. 脑电图
   E. DSA

18. 患者,男,35 岁。进行性四肢麻木伴无力 3 个月入院。查体:意识清楚,语言流利。脑神经检查无异常。双上肢近端肌力 4 级,远端肌力 3 级,双下肢近端肌力 4 级,远端肌力 2 级,双上肢腱反射消失,双侧膝反射、踝反射消失,双侧病理征阴性。双上下肢手套袜套样,痛温觉减退。首选的辅助检查是（ ）

19. 患者,男,45 岁。突发炸裂样头痛 2 小时入院。查体:意识清楚,语言流利。颈抵抗,四肢肌力、肌张力正常,双侧病理征阳性。首选的辅助检查是 （ ）

20. 患儿,女,7 岁。1 年前出现短暂失神,目光呆滞,动作停止,持续数秒好转,反复出现。神经系统查体未见异常。首选的辅助检查是 （ ）

【X 型题】

21. 压颈试验的禁忌证包括 （ ）
   A. 高颅压   B. 后颅窝占位
   C. 椎管占位   D. 窦性心动过缓
   E. 急性脊髓炎

22. 下列关于肌电图检查基本原则的描述,正确的是 （ ）
   A. 肌电图检查是临床检查的延伸
   B. 如果检测结果存在异常,要排除技术因素并应重复检测
   C. 如果检测结果和临床表现不吻合,应该以肌电图的数据为准
   D. 每个病例均应个体化,随着检查的进行加以调整
   E. 规范的操作方法和正确的解读才能为临床提供关键信息

23. 下列关于 TCD 适应证的描述，正确的是 （ ）
   A. 颅内外动脉狭窄或闭塞诊断
   B. 脑血管痉挛的诊断
   C. 动静脉畸形和动静脉瘘供血动脉的诊断
   D. 脑动脉血流中微栓子的监测
   E. 脑死亡的诊断

24. 下列疾病脑脊液糖含量降低的是（ ）
   A. 化脓性脑膜炎 B. 病毒性脑膜炎
   C. 结核性脑膜炎 D. 多发性硬化
   E. 脑膜癌病

25. 脑电图检查对下述疾病有诊断价值的是 （ ）
   A. 脊髓亚急性联合变性
   B. 自身免疫性脑炎
   C. 脑肿瘤
   D. 继发性癫痫
   E. 视神经脊髓炎谱系疾病

26. 下列需要行肌电图检查的疾病包括 （ ）
   A. 多发性神经病 B. 多发性硬化
   C. 继发性癫痫 D. 周期性瘫痪
   E. 线粒体脑病

27. 临床常用的脑诱发电位包括 （ ）
   A. 躯体感觉诱发电位
   B. 脑干听觉诱发电位
   C. 复合肌肉动作电位
   D. 运动诱发电位
   E. 视觉诱发电位

28. 骨骼肌疾病常用的检查包括 （ ）
   A. 双下肢 MRI B. 肌肉活检
   C. 神经传导检查 D. 基因检查
   E. 同心圆针极肌电图

29. 可用于脑死亡诊断的辅助检查包括 （ ）
   A. TCD B. 脑电图
   C. 体感诱发电位 D. 运动诱发电位
   E. 头颅 MRI

30. 颅内压增高的 TCD 表现包括 （ ）
   A. 颅内压增高接近舒张压，舒张期无血流
   B. 流速下降，PI 增大，Vd 降低，Vm 下降
   C. 收缩峰高尖
   D. 频窗异常，湍流和涡流形成
   E. 流速增加，PI 降低，Vd 增加，Vm 增加

二、名词解释

1. 低颅压综合征
2. 重复神经电刺激
3. F 波
4. TCD

三、填空题

1. 脑脊液对脑和脊髓具有_____、_____和_____作用。
2. 正常脑电图波形包括_____、_____、_____和 δ 波。
3. 腰椎穿刺的常见并发症包括_____、_____、_____。
4. 肌电图异常自发电位包括_____、_____、_____等。
5. 检测颅内血管的临床常用超声窗有_____、_____、_____。
6. 正常侧卧位脑脊液压力是_____，超过_____为颅内压增高。
7. 人脑的血液供应主要来自两个供血系统，分别为_____系统和_____系统。

四、简答题

1. 简述脑脊液循环。
2. 简述腰椎穿刺的适应证。
3. 简述肌电图的适应证。
4. 简述 PET 在神经内科的适应证。

【参 / 考 / 答 / 案】

一、选择题

【A 型题】

1. B	2. B	3. A	4. E	5. A
6. E	7. A	8. E	9. E	10. A
11. B	12. A	13. C	14. C	15. E
16. D	17. C			

【B 型题】

18. C　19. A　20. D

【X 型题】

21. ABD	22. ABDE	23. ABCDE
24. ACE	25. BCD	26. ADE
27. ABDE	28. ABCDE	29. ABC
30. ABC		

3. A【解析】本题题干为自发性脑出血，颅脑 CT 平扫是首选，但如果是蛛网膜下腔出血，那么最敏感的应该是腰椎穿刺，但临床上怀疑蛛网膜下腔出血仍首选颅脑 CT，高度怀疑的蛛网膜下腔出血但颅脑 CT 无异常的患者才需要做腰椎穿刺检查。

4. E【解析】该题考核的重点是腰椎穿刺的禁忌证，干扰项是昏迷，这个在临床上非常重要，昏迷不是禁忌证。

5. A【解析】此题考核的重点是压腹试验，注意压腹试验和压颈试验的目的不同，临床首先要做压腹试验，明确穿刺针是否在蛛网膜下腔，确认后再进一步做压颈试验。

6. E【解析】弥漫性慢波、局灶性慢波、三相波、尖慢复合波是异常脑电波，而双侧枕部持续性 α 波是正常成年人脑电波。

7. A【解析】平时我们说的肌电图多为广义肌电图，除了神经传导检测（NCS）和常规同芯圆针电极肌电图（EMG）之外，还包括电生理检测的其他项目，例如重复神经刺激（RNS）、F 波、H 反射、瞬目反射（BR）、单纤维肌电图（SFEMG）、运动诱发试验（ET）等，运动诱发电位归为诱发电位检查，故 A 项为正确选项。

8. E【解析】脑脊液中发现含铁血黄素的吞噬细胞提示陈旧性出血，而穿刺损伤当时不会出现激活的单核细胞或吞噬细胞。

9. E【解析】结合病史体征，该患者定位考虑在前角细胞或以下的病变，是肌电图的适应证。

11. B【解析】H 反射是相当于踝反射的电生理反射。

12. A【解析】H 反射主要检测 S_1 神经根病变，表现为 H 波幅度下降或消失，潜伏期延长。

13. C【解析】运动神经传导速度为两点间距离除以两点间的潜伏期差，要注意单位换算。

14. C【解析】该题考核脑电图的临床应用,包括癫痫确诊、脑炎的早期诊断、肝昏迷的早期诊断及 Creutzfeldt - Jakob 病(CJD)的诊断,而脑梗死的定位主要靠影像学。

15. E【解析】该患者表现为头痛伴发热,有颈项强直,定位在脑膜,结合有头痛发热,考虑中枢神经系统感染,因此腰椎穿刺脑脊液检查是首选。

16. D【解析】颞窗主要探测大脑前动脉、大脑中动脉、前交通动脉、大脑后动脉,颅内段基底动脉需要通过枕窗探测。

17. C【解析】低颅压头痛是腰椎穿刺最常见的并发症,去枕平卧位 4~6 小时可显著减少低颅压头痛的发生率。

21. ABD【解析】压颈试验为压迫颈静脉试验,禁忌证为颅内压增高和后颅窝占位,但颈静脉和颈动脉伴行,压迫颈静脉时很难避免刺激到颈动脉窦,故有心脏基础病的患者压迫颈动脉窦会诱发心动过缓甚至停搏。

22. ABDE【解析】肌电图测定是临床检查的延伸,如果检测结果和临床表现不吻合,要慎重解释结果并充分考虑与临床的关系,以肌电图为准非常容易误导临床。

26. ADE【解析】肌电图检查的适应证是脊髓前角细胞和(或)脑干运动核及其以下部位的定位诊断和鉴别。也就是说,主要用于神经肌肉病的诊断和鉴别诊断,多发性硬化和继发性癫痫是明确地累及中枢神经系统的疾病,可排除。该题的干扰项为线粒体脑病,因为线粒体脑病往往同时存在肌肉损害,故应行肌电图检查。

28. ABCDE【解析】骨骼肌疾病往往伴有下肢肌群的萎缩、肥大、水肿等改变,MRI 对鉴别诊断及选择合适的肌肉活检部位具有一定的价值。近年来双下肢 MRI 检查已成为骨骼肌疾病的常规检查之一。

二、名词解释

1. 低颅压综合征:各种原因引起的侧卧位腰穿压力在 60~80mmH₂O 以下,以体位性头痛为特征的临床综合征。

2. 重复神经电刺激:超强重复刺激神经干后在相应肌肉记录复合肌肉动作电位,是检测神经肌肉接头功能的重要手段,主要用于重症肌无力的诊断和鉴别诊断。

3. F 波:以超强电刺激神经干在 M 波(CMAP)后的一个较晚出现的小的肌肉动作电位。F 波出现率的减少或潜伏期延长均提示神经传导异常,反映运动神经近端的功能,对神经根病变的诊断有重要的价值,临床主要用于吉兰-巴雷综合征、遗传性运动感觉神经病、神经根型颈椎病等的诊断。

4. 经颅多普勒超声:利用超声多普勒效应检测颅内脑底动脉环上各个主要动脉血流动力学及各血流生理参数的一项无创伤性检查技术。

三、填空题

1. 保护　支持　营养
2. α 波　β 波　θ 波
3. 低颅压综合征　脑疝形成　神经根痛
4. 纤颤电位　正锐波　束颤电位　复合重复放电(CRD)　肌颤搐电位(任选三个都对)
5. 颞窗　枕窗　眼窗

6. 80~180mmH₂O 200mmH₂O
7. 颈内动脉 椎基底动脉

四、简答题

1. 简述脑脊液循环。

答 脑脊液产生于各脑室脉络丛，经室间孔进入第三脑室、中脑导水管、第四脑室，最后经第四脑室正中孔和两个侧孔流到脑和脊髓表面的蛛网膜下腔和脑池，大部分脑脊液经脑穹隆面的蛛网膜颗粒吸收至上矢状窦，小部分经脊神经根间隙吸收。

2. 简述腰椎穿刺的适应证。

答 (1) 留取脑脊液做各种检查以助中枢神经系统感染、蛛网膜下腔出血、脑膜癌病等的诊断。
(2) 测量颅内压或行动力学试验以明确颅内压高低及脊髓腔、横窦通畅情况。
(3) 动态观察脑脊液变化以助判断病情、预后及指导治疗。
(4) 注入放射性核素行脑、脊髓扫描。
(5) 注入液体或放出脑脊液以维持、调整颅内压平衡，或者注入药物治疗相应疾病。

3. 简述肌电图的适应证。

答 (1) 脊髓前角细胞和(或)脑干运动核及其以下部位的定位诊断和鉴别，包括脊髓前角细胞、神经根、神经丛、周围神经、神经肌肉接头和肌肉病变部位的定位诊断。
(2) 可助于肌肉注射肉毒毒素部位的选择。

4. 简述PET在神经内科的适应证。

答 (1) 癫痫：帮助确定癫痫病灶，有助于外科手术切除癫痫病灶的定位。
(2) 痴呆：用于痴呆的鉴别诊断，AD患者可表现为颞叶、顶叶对称性代谢减低；血管性痴呆表现为局限性、非对称性代谢减低。
(3) 帕金森病(PD)：联合应用多巴胺转运蛋白(DAT)和多巴胺D_2受体(D_2R)显像能完整地评估帕金森病的黑质-纹状体通路变性程度，对PD的早期诊断、鉴别诊断和病情严重程度评估均有重要价值。
(4) 肿瘤：鉴别肿瘤放疗并发症和肿瘤复发，早期诊断颅内肿瘤，判断恶性程度，全身PET对寻找颅内转移瘤原发灶具有重要价值。

(袁宝玉)

第6章 神经心理学检查

【学/习/要/点】

一、掌握

1. 简易精神状态评价量表(MMSE)、蒙特利尔认知评估量表(MoCA)。
2. 汉语失语成套测试(ABC)。
3. 汉密尔顿抑郁量表(HAMA)的主要评估方法。

二、熟悉

1. 认知功能障碍各个认知域评估的主要量表。
2. 神经心理学的概念和检查方法。

【应/试/考/题】

一、选择题

【A 型题】

1. 神经心理学最早由谁提出 （ ）
   A. Boring   B. Sperry
   C. Broca   D. Wernicke
   E. Davison
2. 目前国内外最常用、最普及和最有影响力的评估认知功能的量表为 （ ）
   A. 蒙特利尔认知评估量表(MoCA)
   B. Mattis 痴呆评估量表(DRS)
   C. 简易精神状态评价量表(MMSE)
   D. 艾登布鲁克认知测试修订版(ACE-R)
   E. 临床痴呆评定量表(CDR)
3. MMSE 的总分为 （ ）
   A. 21 分   B. 30 分
   C. 40 分   D. 27 分
   E. 35 分
4. 下列关于 MMSE 的描述，错误的是 （ ）
   A. 对于识别正常老人和痴呆较好
   B. 主要用于整体认知功能的简单评定
   C. 广泛用于临床及科研
   D. 对于识别轻度认知功能损害(MCI)作用较好
   E. 主要用于痴呆的筛查
5. 下列关于 MoCA 的描述，错误的是（ ）
   A. 覆盖 8 个认知域
   B. 主要用于 MCI 和早期 AD 的筛查

C. MoCA 不能有效的评价视空间能力

D. 于 1996 年创立

E. 由蒙特利尔创立

6. 不用于总体认知功能评估的量表是 （ ）

A. DRS

B. ACE－R

C. CDR

D. 老年人认知功能减退知情者问卷（IQCODE）

E. stroop test

7. 下列关于面孔失认的描述，错误的是 （ ）

A. 患者通过照镜子，可以区分镜像中的自己与他人

B. 患者不能识别原来熟悉的面孔

C. 患者可以通过人物特征如声音、步态或衣着来辨识他人

D. 严重时不能区分性别

E. 面孔失认主要通过描述、识别、命名、配对来测试

8. 不属于忽视症检查的是 （ ）

A. Addenbrookes 检查

B. 线段划消

C. 线段等分

D. 自发画钟

E. 临摹画花

【B/型/题】

（9～10 题共用备选答案）

A. ≤17 分　　　B. ≤20 分

C. ≤24 分　　　D. 21～24 分

E. 14～20 分

以上海精神卫生中心界值为例

9. 小学组的认知障碍评定的 MMSE 得分为 （ ）

10. 初中或以上组的中度痴呆的 MMSE 得分为 （ ）

（11～13 题共用备选答案）

A. 自发画钟

B. NPI

C. MMSE

D. 形状匹配测试

E. 词语流畅性测试

11. 评价精神行为症状的测试为 （ ）

12. 评估物体失认的测试为 （ ）

13. 评估执行功能的测试为 （ ）

【X/型/题】

14. 神经心理学的检查方法包括 （ ）

A. 问诊

B. 体格检查

C. 神经心理学量表

D. 基于计算机的神经心理学测量

E. 血生化检查

15. MoCA 量表覆盖的认知领域包括（ ）

A. 视空间能力　　B. 执行能力

C. 注意力　　　　D. 计算力

E. 语言

16. 评估总体认知功能的量表包括（ ）

A. MMSE　　　　B. 画钟试验

C. DRS　　　　　D. CDR

E. 伦敦塔测试（TOL）

二、名词解释

1. 神经心理学

2. 视觉失认症

3. 画钟试验

三、填空题

1. MMSE 主要考查 6 个方面的认知功能，包括_____、_____、_____、_____、_____和_____。
2. 失认症分为_____、_____和_____。

四、简答题

1. 简述汉语失语成套测试主要包含的内容。
2. 简述非认知功能评定包含的内容。

五、论述题

试述汉密尔顿抑郁量表的评分。

【参考答案】

一、选择题

【A 型题】

1. A 2. C 3. B 4. D 5. C
6. E 7. A 8. A

【B 型题】

9. B 10. E 11. B 12. D 13. E

【X 型题】

14. ABCD 15. ABCDE 16. ACD

1. A【解析】神经心理学最早于 1929 年，由 Boring 提出。
2. C【解析】MMSE，即简易精神状态评价量表，由 Folstein 于 1975 年编制，因简便易行，故最常用，主要用于认知功能障碍的初筛。
3. B【解析】MMSE 的总分为 30 分，共包括 20 个问题。
4. D【解析】MMSE 因受文化水平的影响较大，故对识别 MCI 作用有限。文化水平高的患者，需进一步加评 MoCA。
5. C【解析】MoCA 可评价 8 个认知域，包括短时记忆与延迟回忆、视空间能力、执行能力、注意力、计算力和工作记忆、语言、定向。
6. E【解析】Stroop 测试仅用于执行功能，而不是总体认知功能的评价。
7. A【解析】面孔失认症患者，照镜子不能区分镜像中的自己与他人。
8. A【解析】Addenbrookes 检查属于物体失认症的检查测试。
16. ACD【解析】画钟试验评估视空间能力，伦敦塔测试检测执行功能。

二、名词解释

1. 神经心理学：心理学与神经科学交叉的一门学科，从神经科学的角度来研究心理学的问题，把脑当作心理活动的物质本体来研究脑与心理或脑与行为的关系。
2. 视觉失认症：视力及语义功能正常时，不能辨认或命名视觉可见的物体，但却可以通过触觉或语言描述辨识出物体。
3. 画钟试验：视空间能力检查最常用的检测手段。要求受试者独立画出一个表盘，标记 12 位阿拉伯数字，标出指定的时间。

三、填空题

1. 定向力　记忆力　注意力　计算能力　语言能力　视空间认知能力
2. 视觉失认症　听觉失认症　触觉失认症

四、简答题

1. 简述汉语失语成套测试主要包含的内容。

答（1）口语表达:谈话,复述,命名。

（2）听理解。

（3）阅读。

（4）书写。

（5）其他神经心理学检查:意识,近事记忆及计算等。

2. 简述非认知功能评定包含的内容。

答（1）神经精神症状问卷。

（2）日常生活活动量表。

（3）社会功能调查表。

（4）Hachinski缺血量表。

（5）抑郁自评量表。

（6）焦虑自评量表。

（7）汉密尔顿抑郁量表。

（8）汉密尔顿焦虑量表。

（9）匹兹堡睡眠质量指数量表。

五、论述题

试述汉密尔顿抑郁量表的评分。

答 汉密尔顿抑郁量表是临床评定抑郁状态应用最普遍的量表。此量表需要由经过培训的两名评定者对患者进行联合检查,一般采用交谈与观察的方式,检查结束后,两名评定者分别独立评分。

HAMD可归纳为7类因子结构:①焦虑/躯体化;②体重;③认知障碍;④日夜变化;⑤阻滞;⑥睡眠障碍;⑦绝望感。

治疗前后均应评分,以总分评价病情的严重程度及治疗效果,分数越高,病情越重。HAMD17项版本划界评分标准:总分<7分——正常;总分7～17分——可能有抑郁症;总分17～24分——肯定有抑郁症;总分>24分——严重抑郁症。

（牟　君）

第7章　神经系统疾病的诊断原则

【学/习/要/点】

一、掌握

神经系统疾病定位诊断。

二、熟悉

1. 神经系统疾病独特的诊断思路。
2. 神经系统疾病的定性诊断原则。

【应/试/考/题】

一、选择题

【A型题】

1. 针对一个患者,做出定位诊断的前提是（　　）
   A. 神经系统疾病理论知识
   B. 神经系统解剖知识
   C. 病史
   D. 详细的病史和仔细的神经系统体格检查
   E. 既往史

2. 下列各项属于神经系统局灶性病变的是（　　）
   A. 左上肢无力　　B. 吞咽困难
   C. 面神经麻痹　　D. 右侧眼睑下垂
   E. 右下肢无力

3. 神经系统疾病的定性诊断建立的基础是（　　）
   A. 病史　　　　　B. 体格检查
   C. 辅助检查　　　D. 定位诊断
   E. 以上都对

4. 对神经系统疾病定位诊断最有价值的资料是（　　）
   A. 脑电图
   B. 肌电图
   C. 脑诱发电位
   D. 神经系统阳性体征
   E. 病史

5. 下列关于神经系统疾病诊断的描述,错误的是（　　）
   A. 在定位诊断过程中,首先应明确病损的水平
   B. 病程之初的某些体征不一定都代表病灶的所在

C. 所有的病灶不一定都有临床体征
D. CT 或 MRI 有明确病灶,但患者可无相应的症状体征
E. MRI 检查可以取代 CT 检查

6. 下列属于系统性病变的疾病是（　　）
   A. 脊髓亚急性联合变性
   B. 病毒性脑炎
   C. 脊髓肿瘤
   D. 面神经麻痹
   E. 脑脓肿

7. 一侧脑干病变出现的交叉性瘫痪具体可表现为（　　）
   A. 病变侧周围性脑神经麻痹和对侧肢体中枢性偏瘫
   B. 病变侧肢体中枢性瘫痪和对侧周围性脑神经麻痹
   C. 病变侧肢体中枢性瘫痪和对侧中枢性脑神经麻痹
   D. 病变侧中枢性脑神经麻痹和对侧肢体中枢性偏瘫
   E. 以上均不是

8. 下列属于弥漫性病变的疾病是（　　）
   A. 病毒性脑炎　　B. 多发性硬化
   C. 大面积脑梗死　D. 重症肌无力
   E. 脑脓肿

【X型题】

9. 大脑半球病变可出现的症状包括（　　）
   A. 偏瘫　　　　B. 偏盲
   C. 失语　　　　D. 癫痫发作
   E. 偏身感觉障碍

10. 小脑半球病变可出现的症状包括（　　）
    A. 同侧肢体共济失调
    B. 躯干共济失调
    C. 小脑性语言
    D. 辨距不良
    E. 眩晕

11. 横贯性脊髓病变可出现的症状包括（　　）
    A. 病变部位以下运动障碍
    B. 病变部位以下感觉障碍
    C. 括约肌功能障碍
    D. 深浅反射改变
    E. 肢体共济失调

12. 肌肉病变可出现的症状包括（　　）
    A. 肌无力　　　B. 肌肉病态疲劳
    C. 肌肉萎缩　　D. 感觉障碍
    E. 肌肉肥大

13. 运动神经元病主要损害部位为（　　）
    A. 脑干运动神经核
    B. 脊髓前角
    C. 肌肉
    D. 神经肌肉接头
    E. 周围神经

14. 下列属于系统性病变的疾病包括（　　）
    A. 肌萎缩侧索硬化症（ALS）
    B. 脊髓亚急性联合变性
    C. 脊髓型颈椎病
    D. 急性脊髓炎
    E. 脑脊髓膜炎

15. 脑血管病的病程特点为（　　）
    A. 起病急骤
    B. 多见于中老年,有吸烟、饮酒、高血压病、糖尿病等危险因素
    C. 有局灶性神经系统缺损的症状、体征
    D. 症状大多在短时间达到高峰
    E. 其病变范围符合血管分布

二、填空题

1. 神经系统的病变部位根据其病损范围分为_____、_____、_____和_____。

2. 根据部位将神经系统分为_____、_____、_____和_____。

3. 神经系统诊断主要包括_____、_____。

4. 神经系统定性诊断主要包括_____、_____、_____、_____、_____、_____、_____和_____等类别的疾病。

三、简答题
1. 简述神经系统疾病定性诊断的分类。
2. 简述神经系统血管性疾病的起病及病程特点。

四、论述题
1. 根据自己的理解，谈谈为什么在定性诊断时特别重视起病的急缓和病程特点？
2. 根据自己的理解，谈谈神经系统疾病诊断的临床思路？
3. 从定位诊断角度谈谈颈椎病和肌萎缩侧索硬化症的区别是什么？

【参/考/答/案】

一、选择题

【A型题】
1. D 2. C 3. E 4. D 5. E
6. A 7. A 8. A

【X型题】
9. ABCDE   10. ACDE   11. ABCD
12. ABCE   13. AB   14. AB
15. ABCDE

1. D【解析】针对特定的患者,做出神经系统定位诊断的前提是患者详细的病史及仔细的体格检查,往往运动、反射等阳性体征最为可靠,是判断患者的病变部位的基础。

2. C【解析】在分析该题目时,以定位诊断的思路来分析,患者所有症状和体征通过基于神经解剖的倒推都指向神经系统一个局灶部位,该局灶病变可解释患者临床症状,即所谓局灶性病变。面神经麻痹患者出现的临床症状通过定位诊断可归纳为面神经局灶病变引起。A、B、D、E项为神经系统病变的临床症状之一,可出现在局灶性病变,也可出现在系统性病变及弥漫性病变中。

3. E【解析】神经系统疾病的定性诊断前提是定位诊断,定位诊断建立在病史、体格检查等基础之上。

4. D【解析】神经系统定位诊断基于详细的病史及体格检查,体格检查发现的客观的阳性体征往往更可靠,为主要依据。

6. A【解析】系统性病变指病变选择性损害某一特定功能解剖系统或传导束,脊髓亚急性联合变性为选择性损害脊髓后索和侧索,故为系统性病变。病毒性脑炎为弥漫性损害。脊髓肿瘤和面神经麻痹均为局灶性病变。

7. A【解析】一侧脑干病变主要表现为病变侧周围性脑神经麻痹和对侧肢体中枢性偏瘫。

8. A【解析】病毒性脑炎为弥漫性病变,因病毒感染弥漫性累及脑膜,这不难理解。多发性硬化是病灶分布在两个以上的部位,为多灶性疾病。大面积脑梗死为局灶性疾病,多为供应脑部血液的大动脉病变引起,病灶局限在某一供血区,其临床症状非常多,但均可以用该病灶来解释,故为局灶性病变。重症肌无力累及的是神经肌肉接头。

9. **ABCDE**【解析】大脑半球包括各个脑叶,是运动、语言、视觉、感觉等中枢,故相应部位损害可出现相应的症状,包括运动、感觉障碍、语言障碍、偏盲、癫痫发作、认知障碍等。

10. **ACDE**【解析】小脑半球病变可出现眩晕、同侧肢体共济失调、小脑性语言、辨距不良,躯干共济失调由小脑蚓部病变引起。

11. **ABCD**【解析】横贯性脊髓损害包括皮质脊髓束、脊髓丘脑束等的损害,相应的就会出现病变部位以下运动障碍、感觉障碍、括约肌功能障碍及深浅反射改变。

12. **ABCE**【解析】肌肉本身病变可出现肌肉无力、肥大、萎缩、疲劳,无神经损伤不出现感觉障碍。

13. **AB**【解析】运动神经元病选择性侵犯脊髓前角细胞、脑干运动神经元、皮层锥体细胞及锥体束的慢性进行性神经变性疾病。

14. **AB**【解析】肌萎缩侧索硬化症是上下运动神经元均有损害,无灶可定,为系统性损害。脊髓亚急性联合变性也是维生素B_{12}缺乏,选择性损害脊髓后索、侧索及周围神经,属于系统性病变。

15. **ABCDE**【解析】脑血管病是各种原因导致的急性脑循环障碍所出现的脑功能缺损。最常见的疾病为脑梗死及脑出血,起病急,症状很快达到高峰,患者多有危险因素,如吸烟、饮酒、高血压、糖尿病、高脂血症等,有相应的局灶性神经功能缺损的症状和体征,病灶符合血管分布。

二、填空题

1. 局灶性病变　多灶性病变　弥漫性病变　系统性病变
2. 大脑　小脑　脑干　脊髓　周围神经
3. 定位诊断　定性诊断
4. 血管性疾病　感染性疾病　变性疾病　外伤　肿瘤　脱髓鞘性疾病　代谢及营养障碍性疾病　中毒　遗传性疾病

三、简答题

1. 简述神经系统疾病定性诊断的分类。

答 神经系统疾病定性诊断主要包括9类疾病。根据 Midnights 原则容易理解记忆:Midnights 即(M—metabolism;I—inflammation;D—degeneration;N—neoplasm;I—infection;G—gland;H—hereditary;T—toxication;trauma;S—stroke)。

2. 简述神经系统血管性疾病的起病及病程特点。

答 血管性疾病特点:起病急骤,症状在数分钟达到高峰,多有血管性疾病危险因素,如高血压病、糖尿病、高脂血症等,多见于中老年人,有局灶性神经系统损害的症状和体征,影像学检查可见相应的病灶。

四、论述题

1. 根据自己的理解,谈谈为什么在定性诊断时特别重视起病的急缓和病程特点?

答 不同性质的疾病起病方式及病程特点不一样,如急骤起病,数分钟症状达到高峰,多为血管性疾病。慢性进行性加重的疾病多为肿瘤或遗传性疾病。根据起病缓急和病程分类如下:急骤起病(数分钟症状完成——脑血管病);急性(数小时、数日——感染性疾病);亚急性(数日、数周——自身免疫性疾病);慢性进行性加重(肿瘤或遗传变性病);疾病转归为静止(后遗症);进行性加重(神经变性、肿瘤或遗传代谢性疾病)。

2. 根据自己的理解,谈谈神经系统疾病诊断的临床思路?

答 神经科医师基本临床思维:详细全面的病史、体格检查、重要的辅助检查→定位诊断→定性诊断→治疗、评估。

3. 从定位诊断角度谈谈颈椎病和肌萎缩侧索硬化症的区别是什么?

答 这个问题充分反映了不同定位归纳对病因的提示价值。颈椎病是局灶性病变,患者的上肢下运动神经元损害和下肢上运动神经元损害可通过定位诊断归纳到颈髓的局限性病变,而肌萎缩侧索硬化症的广泛下运动神经元损害和上运动神经元损害,无灶可定,是系统性病变。

(王振海 杨 娟)

第8章 头 痛

【学/习/要/点】

一、掌握

头痛的分类,包括原发性和继发性头痛的区别。

二、熟悉

常见头痛的临床特点、发病机制和治疗方法。

【应/试/考/题】

一、选择题

【A型题】

1. 患者,男,65岁。右面部发作性剧痛超过2年,疼痛自上唇始,延至外眦下方,每次持续数秒钟,进食和刷牙皆可诱发。最可能的诊断是 （ ）
   A. 偏头痛　　　　B. 鼻窦炎
   C. 三叉神经痛　　D. 颞动脉炎
   E. 集群头痛

2. 丛集性头痛的急性期治疗方法不包括 （ ）
   A. 吸氧疗法
   B. 舒马曲普坦皮下注射
   C. 双氢麦角胺静脉注射
   D. 卡马西平口服
   E. 佐米曲普坦喷鼻吸入

3. 大多数时候,偏头痛的先兆是 （ ）
   A. 听觉　　　　B. 视觉
   C. 体感　　　　D. 偏瘫
   E. 嗅觉

4. 见于典型偏头痛,但不见于普通偏头痛的症状是 （ ）
   A. 畏光　　　　B. 视觉先兆
   C. 恶心　　　　D. 半颅疼痛
   E. 家族史

5. 下列各种头痛,使用A型肉毒毒素注射治疗有效的是 （ ）
   A. 继发性头痛
   B. 偏头痛
   C. 三叉神经痛
   D. 颅内高压引起的头痛
   E. 以上皆不是

6. 患者,男,70岁。逐渐严重的头痛超过3周。疼痛性质为右侧头皮表面。患者从来没有头痛病史。红细胞沉降率明显升高。以下对于重点鉴别诊断最有帮助的额外症状是 （　　）
   A. 眼痛
   B. 横向撕裂和鼻漏
   C. 右眼的短暂性视力丧失
   D. 脉搏性耳鸣
   E. 畏光和恐音症

7. 患者,女,20岁。长时间站在拥挤的公共汽车上突然感觉严重头痛,躺下时可以明显缓解头痛,但是站立后头痛又会加重。神经系统体检和颅脑CT平扫未见异常。最可能的诊断是 （　　）
   A. 紧张性头痛
   B. 三叉神经痛
   C. 颅内高压引起的头痛
   D. 低颅压头痛
   E. 偏头痛

8. 下列关于药物过度使用头痛的描述,错误的是 （　　）
   A. 可以与慢性偏头痛相关
   B. 头痛发生的非常频繁
   C. 在女性中更常见
   D. 它不会由曲普坦类药物造成
   E. 如果镇痛药突然停止,头痛会恶化

9. 偏头痛视觉先兆发生的机制是 （　　）
   A. 颅内压突然增加
   B. 精神病现象
   C. 没有生理基础
   D. 脑组织缺血
   E. 皮层扩散性抑制

10. 患者,女,23岁。既往有偏头痛病史,怀孕32周时再发严重的偏头痛,与既往发作情况类似。对于该患者最合适的一线治疗方案是 （　　）
    A. 继续观察　　B. 舒马曲普坦
    C. 丙戊酸　　　D. 氧疗
    E. 对乙酰氨基酚

11. 低颅压头痛的临床特征为 （　　）
    A. 脑脊液压力<15cmH$_2$O
    B. 平卧后引发头痛
    C. 脑部MRI显示硬脑膜增强
    D. 展神经麻痹
    E. 视觉先兆

12. 最常见的偏头痛类型为 （　　）
    A. 有先兆的偏头痛
    B. 无先兆的偏头痛
    C. 基底型偏头痛
    D. 偏瘫性偏头痛
    E. 偏头痛等位发作

13. 患者,男,27岁。头部四周紧箍样持续胀痛4个月。工作紧张后可出现,但静心或休息后消失。无恶心、呕吐。神经系统检查无异常,仅有双侧颞肌压痛。脑脊液检查及颅脑CT检查无异常。最可能的诊断为 （　　）
    A. 颅内占位病变
    B. 痛性眼肌麻痹
    C. 偏头痛
    D. 低颅压性头痛
    E. 紧张性头痛

14. 患者,女,20岁。有反复的严重、单侧搏动性头痛,对声音敏感。这些往往发生在月经期间,一次最多可持续3天。自述月经周期十分规律。最佳的一线治疗方案是 （　　）
    A. 睾酮
    B. 月经前后曲普坦类药物
    C. 月经前后氧疗
    D. 月经前后丙戊酸
    E. 月经前后氧化镁

15. 下列关于曲普坦类药物的描述,正确的是 （　　）
    A. 它是钠通道阻滞剂
    B. 它是一种门控电压钙通道阻滞剂
    C. 它是5-HT$_{1B/1D}$受体激动剂
    D. 它是一种β受体阻滞剂
    E. 它是一种碳酸酐酶

16. 下列与头痛的发病机制关系不明确
    的是 （ ）
    A. 颅内病变   B. 功能性疾病
    C. 精神性疾病   D. 全身性疾病
    E. 地理位置
17. 舒马曲普坦的禁忌证是 （ ）
    A. 缺血性中风病史
    B. 对非甾体类炎性药物的过敏反应
    C. 糖尿病
    D. 紧张性头痛病史
    E. 对佐米曲普坦没有疗效
18. 痛敏感结构不包括 （ ）
    A. 颅内静脉窦   B. 大脑半球白质
    C. 颅骨骨膜   D. 颅内动脉
    E. 颅底硬脑膜
19. 患者,女,30岁。肥胖,主诉持续头痛,
    双眼出现间歇性视物模糊。临床眼底
    检查显示双侧神经盘水肿,颅脑MRI
    未见异常。最可能的诊断是 （ ）
    A. 良性颅内低血压
    B. 偏头痛
    C. 多发性硬化症
    D. 特发性颅内压增高
    E. 视神经脊髓炎
20. 最常见的头痛类型是 （ ）
    A. 丛集性头痛   B. 舌咽神经痛
    C. 偏头痛   D. 三叉神经痛
    E. 紧张型头痛
21. 腰椎穿刺后头痛发生的机制是（ ）
    A. 增加颅内压   B. 静脉窦血栓形成
    C. 血管痉挛   D. 低颅压
    E. 脑皮质电生理抑制现象
22. 根据国际头痛协会分类,下列描述错
    误的是 （ ）
    A. 偏头痛中,头痛时可同时出现先兆
    B. 三叉神经痛是一种原发性头痛
    C. 脑膜炎引起的头痛是一种继发性
       头痛
    D. 丛集性头痛是一种三叉神经自主
       神经性头痛
    E. 内环境紊乱引起的头痛是一种继发
       性头痛

【B型题】

(23~24题共用备选答案)
A. 颅脑CT   B. 腰椎穿刺
C. ESR   D. 测量颅内压
E. 颈椎MRI
23. 患者,女,21岁。主诉双侧头顶突发剧
    烈头痛,以前从未有过。首选的检
    查是 （ ）
24. 在患有严重头痛的患者中,如果神经影
    像正常,但临床依然怀疑有轻微的蛛网
    膜下腔出血灶。首选的检查是 （ ）
(25~29题共用备选答案)
A. 30分钟到7天
B. 15~180分钟
C. 4~72小时
D. 5~60分钟
E. 每月超过15天
25. 根据国际头痛协会的诊断标准,有先
    兆偏头痛持续时间为 （ ）
26. 根据国际头痛协会的诊断标准,丛集
    性头痛的持续时间持续时间为（ ）
27. 根据国际头痛协会的诊断标准,偏头
    痛先兆的持续时间为 （ ）
28. 根据国际头痛协会的诊断标准,慢性
    偏头痛的持续时间为 （ ）
29. 根据国际头痛协会的诊断标准,紧张
    性头痛持续时间为 （ ）

【X型题】

30. 低颅压头痛的治疗包括 （ ）
    A. 硬膜外血贴疗法
    B. 咖啡因治疗

C. 氧疗
D. 卡马西平
E. 苯二氮䓬

31. 丛集性头痛的急性发作期治疗包括（　　）
A. 硬膜外血贴疗法
B. 咖啡因治疗
C. 氧疗
D. 曲普坦类药物
E. 苯二氮䓬

32. 慢性偏头痛的临床表现包括（　　）
A. 男性更常见
B. 常与镇痛剂过度使用有关
C. 每月头痛日发作超过15天
D. 经常由丛集性头痛演变而来
E. 可以从发作性偏头痛转化而来

33. 偏头痛发作的常见诱因包括（　　）
A. 经期　　　　B. 睡眠
C. 禁食　　　　D. 奶酪
E. 巧克力

二、名词解释

皮质扩散抑制

三、填空题

1. 偏头痛常见的伴随症状是_____、畏光和畏声。

2. 低颅压性头痛主要应与_____、_____、_____、_____和_____等鉴别。

四、简答题

1. 简述紧张型头痛的概念。
2. 简述紧张型头痛的治疗原则。

五、论述题

试述偏头痛最常见的类型及病因。

六、病例分析题

患者，女，45岁。患慢性头痛多年。头痛主要局限在一侧，头痛时伴有严重恶心，通常发生在月经前后，头痛呈搏动性，并伴有畏光和畏声。最近患者头痛的特点有明显不同，程度比之前略轻，没有搏动性，头痛与体位变化亦无关，头痛时间每个月超过15天，追问病史是否使用止痛药时，患者回答存在矛盾，临床怀疑过度使用镇痛药物。

问题：
1. 初步诊断及诊断依据。
2. 鉴别诊断。
3. 进一步检查。
4. 治疗原则。

【参考答案】

一、选择题

【A型题】

1. C　2. D　3. B　4. B　5. B
6. C　7. D　8. D　9. E　10. E
11. C　12. B　13. E　14. B　15. C
16. E　17. A　18. B　19. D　20. E
21. D　22. B

【B型题】

23. A　24. B　25. C　26. B　27. D
28. E　29. A

【X型题】

30. AB　31. CD　32. BCE
33. ABCDE

1. C【解析】三叉神经痛的特点是一侧面部三叉神经分布区内的剧烈神经痛,可通过刷牙、进食等触发。

2. D【解析】丛集性头痛急性期治疗包括氧疗法,舒马曲普坦皮下注射、鼻内曲普坦类药物和静脉注射麦角胺等。卡马西平是三叉神经痛的主要治疗药物。

3. B【解析】偏头痛先兆主要是视觉上的,包括视物模糊,暗点等。

4. B【解析】典型偏头痛也被称为有先兆偏头痛,普通偏头痛被称为无先兆偏头痛,定义取决于先兆是否存在。

5. B【解析】A型肉毒毒素注射可用于慢性偏头痛(每月超过15天的偏头痛发作)。

6. C【解析】颞动脉炎或巨细胞动脉炎的特征包括患者年龄超过50岁,头皮触痛,突然出现视觉障碍,尤其是短暂性单眼视力下降,颌骨肌肉因咀嚼疼痛,高红细胞沉降率(ESR)。

7. D【解析】颅内低血压的特征包括直立姿势头痛,仰卧姿势减轻头痛。CT可以是正常的,但MRI可能显示脑膜增强。

8. D【解析】曲普坦类药物也可能导致药物过度使用头痛。

9. E【解析】根据皮质扩散抑制学说,偏头痛先兆多被认为是由皮质扩散抑制造成的。

10. E【解析】孕期使用对乙酰氨基酚相对安全。舒马曲普坦或丙戊酸在怀孕期间不被视为一线治疗。氧疗是丛集性头痛急性期的治疗方法。

11. C【解析】展神经颅内路径长,最容易受高颅压影响产生麻痹症状。视觉先兆常见于偏头痛患者。正常颅内压为60~200mmH$_2$O。

12. B【解析】绝大多数偏头痛患者并无先兆症状。

13. E【解析】颅内占位通常有高颅压症状导致恶心、呕吐及视神经盘水肿。高颅压可导致视神经麻痹,尤其是展神经麻痹。本例患者症状符合紧张性头痛诊断。

14. B【解析】本例患者症状符合偏头痛诊断。月经前后使用曲普坦类药物可有效控制偏头痛发作。

15. C【解析】托吡酯是一种碳酸酐酶;普萘洛尔是一种β受体阻滞剂;维拉帕米是一种电压门控钙通道阻滞剂;卡马西平是钠通道阻滞剂。

17. A【解析】曲普坦类药物可引起血管痉挛,在冠心病,缺血性卒中或短暂性脑缺血发作患者中是禁忌的。

18. B【解析】脑实质内缺乏疼痛感觉神经纤维。

19. D【解析】特发性颅内压增高的头痛(idiopathic intracranial hypertension)又名良性颅内高压引起的头痛(BIH)或假脑瘤综合征。脑脊液压力一般高于200mmH$_2$O。常见于年轻肥胖女性。神经影像学诊断一般都正常,但可能有空蝶鞍、眼周蛛网膜下腔扩张、巩膜后扁平化、视神经盘突入玻璃体和大脑横窦狭窄等。大多数患者存在眼底视神经盘水肿,其他症状或体征包括复视、和脉搏同步的耳鸣、间歇视物模糊等。特发性颅内压增高的头痛没有特异性。

21. D【解析】腰椎穿刺后头痛是由于颅内压降低所致。它通常会在腰椎穿刺后几天内消退。它可以通过增加液体摄入量和平卧来缓解。

23. A【解析】雷击样头痛(thunderclap headache)或任何严重突发性头痛应该进行脑部神经影像检查以排除诸如蛛网膜下腔出血等危及生命的疾病。

24. B【解析】轻度蛛网膜下腔出血可以有正常的颅脑CT扫描。但若临床依然怀疑有轻微的蛛网膜下腔出血,下一步应进行腰椎穿刺。

30. AB【解析】可用自体血10~20ml,注入硬膜外腔。治疗机制被认为是通过硬膜外渗漏止血,后来在数周内通过纤维蛋白沉积在硬膜外修补渗漏。药物治疗包括咖啡因,含咖啡因的饮料和片剂。

32. BCE【解析】慢性偏头痛更常见于女性,每月头痛日数超过15次,可以从发作性偏头痛转化而来,并且与药物过度使用头痛有关。

二、名词解释

皮质扩散抑制:神经元和神经胶质细胞的去极化,在大脑皮质扩散。皮质扩展性抑制被认为是引起偏头痛先兆的机制,还可能激活三叉神经传入及通过基质金属蛋白酶活化和上调改变血脑屏障通透性。皮质扩展性抑制可以导致分子级联,然后激活三叉神经纤维导致脑膜的炎症变化,最终导致偏头痛。

三、填空题

1. 恶心/呕吐
2. 脑与脊髓肿瘤 脑室梗阻综合征 寄生虫感染 脑静脉血栓形成 亚急性硬膜下血肿 颈椎病

四、简答题

1. 简述紧张型头痛的概念。

答 紧张型头痛,是头痛中最常见的一种,指双侧枕颈部或全头部的紧缩性或压迫性头痛。

2. 简述紧张性头痛的治疗原则。

答 治疗可分为药物治疗与非药物治疗。
(1)药物治疗:急性发作期用对乙酰氨基酚、阿司匹林等非甾体抗炎药,含咖啡因的复方镇痛药等亦有效。
(2)非药物疗法:松弛治疗和物理治疗等。

五、论述题

试述偏头痛最常见的类型及病因。

答 无先兆的偏头痛/普通型偏头痛,是最常见的偏头痛类型。病因可以分为内因和外因。

内因为遗传易感性。偏头痛患者的亲属患偏头痛风险相对于非偏头痛对照者的亲属高出3～6倍。大多数的偏头痛病例是多基因的累加效应,而不是单一的特定基因导致的。遗传估计占个体偏头痛易感性的40%～50%。外因包括心理压力、月经、天气变化、强光、过劳、睡眠不足或过度及禁食等诱发因素。饮食也与偏头痛发作有关,含亚硝酸盐的腌制食品、酒精等能触发偏头痛。口服避孕药和荷尔蒙补充剂亦会引发偏头痛。

六、病例分析题

1. 初步诊断及诊断依据。

答 初步诊断:慢性偏头痛、药物过度使用头痛亚型。
诊断依据:①偏头痛的特征包括单侧头痛伴有严重恶心,头痛是搏动性的,伴有畏光和畏声,程度较药物使用性头痛重。②药物史中存在矛盾,怀疑过度使用镇痛药物。

2. 鉴别诊断。

答 (1)继发性头痛,如颅内病变。
(2)其他原发性头痛,如紧张性头痛。

3. 进一步检查。

答 (1)颅脑CT或MRI。
(2)考虑腰椎穿刺测量颅内压和检查脑脊液。

4. 治疗原则。

答 (1)缓慢停止镇痛药。
(2)用曲普坦类替代镇痛药。
(3)加入偏头痛的预防性治疗。

(张锡坤 高 远)

第9章 脑血管疾病

【学/习/要/点】

一、掌握

1. 脑血管疾病、脑卒中的概念。
2. 短暂性脑缺血发作、脑血栓形成、脑栓塞及常见血管综合征临床表现、诊断、鉴别诊断和治疗原则。
3. 脑出血和蛛网膜下腔出血的临床表现、诊断、鉴别诊断和治疗原则。

二、熟悉

脑血管疾病的病因及危险因素。

【应/试/考/题】

一、选择题

【A型题】

1. 脑梗死的病因中,最重要的是 （ ）
   A. 动脉硬化
   B. 高血压
   C. 动脉壁炎症
   D. 真性红细胞增多症
   E. 血高凝状态

2. 脑出血最好发的部位是 （ ）
   A. 脑叶　　　　B. 小脑
   C. 脑室　　　　D. 脑桥
   E. 基底核

3. 颈内动脉系统短暂性脑缺血发作最常见的症状是 （ ）
   A. 对侧上肢或下肢无力或轻偏瘫
   B. 对侧偏身感觉障碍
   C. 失语
   D. 同侧单眼失明
   E. 对侧偏瘫

(4~6题共用题干)

患者,男,67岁。晨起时,发现言语不清,右侧肢体不能活动。既往无类似病史。发病5小时。查体:意识清楚,血压120/80mmHg,失语,右侧中枢性面瘫、舌瘫,右上、下肢肌力2级,右半身痛觉减退。颅脑CT未见异常。

4. 病变的部位可能是 （ ）
   A. 左侧大脑前动脉
   B. 右侧大脑前动脉
   C. 左侧大脑中动脉
   D. 右侧大脑中动脉
   E. 椎-基底动脉

5. 病变的性质是 （ ）
   A. 脑出血   B. 脑栓塞
   C. 脑肿瘤   D. 脑血栓形成
   E. 蛛网膜下腔出血

6. 应选择的治疗方法是 （ ）
   A. 调整血压   B. 溶栓治疗
   C. 应用止血剂 D. 手术治疗
   E. 脑保护剂

7. 患者,男,66岁。有高血压、糖尿病多年。1天前发现左侧上、下肢活动受限,吐字不清,意识清楚,无明显头痛、呕吐。查体:左侧上、下肢肌力3级,左半身痛觉减退。颅脑CT未见异常。临床上考虑可能性最大的疾病是 （ ）
   A. 脑出血
   B. 脑栓塞
   C. 短暂性脑缺血发作
   D. 蛛网膜下腔出血
   E. 脑血栓形成

8. 内囊出血所致的对侧肢体运动障碍（偏瘫）,主要是损伤了 （ ）
   A. 皮质脊髓束 B. 皮质红核束
   C. 顶枕颞桥束 D. 皮质核束
   E. 额桥束

9. 颅内压增高的三大主征是 （ ）
   A. 头痛、视力下降、恶心
   B. 头痛、偏瘫、抽搐
   C. 偏瘫、偏盲、偏身感觉障碍
   D. 血压升高、脉搏变快、呼吸变快
   E. 头痛、呕吐、视神经盘水肿

10. 小脑幕切迹疝最有意义的临床定位体征是 （ ）
    A. 患侧肢体活动减少或消失
    B. 对侧腹壁反射消失
    C. 患侧瞳孔散大
    D. 对侧肢体腱反射亢进
    E. 患侧下肢病理反射阳性

11. 有眩晕、眼震、构音障碍、交叉性瘫痪的症状,见于 （ ）
    A. 椎-基底动脉血栓形成
    B. 大脑前动脉血栓形成
    C. 大脑中动脉血栓形成
    D. 蛛网膜下腔出血
    E. 小脑出血

12. 有偏瘫、同向性偏盲、偏身感觉障碍的症状,见于 （ ）
    A. 椎-基底动脉血栓形成
    B. 大脑前动脉血栓形成
    C. 大脑中动脉血栓形成
    D. 蛛网膜下腔出血
    E. 小脑出血

13. 患儿,男,6岁。阵发性头痛3个月,因突然剧烈头痛、反复呕吐半天急诊入院。查体:意识清楚,双瞳孔正常,颈项强直,半小时后突然呼吸停止,心跳存在。首先考虑的诊断是 （ ）
    A. 垂体腺瘤   B. 急性脑水肿
    C. 急性脑膜炎 D. 枕骨大孔疝
    E. 小脑幕切迹疝

(14~16题共用题干)
患者,男,56岁。患心房颤动,突然发生命名困难。2周来共发生过5次,每次持续2~15秒。查体:无神经系统异常。颅脑CT未见异常。

14. 可能的诊断是 （ ）
    A. 脑动脉瘤   B. 脑血栓形成
    C. 脑出血   D. 脑血管畸形
    E. 短暂性脑缺血发作

15. 主要累及的血管是 （ ）
    A. 基底动脉系　　B. 椎动脉系
    C. 颈内动脉系　　D. 大脑后动脉
    E. 大脑前动脉
16. 最适宜的预防治疗是 （ ）
    A. 阿司匹林　　B. 低分子右旋糖酐
    C. 丙戊酸钠　　D. 胞磷胆碱
    E. 降纤酶
17. 短暂性脑缺血发作应用阿司匹林治疗的目的是 （ ）
    A. 改善神经功能的缺失
    B. 保护脑细胞
    C. 增加再灌注
    D. 预防复发
    E. 扩张血管
18. 患者,女,63岁。晨起出现讲话不清,右侧肢体无力,2日后病情渐加重。查体:血压148/80mmHg,意识清楚,Broca失语,右侧偏瘫。可完全排除的诊断是 （ ）
    A. 脑栓塞
    B. 动脉粥样硬化性脑梗死
    C. 短暂性脑缺血发作
    D. 脑出血
    E. 腔隙性梗死
19. 椎-基底动脉系统短暂性脑缺血发作最常见的症状是 （ ）
    A. 眩晕　　B. 耳鸣和耳聋
    C. 跌倒发作　　D. 吞咽困难
    E. 复视
20. 患者,男,60岁。突然不能说话,右侧肢体无力,5~6分钟恢复,反复发作,发作后检查无神经系统体征。首先应考虑的诊断是 （ ）
    A. 局灶性癫痫发作
    B. 脑栓塞
    C. 癔症发作
    D. 颈内动脉系统TIA
    E. 椎-基底动脉系统TIA

21. 患者,女,55岁。半年内出现3次突然不能言语,每次持续30分钟左右,第3次伴右侧肢体麻木,既往有心房颤动病史,神经系统检查正常。最可能诊断是 （ ）
    A. 癫痫小发作
    B. 偏头痛
    C. 颈椎病
    D. 短暂性脑缺血发作(TIA)
    E. 顶叶肿瘤
22. 患者,男,60岁。突然意识不清1小时。颅脑CT显示右侧大脑半球3cm×3cm×6cm高密度影。最可能的诊断是 （ ）
    A. 昏厥
    B. 脑出血
    C. 脑栓塞
    D. 脑血栓形成
    E. 高血压脑病
23. 患者,男,35岁。突起昏迷,四肢瘫痪,双侧瞳孔"针尖样"缩小。最可能的诊断是 （ ）
    A. 额叶出血
    B. 脑桥出血
    C. 小脑出血
    D. 基底核出血
    E. 蛛网膜下腔出血
24. 患者,男,60岁。突然右眼失明,左上肢无力,2天后右眼视力好转,但左侧肢体瘫痪加重。查体:血压113/90mmHg,意识清楚,左侧中枢性面舌瘫,左侧上下肢瘫,左偏身感觉障碍。其阻塞血管是 （ ）
    A. 右侧大脑中动脉皮层支
    B. 右侧大脑中动脉深穿支
    C. 右侧大脑中动脉主干
    D. 右侧大脑前动脉深穿支
    E. 右侧颈内动脉

25. 患者,男,64岁。高血压病史6年,某日晨起出现复视,右侧肢体活动不灵。查体:血压113/90mmHg,左侧眼睑下垂,左眼球呈外斜位,左眼球向上、向下、向内活动受限,右侧偏瘫,住院两天,无明显好转。初步诊断最可能是 （　　）
   A. 脑出血(基底核区出血)
   B. 短暂脑缺血发作
   C. 脑栓塞
   D. 椎－基底动脉系统血栓形成
   E. 颈内动脉系统血栓形成

26. 患者,女,55岁。脑动脉硬化症病史3年,突感眩晕、呕吐、言语不清。查体:声音嘶哑,吞咽困难,言语含混不清,左侧眼裂缩小、瞳孔缩小、水平眼震,左侧面部及右半身痛觉减退,左侧指鼻试验不准。最可能诊断为（　　）
   A. 左侧大脑前动脉血栓形成
   B. 右侧颈内动脉血栓形成
   C. 左侧颈内动脉血栓形成
   D. 右侧小脑后下动脉血栓形成
   E. 左侧小脑后下动脉血栓形成

27. 患者,男,54岁。脑梗死病后第3天,意识不清,血压143/105mmHg,左侧偏瘫。颅内压280mmH₂O。治疗宜首选（　　）
   A. 降血压治疗
   B. 扩血管治疗
   C. 尿激酶静脉滴注
   D. 20%甘露醇静脉滴注
   E. 肝素静脉滴注

28. 患者,女,37岁。洗衣时突发右侧肢体活动不灵。查体:意识清,失语,二尖瓣区可闻及双期杂音,心律不齐,右侧偏瘫,上肢重于下肢,偏身痛觉减退。首先考虑的诊断为 （　　）
   A. 脑血栓形成　　B. 脑栓塞
   C. 脑出血　　　　D. 蛛网膜下腔出血
   E. 短暂性脑缺血发作

29. 患者,男,52岁。突发脑出血,头痛,呕吐,昏迷,血压188/90mmHg。应迅速给予 （　　）
   A. 止血治疗　　　B. 降血压治疗
   C. 降颅压治疗　　D. 维持生命体征
   E. 防治血管痉挛

30. 患者,男,58岁。高血压病史,演讲时突发头痛、呕吐、右侧偏瘫。在急诊室检查时患者昏迷,左侧瞳孔大,对光反射消失。首先考虑诊断为 （　　）
   A. 脑出血,左颞叶钩回疝
   B. 脑出血,右颞叶钩回疝
   C. 脑出血,小脑扁桃疝
   D. 蛛网膜下腔出血
   E. 颈内动脉血栓形成

31. 患者,男,53岁。饮酒中发生言语不清,呕吐,随即昏迷。查体:血压196/120mmHg,双眼球向左侧共同偏视,右鼻唇沟浅,右侧肢体坠落实验阳性,对针刺无反应。诊断为脑出血,其部位是 （　　）
   A. 左侧基底核　　B. 右侧基底核
   C. 左脑桥　　　　D. 右脑桥
   E. 左顶叶

32. 患者,女,54岁。劳动中突感头晕,相继左半身失灵,右眼闭合不全,双眼向左侧凝视,10余分钟后昏迷,双侧瞳孔缩小,四肢软瘫,高热。首先考虑的诊断是 （　　）
   A. 小脑出血　　　B. 脑桥出血
   C. 基底核脑出血　D. 中脑出血
   E. 脑叶出血

33. 患者,男,60岁。活动中突感眩晕,枕部疼痛、呕吐、步态不稳,20分钟后昏迷,呼吸节律不整。诊断为脑出血,其部位是 （　　）
   A. 脑颞叶　　　　B. 基底核
   C. 脑室　　　　　D. 脑桥
   E. 小脑

34. 患者,男,30岁。劳动中突感剧烈头痛、呕吐,一度意识不清,醒后颈枕部痛。查体:右侧眼睑下垂,右侧瞳孔散大、颈项强直,Kernig征(+)。最可能的诊断是 （ ）
   A. 急性脑膜炎　　B. 脑出血、脑疝
   C. 小脑出血　　　D. 脑干出血
   E. 蛛网膜下腔出血

35. 患者,女,28岁。跳舞时突感剧烈头痛、呕吐。查体:脑膜刺激征(+),无肢体瘫痪。为确定诊断,首选的辅助检查是 （ ）
   A. 脑电图
   B. 脑超声血流
   C. 脑动脉造影
   D. 腰椎穿刺(考虑出血)
   E. 颅脑CT

36. 患者,男,46岁。突发头痛、恶心、呕吐,无明显肢体瘫痪,脑膜刺激征阳性,脑脊液呈均匀一致血性。下列诊断最不可能的是 （ ）
   A. 蛛网膜下腔出血
   B. 脑叶出血
   C. 壳核出血
   D. 尾状核头出血
   E. 小脑出血

(37～39题共用题干)

患者,女,55岁。高血压20年,不规则服药。某日晨间突发头痛,意识不清,30分钟后送到医院。查体:昏迷,血压210/120mmHg,双眼向右侧凝视,左足外旋位。

37. 患者最可能的诊断是 （ ）
   A. 晕厥　　　　　B. 脑出血
   C. 脑血栓形成　　D. 蛛网膜下腔出血
   E. 心肌梗死

38. 患者最可能的病变部位是 （ ）
   A. 右侧脑干　　　B. 右侧半球表面
   C. 右侧半球深部　D. 左侧半球表面
   E. 左侧半球深部

39. 对明确诊断最有价值的辅助检查是 （ ）
   A. 腰椎穿刺检查　B. 脑电图检查
   C. 脑超声检查　　D. 颅脑CT检查
   E. 开颅探查

(40～42题共用题干)

患者,男,62岁。突然出现剧烈头痛和呕吐8小时。无发热,否认高血压史。查体:意识清楚,体温36.9℃,血压124/75mmHg,右侧瞳孔直径3.5mm,对光反射消失,上睑下垂,眼球向上、向下及向内侧运动不能。颈项强直,Kernig征(+)。CT示:脑正中裂及右大脑外侧裂、枕大池呈高密度影。

40. 该患者受累的脑神经是 （ ）
   A. 右侧滑车神经　B. 右侧三叉神经
   C. 右侧动眼神经　D. 右侧外展神经
   E. 右侧面神经

41. 患者最可能的诊断是 （ ）
   A. 脑干出血　　　B. 脑室出血
   C. 内囊出血　　　D. 小脑出血
   E. 蛛网膜下腔出血

42. 为了进一步治疗及预防,最重要的检查是 （ ）
   A. 腰椎穿刺　　　B. 脑电图
   C. 听觉诱发电位　D. 全脑血管造影
   E. 颅脑X线平片

43. 蛛网膜下腔出血患者防止再出血的最可靠方法是 （ ）
   A. 卧床休息4～6周
   B. 保持大便通畅
   C. 避免活动和激动
   D. 保持血压稳定
   E. 脑动脉瘤或血管畸形手术或放射介入治疗

44. Which of the following is NOT commonly seen as a result of internal carotid cerebral artery occlusion (　　)
   A. Hemiparesis   B. Vertigo
   C. Sensory loss   D. Aphasia
   E. Apraxia

45. Which of the following is NOT a common feature of intracerebral Hemorrhage (　　)
   A. Headache
   B. Low blood pressure
   C. Decreased level of consciousness
   D. Limbic Paralysis
   E. Vomiting

46. Which of the following is correct regarding the characteristic feature of vertebral-basilar ischemia (　　)
   A. Headache
   B. Low blood pressure
   C. Blindness
   D. Crossed paralysis
   E. Urinary incontinence

【B 型题】

(47~50题共用备选答案)
   A. 大脑中动脉   B. 大脑后动脉
   C. 大脑前动脉   D. 椎动脉
   E. 基底动脉

47. 供应大脑外侧面血液的血管是(　　)
48. 供应枕叶血液的血管是(　　)
49. 供应脑桥血液的血管是(　　)
50. 供应延髓外侧部血液的血管是(　　)

(51~54题共用备选答案)
   A. 腔隙性脑梗死
   B. 短暂性脑缺血发作
   C. 高血压脑病
   D. 壳核出血
   E. 脑栓塞

51. 患者,男,58岁。晨起出现右侧偏瘫、言语不清,持续20分钟余。颅脑CT未见异常。首先考虑的诊断为(　　)

52. 患者,男,58岁。高血压病史,左偏身痛觉减退1周来诊。颅脑CT示:右基底核小片低密度灶(1.5cm)。首先考虑的诊断为(　　)

53. 患者,女,50岁。突发剧烈头痛、呕吐,发作性左侧肢体麻木,抽搐一次。查体:血压195/128mmHg。颅脑CT未见异常。降血压治疗后恢复正常。首先考虑的诊断为(　　)

54. 患者,女,64岁。右侧轻偏瘫2天。查体:血压180/120mmHg。颅脑CT示:左基底核区小片低密度灶。首先考虑的诊断为(　　)

(55~57题共用备选答案)
   A. 分水岭脑梗死
   B. 短暂性脑缺血发作
   C. 脑栓塞
   D. 脑血栓形成
   E. 腔隙性脑梗死

55. 导致脑梗死最常见的病因是(　　)
56. 心房颤动引起的常见卒中类型是(　　)
57. 相邻两血管供血区分界处缺血所导致的卒中类型是(　　)

【X 型题】

58. 短暂性脑缺血发作的临床表现是(　　)
   A. 发作性局灶性神经功能缺失
   B. 发作性局灶性癫痫发作
   C. 每次发作持续数分钟,通常30分钟内完全恢复,反复发生
   D. 发作可持续24小时以上
   E. 发作后不遗留神经系统异常体征

59. 患者,男,64岁。行走时突发双下肢无力而倒地,意识清楚,自行站起。查体:血压正常,心脏和神经系统无异常体征。应采取的措施是　　（　　）

A. 回家休息观察

B. 检查血脂、血糖、血液流变学

C. 颈椎正、侧及双斜位片

D. 双下肢肌电图检查

E. 脑血管多普勒超声检查

60. 患者,男,67岁。诊断为TIA,频繁发作,症状渐趋加重,扩容、扩血管及抗血小板聚集剂等治疗均不能控制。欲采取抗凝治疗,应询问和检查（　　）

A. 有无消化道溃疡

B. 颅脑CT

C. 肝肾功能

D. 出、凝血时间及凝血酶原时间

E. 血小板计数

61. 椎-基底动脉系统TIA可出现（　　）

A. 交叉瘫或双侧肢体瘫

B. 共济失调

C. 失语

D. 眼球震颤

E. 眼肌麻痹

62. 短暂性脑缺血发作的治疗包括（　　）

A. 抗凝治疗

B. 抗血小板聚集治疗

C. 扩容药物治疗

D. 血管扩张药治疗

E. 血管内介入治疗

63. 患者,女,74岁。诊断为延髓背外侧综合征（椎动脉系统血栓形成）。可能出现的症状体征是　　（　　）

A. 一侧眼裂小、瞳孔小

B. 眩晕、恶心、呕吐及共济失调

C. 一侧面部及对侧躯体痛觉减退

D. 吞咽困难、呛水和言语不清

E. 一侧失明及对侧偏瘫

64. 患者,女,52岁。午睡后出现左眼失明、右侧偏瘫。病后翌日入院。查体:Broca失语,左侧眼裂缩小、瞳孔缩小,右侧偏瘫、偏身感觉减退。可能出现异常的检查包括　　（　　）

A. 颅脑CT

B. 右侧视网膜动脉压

C. 经颅多普勒超声

D. 脑血管造影

E. 腰椎穿刺、脑脊液检查

65. 患者意识清,双侧面瘫、四肢瘫,不能言语、进食,但眼球可上下运动示意。可能的诊断包括　　（　　）

A. 基底动脉主干闭塞

B. 脑桥基底部梗死

C. 小脑后下动脉闭塞

D. 闭锁综合征

E. 椎-基底动脉系统血栓形成

66. 患者,女,74岁。脑梗死,失语,右侧偏瘫。血压200/120mmHg,病情迅速进展至昏迷。CT示:左半球大面积脑梗死,左脑室受压及中线移位。应采取的诊治措施包括　　（　　）

A. 维持气道通畅、给氧、适当调整血压

B. 进入重症监护病房

C. 100万单位尿激酶静脉溶栓治疗

D. 脱水剂防治脑水肿

E. 必要时手术治疗

67. 患者,女,60岁。昏迷被人送入急诊室,病史不清。查体:血压210/110mmHg,双眼向右侧凝视,右侧瞳孔散大,左侧面部呈"船帆"现象,左下肢外旋位。应采取的诊治措施包括　　（　　）

A. 20%甘露醇250~500ml,静脉滴注

B. 急查颅脑CT

C. 准备请神经外科会诊

D. 立即将血压降至正常

E. 应首先考虑与药物中毒、肝昏迷等鉴别

68. 下列关于脑血栓形成发病时症状的描述,正确的是 （ ）
   A. 通常无头痛
   B. 血压可为正常
   C. 有时出现短暂性脑缺血发作的前驱症状
   D. 必定会发生偏瘫
   E. 发病24小时内颅脑CT可为正常

69. 右利手的患者除偏瘫外,有助于右侧颈内动脉主干血栓形成诊断的症状体征有 （ ）
   A. 右眼一过性失明
   B. 右侧偏身感觉障碍
   C. 右侧霍纳征
   D. 右侧同向性偏盲
   E. 失语症

70. 脑血栓形成的治疗包括 （ ）
   A. 超早期溶栓治疗
   B. 抗凝治疗
   C. 抗血小板聚集治疗
   D. 降纤治疗
   E. 脑保护治疗

71. 患者,男,54岁。慢跑中突发眩晕、呕吐、步态不稳,很快昏迷,呼吸不规则。CT示:小脑出血,血肿20ml。首选治疗及需采取的措施是 （ ）
   A. 大剂量止血药
   B. 立即手术治疗
   C. 呼吸兴奋剂
   D. 20%甘露醇250～500ml,静脉滴注
   E. 应用呼吸机

72. 左侧壳核出血(血肿约30ml)可出现症状体征包括 （ ）
   A. 头痛、恶心、呕吐
   B. 右侧偏瘫、失语
   C. 右侧偏身感觉障碍
   D. 右侧同向性偏盲
   E. 双眼向右侧凝视

73. 小量脑桥出血可能的症状体征是（ ）
   A. 可无意识障碍
   B. 病灶侧周围性面瘫
   C. 病灶对侧偏瘫
   D. 两眼向病灶侧凝视麻痹
   E. 失语

74. 大量桥脑出血的症状体征是 （ ）
   A. 迅速进入昏迷
   B. 四肢瘫痪
   C. 针尖样瞳孔
   D. 中枢性高热
   E. 去大脑强直发作

75. 脑出血常见的并发症包括 （ ）
   A. 应激性溃疡
   B. 脑疝
   C. 继发感染
   D. 水、电解质紊乱
   E. 中枢性高热

76. 患者,女,28岁。突发头痛、呕吐。查体:脑膜刺激征(＋)。腰椎穿刺血性脑脊液。CT示:顶叶高密度灶。应考虑的可能诊断是 （ ）
   A. 脑叶出血
   B. 蛛网膜下腔出血(原发性)
   C. 蛛网膜下腔出血(继发性)
   D. 颅内动脉瘤
   E. 脑血管畸形

二、名词解释
1. 脑栓塞
2. TIA
3. 脑血栓形成
4. 腔隙性脑梗死
5. 三偏综合征
6. 脑出血
7. 蛛网膜下腔出血

三、填空题

1. 脑栓塞的最常见病因是_____。
2. 对蛛网膜下腔出血的最有决定意义的检查是_____。
3. 脑血管疾病包括_____和_____两大类,主要疾病有_____、_____、_____、_____和_____。
4. 脑血管意外中,发病最快的是_____。
5. 脑出血最常见的病因是_____。
6. 脑血栓形成的常见原因是_____、_____。
7. 脑栓塞最常见的栓子来源是_____。
8. 高血压脑出血最易发生的部位是_____。
9. TIA 的局灶性症状和体征一般在_____内完全恢复。
10. 蛛网膜下腔出血最可靠的诊断依据是_____。
11. 交叉性瘫痪的损害部位在_____。
12. 脑血管意外的患者出现视神经盘水肿,常提示有_____。
13. 24 小时内神经症状和体征完全恢复的缺血性脑血管病,称为_____。
14. 各种栓子随血流进入颅内动脉系统使血管急性闭塞,出现脑功能障碍,称为_____。
15. 蛛网膜下腔出血时,使用钙通道阻滞剂如尼莫地平的目的是防治_____。
16. 脑血栓溶栓治疗的治疗时间窗是发病起_____小时之内。
17. 脑卒中的发病率最高的是_____。
18. 具有抗血小板聚集治疗和预防缺血性脑血管病双重作用的药物是_____。
19. 内囊损害的三偏综合征包括_____、_____和_____。
20. 脑栓塞最常见于_____动脉系统,其栓子来源主要是_____。
21. 临床疑诊脑出血的首选检查是_____。
22. 蛛网膜下腔出血的常见并发症是_____、_____和_____。
23. 脑梗死的 CT 改变是发病_____小时至_____小时后逐渐显示_____密度梗死灶。

四、简答题

1. 简述脑血管病的病因。
2. 简述椎-基底动脉系统 TIA 的几种特殊表现的临床综合征。
3. 简述短暂脑缺血发作的诊断要点。
4. 简述脑梗死的 TOAST 分型。
5. 简述脑梗死的诊断步骤。
6. 简述脑出血的治疗原则和目的。
7. 简述蛛网膜下腔出血的分类。
8. 简述蛛网膜下腔出血的常见并发症。
9. 简述蛛网膜下腔出血预防再出血的方案。
10. 简述卒中单元的概念及其主要工作人员组成。
11. 简述常见的腔隙综合征。

五、论述题

1. 试述脑血栓形成的诊断原则及诊断要点。
2. 试述脑梗死静脉溶栓治疗的适应证及禁忌证。
3. 试述高血压性脑出血的临床特点。
4. 试述脑梗死和脑出血的鉴别要点。
5. 试述蛛网膜下腔出血(SAH)动脉瘤的定位症状。
6. 试述蛛网膜下腔出血和脑出血的鉴别要点。

六、病例分析题

1. 患者,男,50 岁。1 天前行走过程中突发剧烈头痛,伴恶心、呕吐,右侧肢体不能活动,呼之不应。高血压史5年,最高血压200/109mmHg,平时不规律服用降压药,血压控制欠佳。查体:血压180/110mmHg,右侧鼻唇沟变浅,伸舌右偏,右侧肢体肌力2级,右侧肢体肌张力低、腱反射减弱,右侧肢体痛刺激无反应,右侧Babinski征(+)。CT示:左侧基底核区高密度病灶,脑室受压及中线移位。

问题:试述该患者的诊断、鉴别诊断及治疗原则。

2. 患者,男,69岁。3天前晨起时发现右侧肢体无力,行走欠稳,言语不清,2天后自觉逐渐加重,右上肢不能持物,不能站立行走。20年前发现高血压病。查体:血压170/105mmHg。意识清楚,混合性失语,右鼻唇沟浅,伸舌右偏,右侧肢体肌张力下降,右侧肢体肌力0级,右侧Babinski征(+)。CT示:左侧额颞叶低密度灶。

问题:试述该患者的诊断及治疗原则。

参考答案

一、选择题

【A型题】

1. A　2. E　3. A　4. C　5. D
6. B　7. E　8. A　9. E　10. C
11. A　12. C　13. D　14. E　15. D
16. A　17. D　18. C　19. A　20. D
21. D　22. A　23. B　24. E　25. D
26. E　27. D　28. B　29. C　30. A
31. B　32. C　33. B　34. E　35. D
36. C　37. B　38. C　39. D　40. C
41. E　42. D　43. E　44. B　45. B
46. D

【B型题】

47. A　48. B　49. E　50. D　51. B
52. A　53. C　54. A　55. D　56. C
57. A

【X型题】

58. ACE　59. BCE　60. ACDE
61. ABDE　62. ABCDE　63. ABCD
64. ACD　65. BDE　66. ABDE
67. ABC　68. ABCE　69. AC
70. ABCDE　71. BCD　72. ABCD
73. ABCD　74. ABCDE　75. ABCDE
76. ACE

4. C【解析】患者右侧中枢性面瘫,肌力减退,右半身感觉障碍,提示病变于左侧基底核区,为左大脑中动脉供血区域。

5. D【解析】CT未见异常,可排除脑出血,患者无心房颤动等栓子来源,首先考虑脑血栓形成。

7. E【解析】患者肢体感觉运动障碍持续存在,排除C项。CT未见异常,排除脑出血。无栓子来源,排除B项。而D项无肢体活动障碍。

13. D【解析】患儿最大的可能是脑内出血,脑水肿所致枕骨大孔疝形成而压迫生命中枢。

14. E【解析】发作性的运动性失语,均于24小时内缓解,查体无神经系统异常,CT无异常,符合短暂性脑缺血发作诊断。

15. D【解析】该患者病变部位在优势半球颞中回后部,为大脑后动脉供血区域。

16. A【解析】抗血小板药,如阿司匹林,可减少栓子发生,预防复发。

18. C【解析】短暂性脑缺血发作一般症状会在24小时之内恢复,故选C项。

20. D【解析】患者出现失语及肢体瘫痪,短时间内恢复,为颈内动脉系统TIA表现。

23. B【解析】"针尖样"瞳孔为脑桥出血的典型特征。

26. E【解析】本题描述的为典型的延髓背外侧综合征(Wallenberg syndrome)的表现,常见于小脑后下动脉、椎-基底动脉或外侧延髓动脉缺血性损害。故可排除A、B、C项,又由于患者存在左侧Horner征以及左侧面部痛刺觉减退,故选E项。

28. B【解析】二尖瓣杂音,提示心脏基础疾病,出现肢体偏瘫及偏身感觉障碍,首先考虑脑栓塞。

36. C【解析】壳核出血常有对侧偏瘫、偏身感觉障碍及同向性偏盲。而患者无明显肢体瘫痪,故选C项。

38. C【解析】该中年女性患高血压多年,突然发病,头痛,意识不清,血压很高,因此考虑最可能的诊断是脑出血,其他疾病的可能性均小。查体发现患者双眼向右侧凝视,左足外旋位,一般认为脑出血时两眼是向病灶侧凝视,因此病变应该是在右侧,左足外旋位说明左下肢瘫痪,所以最可能的病变部位是在右侧半球深部。半球表面出血为蛛网膜下腔出血,脑出血为脑实质出血,故为深部。

64. ACD【解析】患者安静中出现失明、偏瘫、偏身感觉障碍及Horner征。考虑脑梗死可能性大。脑梗死常可出现颅脑CT、经颅多普勒超声及脑血管造影的异常。而在缺血性脑血管病的辅助检查中视网膜动脉压以及腰穿、脑脊液检查常无异常。

76. ACE【解析】该题目为典型的继发性蛛网膜下腔出血,继发于顶叶出血,血肿穿破脑组织,血液流入蛛网膜下腔。故A项、C项正确。继发性蛛网膜下腔出血可见脑血管畸形,故E项正确。D项为原发性蛛网膜下腔出血的病因。故B项、D项错误。

二、名词解释

1. 脑栓塞:各种栓子随血流进入颅内动脉使血管腔急性闭塞或严重狭窄,引起相应供血区脑组织发生缺血坏死及功能障碍的一组临床综合征。

2. 短暂性脑缺血发作:由于局部脑或视网膜缺血引起的短暂性神经功能缺损,临床症状一般不超过1小时,最长不超过24小时,且无责任病灶的证据。

3. 脑血栓形成:脑血栓形成是脑梗死常见的类型,多因局部血管自身病变继发血栓形成所致的脑血管急性闭塞或严重狭窄。临床上脑血栓形成主要指大动脉粥样硬化性脑梗死,动脉粥样硬化是本病的根本原因。

4. 腔隙性脑梗死:大脑半球或脑干深部的小穿通动脉,在长期高血压等危险因素基础上,血管壁发生病变,最终管腔闭塞,导致供血动脉脑组织发生缺血性坏死(其梗死灶直径小于1.5~2.0cm),从而出现相应神经功能缺损的一类临床综合征。

5. **三偏综合征**：内囊区域的损害,出现的偏瘫、偏身感觉障碍及偏盲,称三偏综合征。

6. **脑出血**：非外伤性脑实质内出血。

7. **蛛网膜下腔出血**：颅内血管破裂,血液流入蛛网膜下腔,称之为蛛网膜下腔出血。

三、填空题

1. 心脏疾病
2. 腰椎穿刺
3. 缺血性　出血性　TIA　脑血栓形成　脑栓塞　脑出血　SAH
4. 脑栓塞
5. 高血压合并细小动脉硬化
6. 动脉粥样硬化　高血压
7. 冠心病(左心房壁血栓脱落)
8. 基底核(内囊)
9. 24 小时
10. 腰椎穿刺脑脊液呈均匀血性
11. 脑干
12. 颅内压增高
13. TIA
14. 脑栓塞
15. 脑血管痉挛
16. 6
17. 脑梗死
18. 阿司匹林
19. 对侧偏瘫　对侧偏身感觉障碍　对侧同向偏盲
20. 颈内　心脏
21. CT
22. 再出血　脑血管痉挛　脑积水
23. 24　48　低

四、简答题

1. 简述脑血管病的病因。

答　(1)血管壁改变(动脉硬化、动脉炎、先天性血管病等)。

(2)心脏病和血流动力学改变(高血压、心房颤动等)。

(3)血液成分和血液流变学改变。

(4)其他病因(栓子、脑血管外伤等)。

2. 简述椎-基底动脉系统 TIA 的几种特殊表现的临床综合征。

答　(1)跌倒发作。

(2)短暂性全面性遗忘症。

(3)双眼视力障碍发作。

3. 简述短暂脑缺血发作的诊断要点。

答　本病诊断主要依靠病史。

(1)短暂的、可逆的、局部的脑血液循环障碍,可反复发作。

(2)可表现为颈内动脉系统或椎-基底动脉系统缺血的症状和体征。

(3)每次发作持续时间通常为数分钟至 1 小时左右,症状和体征在 24 小时以内完全消失。

4. 简述脑梗死的 TOAST 分型。

答　(1)大动脉粥样硬化型。

(2)心源性栓塞型。

(3)小动脉闭塞型。

(4)其他病因型(少见病因)。

(5)不明原因型。

5. 简述脑梗死的诊断步骤。

答　第 1 步:明确是否是卒中。

第 2 步:明确是缺血性脑卒中还是出血性脑卒中。

第 3 步:明确是否适合溶栓治疗。

6. 简述脑出血的治疗原则和目的。

答　(1)原则:安静卧床;脱水降颅压、调整血压;防治继续出血;加强护理,防治并发症。

(2)目的:挽救生命;降低死亡率、残疾率;减少复发。

7. 简述蛛网膜下腔出血的分类。

答 （1）外伤性。

（2）自发性：①原发性（脑底、脑表面血管病变破裂）；②继发性（脑血肿穿破脑组织）。

8. 简述蛛网膜下腔出血的常见并发症。

答 （1）再出血（SAH 致命的并发症和主要的急性并发症）。

（2）脑血管痉挛（死亡和伤残的重要原因）。

（3）急性或亚急性脑积水。

（4）其他（癫痫、低钠血症等）。

9. 简述蛛网膜下腔出血预防再出血的方案。

答 （1）绝对卧床休息（一般 4～6 周）。

（2）调控血压（一般控制在 160mmHg 以下）。

（3）抗纤溶药物。

（4）破裂动脉瘤的外科和血管内治疗（最有效）。

10. 简述卒中单元的概念及其主要工作人员组成。

答 卒中单元（stroke unit）是一种多学科合作的组织化病房管理系统，主要为卒中患者提供药物治疗、肢体康复、语言训练、心理康复和健康教育。目前已被循证医学证实是卒中治疗的最佳途径。

核心工作人员包括临床医师、专业护士、物理治疗师、职业治疗师、语言训练师和社会工作者。

11. 简述常见的腔隙综合征。

答 （1）纯运动性轻偏瘫（最常见）。

（2）纯感觉性卒中。

（3）共济失调性轻偏瘫。

（4）构音障碍－手笨拙综合征。

（5）感觉运动性卒中。

五、论述题

1. 试述脑血栓形成的诊断原则及诊断要点。

答 （1）诊断原则：中年以上的高血压病及动脉硬化患者，静息状态下或睡眠中急性起病，一至数日内出现局灶性脑损害的症状和体征，并能用某一动脉供血区功能损伤来解释，临床应考虑急性脑梗死的可能。CT 或 MRI 检查发现梗死灶可明确诊断。有明显感染和炎症病史的年轻患者则应考虑动脉炎症致血栓形成的可能。

（2）诊断要点：①常于安静状态下发病，大多无明显头痛和呕吐。②发病可较缓慢，多呈逐渐或阶梯性进行。多与脑动脉粥样硬化有关，也可见于动脉炎、血液病等。③发病后 1～2 天内意识清楚或轻度障碍。④有颈内动脉系统或椎-基底动脉系统症状和体征。⑤CT 或 MRI 检查发现梗死灶可明确诊断。

2. 试述脑梗死静脉溶栓治疗的适应证及禁忌证。

答 适应证：①年龄≥18 岁。②临床明确诊断缺血性卒中。③发病至静脉溶栓开始时间＜3 小时。④颅脑 CT 等影像学检查已排除颅内出血。⑤患者或其家属签署知情同意书。

（2）禁忌证：①CT 证实颅内出血。②神经功能障碍非常轻微或迅速改善。③发病超过 4.5 小时或无法确定。④伴有明确癫痫发作。⑤既往有颅内出血、动静脉畸形或颅内动脉瘤病史。⑥最近 3 个月内有颅内手术、头外伤或卒中史，最近 21 天内有消化道、泌尿系等内脏器官活动性出血史，最近 14 天内有外科手术史，最近 7 天内有腰椎穿刺或动脉穿刺史。⑦有明显出血倾向。

⑧血糖<2.7mmol/L。⑨收缩压≥180mmHg或舒张压≥100mmHg或需要积极的降压来达到要求范围。⑩CT显示低密度影>1/3大脑半球。

3. 试述高血压性脑出血的临床特点。

答 （1）多发在50～70岁，男性略多，常有高血压病史。

（2）常于活动和情绪激动时发生，多无预兆，症状在数分钟到数小时内达到高峰。

（3）临床症状、体征可因出血部位及出血量不同而有差异，重症者突感剧烈头痛、呕吐，数分钟即可出现意识障碍。

（4）脑出血确诊首选CT检查。

（5）脑脊液检查可见脑压增高，洗肉水样均匀血性脑脊液。

（6）脑典型部位出血临床特点，见下表。

脑典型部位出血临床特点

部位	昏迷	瞳孔	眼球运动	运动、感觉障碍	偏盲	癫痫发作
壳核	较常见	正常	向病灶侧偏斜	主要为轻偏瘫	常见	——
丘脑	常见	小，对光反射迟钝	向下内偏斜	主要为偏身感觉障碍	可短暂出现	——
脑叶	少见	正常	正常或向病灶侧偏斜	轻偏瘫或偏身感觉障碍	常见	常见
脑桥	早期出现	针尖样瞳孔	水平侧视麻痹	四肢瘫	——	——
小脑	延迟出现	小，对光反射存在	晚期受损	共济失调步态	——	——

4. 试述脑梗死和脑出血的鉴别要点。

答 见下表。

脑梗死和脑出血的鉴别要点

	脑梗死	脑出血
发病年龄	多为60岁以上	多为60岁以下
起病状态	安静或睡眠中	动态起病（活动中或情绪激动）
起病速度	10余小时或1～2天症状达到高峰	10分钟至数小时症状达到高峰
全脑症状	轻或无	头痛、呕吐、嗜睡、打哈欠等高颅压症状
意识障碍	无或较轻	多见且较重
神经体征	多为非均等性偏瘫（大脑中动脉主干或皮质支）	多为均等性偏瘫（基底核区）
CT检查	脑实质内低密度病灶	脑实质内高密度病灶
脑脊液	无色透明	可有血性

5. 试述蛛网膜下腔出血(SAH)动脉瘤的定位症状。

答 (1)颈内动脉海绵窦段动脉瘤:前额和眼部疼痛、血管杂音、突眼等。

(2)颈内动脉-后交通动脉瘤:出现动眼神经受压的表现。

(3)大脑中动脉瘤:出现偏瘫、失语和抽搐等症状。

(4)大脑前动脉-前交通动脉瘤:出现精神症状、单侧或双侧下肢瘫痪和意识障碍等。

(5)大脑后动脉瘤:出现同向偏盲、Weber综合征和第Ⅲ脑神经麻痹等。

(6)椎-基底动脉瘤:出现枕部、面部疼痛,面肌痉挛、面瘫及脑干受压等。

6. 试述蛛网膜下腔出血和脑出血的鉴别要点。

答 见下表。

蛛网膜下腔出血和脑出血的鉴别要点

	蛛网膜下腔出血	脑出血
发病年龄	粟粒样动脉瘤多发于40~60岁 动静脉畸形青少年多见,多于10~40岁发病	50~65岁多见
常见病因	粟粒样动脉瘤,动静脉畸形	高血压,脑动脉粥样硬化
起病速度	急骤,数分钟症状达到高峰	数分钟至数小时达到高峰
头痛	极常见,剧烈	常见,较剧烈
昏迷	一过性	持续性
局灶体征	常无,但脑膜刺激征多呈阳性,常无局限性体征	偏瘫,偏身感觉障碍及失语
血压	正常或增高	通常显著增高
眼底	可见玻璃体膜下片状出血	眼底动脉硬化,可见视网膜出血
头部CT	脑池、脑室及蛛网膜下腔高密度出血征	脑实质内高密度病灶

六、病例分析题

1. 试述该患者的诊断、鉴别诊断及治疗原则。

答 (1)诊断:左侧基底核出血,高血压病。

(2)鉴别诊断:脑栓塞、蛛网膜下腔出血。

(3)治疗原则:安静卧床、脱水降颅压、调整血压、防治继续出血、加强护理防治并发症,以挽救生命,降低死亡率、残疾率和减少复发。

2. 试述该患者的诊断及治疗原则。

答 (1)诊断:左侧颈内动脉系统脑梗死,高血压病。

(2)治疗原则:争取早期治疗、采取个体化处理,最终达到挽救生命,降低病残程度和预防复发的目的。超早期治疗力争发病后尽早选用最佳治疗方案。个体化治疗根据患者年龄、缺血性卒中类型、病情严重程度和基础疾病等采取最适当的治疗。整体治疗采取针对性治疗同时,进行支持疗法、对症治疗和早期康复治疗,对卒中危险因素及时采取预防性干预。此外,针对患者目前高血压情况可暂不降压,予以密切观察血压变化。

(徐 平 魏志杰)

第10章 脑血管病的介入治疗

【学/习/要/点】

一、掌握

1. 颈动脉狭窄的诊断与治疗。
2. 脑血管病介入治疗的禁忌证。

二、熟悉

脑血管的基本解剖。

【应/试/考/题】

一、选择题

【A型题】

1. 神经介入最常用的动脉穿刺部位是 （　）
   A. 肱动脉　　　　B. 股动脉
   C. 腋动脉　　　　D. 桡动脉
   E. 锁骨下动脉

2. 脑侧支循环分三级，第一级是 （　）
   A. Willis 环
   B. 眼动脉、软脑膜等较小的侧支
   C. 毛细血管
   D. 对侧大脑半球的动脉
   E. 静脉窦

3. 颈动脉狭窄的好发部位是 （　）
   A. 颈总动脉起始部
   B. 颈外动脉起始处
   C. 颈内动脉分叉处
   D. 颈总动脉分叉处
   E. 颈外动脉分叉处

4. 颈动脉狭窄程度分为 （　）
   A. 2 级　　　　　B. 3 级
   C. 4 级　　　　　D. 5 级
   E. 6 级

5. 颈动脉狭窄程度分级中，轻度狭窄指狭窄程度 （　）
   A. <50%　　　　B. <30%
   C. 30%~60%　　D. 30%~50%
   E. <70%

6. 蛛网膜下腔出血最常见的病因是 （　）
   A. 颅内动脉瘤
   B. 颅内胶质瘤
   C. 颈内动脉海绵窦瘘
   D. 硬脑膜动静脉瘘
   E. 颅内血管畸形

7. 大脑Willis环的血管组成不包括（　）
   A. 前交通动脉　　　B. 颈内动脉
   C. 大脑后动脉　　　D. 后交通动脉
   E. 基底动脉
8. 左侧椎动脉多起自（　）
   A. 左侧锁骨下动脉
   B. 主动脉弓
   C. 左侧颈内动脉
   D. 头臂干
   E. 左侧颈总动脉
9. 大脑后动脉起自（　）
   A. 颈内动脉　　　　B. 大脑前动脉
   C. 后交通动脉　　　D. 基底动脉
   E. 大脑中动脉
10. 后循环大动脉闭塞，血管内治疗机械取栓的时间窗是（　）
    A. 4小时　　　　　B. 6小时
    C. 8小时　　　　　D. 12小时
    E. 24小时
11. 介入治疗时，血管内给予尿激酶的用途是（　）
    A. 扩血管　　　　　B. 防止血管痉挛
    C. 抗凝　　　　　　D. 抗血小板
    E. 溶栓
12. 高血压脑出血最常见的动脉是（　）
    A. 小脑齿状核动脉
    B. 基底动脉旁正中动脉
    C. 脉络膜前动脉
    D. 豆纹动脉
    E. 后交通动脉
13. 神经介入时出现血管痉挛难以拔管时，可经导管注射（　）
    A. 硝苯地平　　　　B. 尼莫地平
    C. 硝普钠　　　　　D. 利多卡因
    E. 尼卡地平
14. 心源性栓子脱落多致颅内哪根血管栓塞（　）
    A. 大脑前动脉　　　B. 大脑后动脉
    C. 大脑中动脉　　　D. 后交通动脉
    E. 颈内动脉
15. 支配人体上肢运动的脑回多由哪根动脉供血（　）
    A. 大脑前动脉　　　B. 大脑后动脉
    C. 大脑中动脉　　　D. 后交通动脉
    E. 颈内动脉
16. 支配人体下肢运动的脑回多由哪根动脉供血（　）
    A. 大脑前动脉　　　B. 大脑后动脉
    C. 大脑中动脉　　　D. 后交通动脉
    E. 颈内动脉
17. 大脑后动脉多供血哪个脑叶（　）
    A. 额叶　　　　　　B. 颞叶
    C. 顶叶　　　　　　D. 岛叶
    E. 枕叶

【B型题】

（18~19题共用备选答案）
A. 狭窄远端正常血管直径
B. 狭窄近端正常血管直径
C. 颈内动脉起始处直径
D. 颈内动脉末端直径
E. 颈总动脉起始处直径
18. 计算颅内动脉狭窄率参照（　）
19. 计算颅外动脉狭窄率参照（　）
（20~21题共用备选答案）
A. 2　　　　　　　　B. 3
C. 4　　　　　　　　D. 0.038
E. 0.039
20. 1mm等于多少F（　）
21. 1mm等于多少in（　）

【X型题】

22. 颈动脉内膜切除术（CEA）的指征包括（　）
    A. 有症状，无创检查狭窄度≥70%
    B. 有症状，无创检查狭窄度≥60%
    C. 有症状，血管造影狭窄度≥50%
    D. 无症状，血管造影狭窄度≥60%
    E. 无症状，无创检查狭窄度≥70%

23. 脑血管畸形包括　　　　（　　）
   A. 动脉畸形
   B. 动静脉畸形
   C. 海绵状血管瘤
   D. 毛细血管扩张症
   E. 静脉畸形

二、名词解释
1. DSA
2. 无症状性颈动脉狭窄

三、填空题
1. 神经介入术后常用的抗血小板药物包括_____和_____。
2. 被称为诊断脑血管病"金标准"的辅助检查是_____。

四、简答题
1. 简述脑血管病介入治疗与操作相关的并发症。
2. 简述颈动脉狭窄的分级。

五、论述题
试述颈动脉狭窄支架置入术（CAS）的手术指征。

参 / 考 / 答 / 案

一、选择题

【A型题】
1. B　2. A　3. D　4. C　5. A
6. A　7. E　8. A　9. D　10. E
11. E　12. D　13. B　14. C　15. C
16. A　17. E

【B型题】
18. B　19. A　20. B　21. E

【X型题】
22. ACDE　23. BCDE

1. B【解析】神经介入多经股动脉穿刺，术中操作相对简单，术后便于压迫止血。
2. A【解析】脑侧支循环分三级，第一级是Willis环，第二级指眼动脉、软脑膜吻合支等较小的侧支，第三级是新生血管（毛细血管）。
3. D【解析】颈动脉狭窄多位于颈总动脉分叉处和颈内动脉起始部。
6. A【解析】蛛网膜下腔出血最常见的病因是颅内动脉瘤破裂。

7. E【解析】大脑Willis环由两侧大脑前动脉始段、两侧颈内动脉末端、两侧大脑后动脉借前、后交通动脉连通而成。
10. E【解析】目前认为，前循环大动脉闭塞发病时间在6小时以内，后循环大动脉闭塞发病时间在24小时内可采用机械取栓。
12. D【解析】高血压脑出血多见于基底核，由豆纹动脉、旁正中动脉等深穿支动脉出血所致。主要因供应此处的豆纹动脉（尤其是其外侧支）从大脑中动脉呈直角发出，在原有血管病变的基础上受到压力较高的血流冲击后易致血管破裂。
13. B【解析】尼莫地平主要用来治疗血管痉挛，扩张血管。
14. C【解析】从解剖角度分析，心源性栓子脱落多导致大脑中动脉梗死。
16. A【解析】支配人体上肢、下肢运动的脑回主要分别由大脑中动脉、大脑前动脉供血。
18. B【解析】颅内血管病变：狭窄率（%）=（1－狭窄最重处血管直径/狭窄近端正常血管直径）×100%

19. A【解析】颅外血管病变:狭窄率(%) = (1 - 狭窄最重处血管直径/狭窄远端正常血管直径)×100%。
20. B【解析】导管的直径(外径)采用法治单位标准 F(French),1mm = 3F。
21. E【解析】导丝的直径以英寸(in)为单位,1mm = 0.039in。

二、名词解释

1. 数字减影血管造影:数字减影血管造影是指通过计算机把血管造影片上的骨与软组织的影像消除,仅在影像片上突出血管的一种检查技术。
2. 无症状性颈动脉狭窄:既往 6 个月内无颈动脉狭窄所致的短暂性脑缺血发作(TIA)、卒中或其他相关神经症状,只有头晕或轻度头痛的临床表现视为无症状性颈动脉狭窄。

三、填空题

1. 阿司匹林　氯吡格雷
2. 脑数字减影血管造影(DSA)

四、简答题

1. 简述脑血管病介入治疗与操作相关的并发症。

答 与操作相关的并发症包括操作诱发原发病的改变及操作直接引起的并发症。
(1)穿刺部位及邻近组织损伤。
(2)脑缺血事件发作。
(3)血管迷走反射。
(4)脑过度灌注综合征。
(5)颅内出血。

2. 简述颈动脉狭窄的分级。

答 (1)轻度狭窄:<50%。
(2)中度狭窄:50% ~69%。
(3)重度狭窄:70% ~99%。
(4)极重度狭窄(次全闭塞):>99%。

五、论述题

试述颈动脉狭窄支架置入术(CAS)的手术指征。

答 (1)有症状性颈动脉狭窄,患者无创影像学检查证实颈动脉狭窄≥70%或血管造影发现狭窄超过 50%,并要求该治疗中心术后 30 天内各种原因中风和死亡发生率≤6%,CAS 可作为颈动脉内膜切除术(CEA)的备选治疗方案。
(2)无症状性颈动脉狭窄,患者无创影像学检查证实≥70%或血管造影发现狭窄度>60%,该治疗中心术后 30 天内各种原因的中风和死亡的发生率≤3%,致残性中风或死亡发生率应≤1%,CAS 可以作为 CEA 的备选治疗方案。
(3)颈部解剖不利于 CEA 外科手术的患者应选择 CAS,例如颈部放疗史或颈部根治术,CEA 术后再狭窄,继发于肌纤维发育不良的颈动脉狭窄,对侧的喉返神经麻痹,严重的颈椎关节炎、外科手术难以显露的病变,颈动脉分叉位置高、锁骨平面以下的颈总动脉狭窄。
(4)CEA 高危患者:心排血量低(心脏射血分数<30%),未治疗或控制不良的心律失常,心功能不全;近期心肌梗死病史,不稳定心绞痛;严重慢性阻塞性肺气肿;对侧颈动脉闭塞;串联病变;颈动脉夹层等。

(牟　君　郭腾云)

第 11 章　神经系统变性疾病

【学/习/要/点】

一、掌握

1. 运动神经元病的临床表现、辅助检查及其治疗方案。
2. 阿尔茨海默病的临床表现、辅助检查及其治疗方案。
3. 额颞叶痴呆的临床表现、辅助检查及其治疗方案。
4. 路易体痴呆的临床表现、辅助检查及其治疗方案。
5. 多系统萎缩的临床表现、辅助检查及其治疗方案。

二、熟悉

1. 运动神经元病的病因、发病机理及其鉴别诊断。
2. 阿尔茨海默病的病因、发病机理及其鉴别诊断。
3. 额颞叶痴呆的病因、发病机理及其鉴别诊断。
4. 路易体痴呆的病因、发病机理及其鉴别诊断。
5. 多系统萎缩的病因、发病机理及其鉴别诊断。

【应/试/考/题】

一、选择题

【A 型题】

1. 肌萎缩侧索硬化的最常见的首发症状是　　　　　　　　　　（　　）
  A. 双上肢无力　　B. 双下肢无力
  C. 单侧肢体无力　D. 延髓麻痹
  E. 假性延髓麻痹

2. 与多系统萎缩鉴别诊断最主要的疾病是　　　　　　　　　　（　　）
  A. 脑性瘫痪　　　B. 运动神经元病
  C. 脑囊虫病　　　D. 脑膜炎
  E. 特发性帕金森病

3. 运动神经元病不会累及　　　　（　　）
  A. 脑神经运动核
  B. 小脑浦肯野细胞
  C. 大脑皮层运动神经元
  D. 锥体束
  E. 脊髓前角细胞

4. Alzheimer 病的确诊依据是 （　　）
　　A. 病理检查　　　B. 智力量表检查
　　C. 头颅 MRI　　　D. 临床表现
　　E. 脑电图检查
5. 路易体痴呆诊断的必要条件是 （　　）
　　A. 视幻觉
　　B. 痴呆
　　C. 帕金森表现
　　D. 快动眼睡眠行为异常
　　E. 自主神经功能障碍
6. 部分家族性 ALS 患者存在的异常基因是 （　　）
　　A. Cu/Mn SOD1　　B. Cu/Zn SOD1
　　C. Cu/Mn SOD2　　D. Cu/Zn SOD2
　　E. SOD
7. 运动神经元病的危险因素不包括 （　　）
　　A. 重金属　　　　B. 外伤史
　　C. 重体力劳动　　D. 寒冷刺激
　　E. 遗传
8. 进行性脊肌萎缩主要累及 （　　）
　　A. 运动皮质　　　B. 锥体束
　　C. 脊髓前角细胞　D. 脊髓前根
　　E. 脑干运动核
9. 目前治疗运动神经元最有效的药物是 （　　）
　　A. 辅酶 Q10　　　B. 加巴喷丁
　　C. 肌酸　　　　　D. ATP
　　E. 利鲁唑
10. ALS 患者肌电图很少见到 （　　）
　　A. 正锐波
　　B. 纤颤电位
　　C. 巨大电位
　　D. 运动神经传导阻滞
　　E. 运动单位动作电位减少
11. 不属于多系统萎缩病变的疾病是（　　）
　　A. 黑质纹状体变性
　　B. 吉兰-巴雷综合征
　　C. 橄榄桥小脑萎缩
　　D. Shy-Drager 综合征
　　E. OPCA
12. Alzheimer 病早期很少出现的临床表现是 （　　）
　　A. 近期记忆力损害
　　B. 社交礼仪通常保持较好
　　C. 头疼、恶心及呕吐
　　D. 找词困难
　　E. 腰椎穿刺脑脊液检查正常
13. 不属于运动神经元疾病的是 （　　）
　　A. 肌萎缩侧索硬化
　　B. 进行性肌萎缩
　　C. 原发性侧索硬化
　　D. 进行性延髓麻痹
　　E. 脊肌萎缩症
14. MSA、帕金森病和路易体痴呆属于 （　　）
　　A. 突触核蛋白病
　　B. tau 蛋白病
　　C. 泛素相关性变性病
　　D. 路易小体病
　　E. Pick 小体病
15. 属于非变性病性痴呆的是 （　　）
　　A. 额颞叶痴呆　　B. 血管性痴呆
　　C. 路易体痴呆　　D. 帕金森病痴呆
　　E. Pick 病
16. Kluver-Buck 综合征好发于 （　　）
　　A. 血管性痴呆　　B. 额颞叶痴呆
　　C. Alzheimer 病　D. 帕金森痴呆
　　E. 路易体痴呆
17. 阿尔茨海默病的治疗措施不包括（　　）
　　A. 胆碱酯酶抑制剂
　　B. 手术
　　C. 维生素 E
　　D. 康复治疗
　　E. 脑代谢活化剂
18. 下列关于神经变性疾病的描述，错误的是 （　　）
　　A. 发病隐匿，多缓慢起病
　　B. 病程较长
　　C. 临床症状多样化
　　D. 腰椎穿刺压力明显增高
　　E. 影像学可表现正常

19. 对于多系统萎缩,有助于诊断的检查是 ( )
   A. 脑电图　　　B. 腰椎穿刺
   C. 肌电图　　　D. 基因检测
   E. 卧立位血压检测

20. 运动神经元病的主要临床表现不包括 ( )
   A. 肌无力　　　B. 肌张力障碍
   C. 肌萎缩　　　D. 延髓麻痹
   E. 锥体束征

【B型题】

(21～22题共用备选答案)
   A. 脑梗死
   B. 颈椎病
   C. 帕金森综合征
   D. 运动神经元病
   E. 纹状体-黑质变性

21. 患者,男,55岁。右手持物不灵活,逐渐出现右手虎口萎缩,并逐渐向右上肢发展,同时出现下肢痉挛性截瘫。最可能诊断是 ( )

22. 患者,男,45岁。近半年逐渐出现双手震颤、持物不稳,家人发现其表情呆板,言语减少。半年前有一氧化碳中毒史,昏迷2天。查体:仅见四肢肌张力呈铅管样强直。最可能的诊断是( )

(23～24题共用备选答案)
   A. 神经元纤维缠结
   B. 颞叶萎缩
   C. DA能神经元减少
   D. 苍白球神经元脱失
   E. Lewy体

23. 进行性核上性麻痹病理可见 ( )
24. 路易体痴呆的特征病理表现为( )

【X型题】

25. 路易体痴呆的主要临床特点包括( )
   A. 早期出现找名字及找词困难
   B. 反复发作的以幻视为突出表现的精神症状
   C. 进行性痴呆合并波动性认知功能障碍
   D. 帕金森综合征
   E. 具有易激惹、攻击性、焦虑等

26. 路易小体可见于 ( )
   A. 路易体痴呆
   B. OPCA
   C. 帕金森病
   D. 纹状体-黑质变性
   E. Shy-Drager综合征

27. 下列关于痴呆的描述,正确的是 ( )
   A. 多发梗死性痴呆(MID)是血管性痴呆中最常见的类型
   B. Alzheimer病和额颞痴呆均属于变性病性痴呆
   C. 血管性痴呆和感染性痴呆都属于非变性病性痴呆
   D. MID病情表现为呈阶段式加重,神经功能缺失呈零星分布
   E. 乙酰胆碱酯酶抑制剂可改善AD患者的认知功能

二、名词解释

1. Shy-Drager syndrome
2. Binswanger disease

三、填空题

1. 原发性侧索硬化症早期主要表现包括_____、_____、_____。
2. Alzheimer病的主要病理标志性改变包括_____、_____。

四、简答题
1. 简述路易体痴呆（DLB）的临床特点。
2. 简述痴呆的定义。

五、论述题
1. 试述运动神经元病的诊断标准。
2. 试述额颞叶痴呆的临床表现。

六、病例分析题
患者，男，70岁。4年前突发意识模糊，肌定向力障碍，数日后症状消失（具体持续时间不详）。随后患者逐渐出现抑郁、社交能力下降、记忆力下降，并反复间断出现意识模糊伴视幻觉。病期逐渐出现睡眠障碍，服用阿普唑仑后出现嗜睡，随后停止服药。既往史无特殊。查体：步态不稳，易向后倾斜，面具脸，手的姿势性震颤等对称性帕金森样表现，严重的延时记忆障碍，结果提示或练习也无法提高。颅脑MRI检查提示"双侧海马及颞叶无明显萎缩"。

问题：
1. 初步诊断及诊断依据。
2. 鉴别诊断。
3. 进一步检查。
4. 治疗原则。

【参/考/答/案】

一、选择题

【A型题】

1. A　2. E　3. B　4. A　5. B
6. B　7. D　8. C　9. E　10. D
11. B　12. C　13. E　14. A　15. B
16. B　17. B　18. D　19. E　20. B

【B型题】

21. D　22. C　23. A　24. E

【X型题】

25. BCD　26. ABCDE　27. ABCDE

1. A【解析】肌萎缩侧索硬化患者首发症状多为肢体无力伴肌肉萎缩和肌束颤动，上肢远端尤其明显。少数患者以下肢无力为首发症状，部分患者早期出现延髓麻痹症状。

2. E【解析】由于多系统萎缩多有明显的帕金森症候群，故易与帕金森病混淆。但多系统萎缩多为双侧对称起病，典型静止性震颤少见，左旋多巴治疗多无效果，且病情进展较帕金森病快。

3. B【解析】运动神经元病选择性侵犯脑干运动神经元、皮质锥体细胞、脊髓前角细胞及锥体束。

4. A【解析】Alzheimer病的病因及发病机制不明，但其特征性病理学改变为神经炎性斑和神经原纤维缠结。

5. B【解析】诊断路易体痴呆必须具备的症状包括：①进行性认知功能下降，以致明显影响社会或职业功能。②认知功能以注意、执行功能和视空间功能损害最明显。③疾病早期可以没有记忆损害，但随着病程发展，记忆障碍越来越明显。即诊断路易体痴呆的必要条件为痴呆。

6. B【解析】约20%的家族性肌萎缩侧索硬化患者存在铜（锌）超氧化物歧化酶（Cu/Zn SOD1）基因异常。

7. D【解析】运动神经元病病因尚不明确，但目前研究表明其发病与感染和免疫、遗传（致病基因如铜/锌超氧化物歧化酶基因）及其他因素相关（重金属、杀虫剂、除草剂、饮食、运动、外伤、过度劳动及电力辐射等）。

8. C【解析】进行性脊肌萎缩由脊髓前角细胞变性导致。

9. E【解析】治疗运动神经元病主要为对症治疗，利鲁唑能延缓病程、延长延髓麻痹患者的生存期。

10. D【解析】在ALS患者病程发展过程中，肌电图检查中运动神经传导阻滞很少出现。

14. A【解析】帕金森病（PD）、多系统萎缩（MSA）、路易体痴呆（DLB）有共同的病理表现，即α-突触核蛋白的过度聚集，故而被统称为突触核蛋白病。

15. B【解析】额颞叶痴呆、路易体痴呆及帕金森病痴呆、Pick病均属于神经元变性疾病。

16. B【解析】Kluver-Buck综合征又称颞叶切除后行为变态综合征，常由双侧颞叶病变引起，与边缘系统的损伤有关，其特征为视觉失认、口部探索、饮食习惯改变、对视觉刺激过度注意、平静淡漠、性欲增强等。

17. B【解析】阿尔茨海默病目前无特效治疗手段，主要是对症治疗，加强康复及护理。

18. D【解析】神经变性疾病脑脊液循环无异常，腰椎穿刺脑脊液压力无异常变化。

19. E【解析】在多系统萎缩的临床表现中，自主神经功能障碍往往是首发症状，也是最常见的症状之一。体位性低血压是其中表现之一。

20. B【解析】运动神经元病的主要临床表现为肌无力与肌萎缩、锥体束征的不同组合。

二、名词解释

1. 夏伊-德雷格综合征：是一种少见的、进行性的包括自主神经系统在内的神经系统变性疾病，好发于中老年人，临床主要表现为自主神经功能及运动功能障碍，如直立性低血压、发作性晕厥、性功能障碍、胃肠道功能异常、排尿功能障碍、瞳孔异常（瞳孔变小，对光反射迟钝），以及锥体系、锥体外系及小脑性共济失调等。属于多系统萎缩（MSA）中的一种变性疾病。

2. 宾斯旺格病：又称皮质下动脉硬化性脑病，是一种较为常见的小血管性痴呆。临床表现为慢性进行性痴呆、局灶性神经定位体征和精神症状，病情可长期稳定或卒中后迅速加重。

三、填空题

1. 双下肢乏力　肌张力增高　锥体束征阳性
2. 神经炎性斑　神经原纤维缠结

四、简答题

1. 简述路易体痴呆（DLB）的临床特点。

答　发病年龄在50~85岁之间，临床核心症状为波动性认知障碍、视幻觉及帕金森综合征。其他症状有睡眠障碍、自主神经功能紊乱和性格改变等。

2. 简述痴呆的定义。

答　痴呆（dementia）是指较严重的、持续的认知障碍。临床上以缓慢出现的智能减退为主要特征，伴有不同程度人格改变，但没有意识障碍。

五、论述题

1. 试述运动神经元病的诊断标准。

答 （1）起病隐袭，且进行性加重的上、下运动神经元损害。

（2）临床表现主要为肌萎缩、肌无力、延髓麻痹以及锥体束征的不同组合。

（3）肌肉活检可见神经源性肌萎缩，肌电图提示神经源性损害（可见自发电位，但神经传导速度正常），脑脊液及影像学检查正常。

2. 试述额颞叶痴呆的临床表现。

答 （1）额颞叶痴呆包括两大类：①行为异常型（主要特征——人格和行为改变）；②原发性进行性失语（主要特征——语言功能隐匿性下降，包括进行性非流利性失语和语义性痴呆）。

（2）发病多见于45~65岁，起病隐匿，进展缓慢。

（3）临床上以明显的人格、行为改变和语言障碍为特征，或合并帕金森综合征和运动神经元病症状（多见于晚期）。

六、病例分析题

1. 初步诊断及诊断依据。

答 （1）初步诊断：路易痴呆。

（2）诊断依据：患者为老年男性，病程长，波动性认知功能障碍、视幻觉、锥体外系病变为主要临床表现，伴随睡眠障碍，对安定药反应敏感，颅脑MRI未见明显病变。符合路易体痴呆的表现。

2. 鉴别诊断。

答 该病应与帕金森痴呆、Alzheimer病、血管性痴呆、克雅病等鉴别。

3. 进一步检查。

答 多巴胺转运体功能显像、脑电图、神经心理学检查。

4. 治疗原则。

答 目前无特异性治疗方法，主要是对症治疗。如多奈哌齐改善视幻觉、左旋多巴制剂改善锥体外系症状等。

（袁春林）

第12章 中枢神经系统感染性疾病

【学/习/要/点】

一、掌握

1. 单纯疱疹病毒性脑炎的临床表现及辅助检查。
2. 化脓性脑膜炎的临床表现及辅助检查。
3. 结核性脑膜炎的临床表现及辅助检查。

二、熟悉

1. 单纯疱疹病毒性脑炎的诊断、治疗原则。
2. 化脓性脑膜炎的诊断、治疗原则。
3. 结核性脑膜炎的诊断、治疗原则。

【应/试/考/题】

一、选择题

【A/型/题】

1. 临床最常见的病毒性脑炎是 （ ）
   A. 巨细胞病毒性脑炎
   B. 肠道病毒性脑炎
   C. 单纯疱疹病毒性脑炎
   D. 带状疱疹病毒性脑炎
   E. 腺病毒性脑炎

2. 患者,男,50岁。突发头痛,呕吐,体温40℃,伴躁动,2日后频繁癫痫发作、昏迷,3日后死亡。病理检查示:脑实质内出血性坏死、细胞核内包涵体。最可能的诊断为 （ ）
   A. 腺病毒性脑炎
   B. 巨细胞病毒性脑炎
   C. 急性播散性脑脊髓炎
   D. 带状疱疹病毒性脑炎
   E. 单纯疱疹病毒性脑炎

3. 单纯疱疹病毒性脑炎最常见的病灶部位是 （ ）
   A. 大脑皮质广泛性损害
   B. 颞叶、额叶及边缘系统
   C. 顶叶及枕叶
   D. 丘脑下部
   E. 脑干

4. 单纯疱疹病毒性脑炎辅助检查最不可能出现的异常是 （ ）
 A. 脑脊液糖及氯化物明显降低
 B. 脑脊液压力增高
 C. 脑脊液细胞数增多
 D. 脑电图出现弥漫性高波幅慢波
 E. CT 显示颞叶低密度病灶

5. 下列关于单纯疱疹病毒性脑炎治疗的描述,错误的是 （ ）
 A. 可用更昔洛韦治疗
 B. 可用阿昔洛韦治疗
 C. 待病毒学确诊后应用抗病毒药物
 D. 对症治疗如物理降温、脱水降颅压等
 E. 重症患者支持疗法、加强护理和预防并发症等

6. 下列关于单纯疱疹病毒的描述,正确的是 （ ）
 A. 一种嗜神经的 RNA 病毒
 B. 一种嗜神经的 DNA 病毒
 C. 一种非嗜神经的 RNA 病毒
 D. 一种非嗜神经的 DNA 病毒
 E. Ⅰ型为 DNA 病毒、Ⅱ型为 RNA 病毒

7. 新生儿感染单纯疱疹病毒发生脑炎的主要途径是 （ ）
 A. 不洁助产器械的应用
 B. 原发性胎儿宫内感染的延续
 C. 分娩时不洁生殖道分泌物与胎儿的接触
 D. 静脉输血导致的医源性感染
 E. 喂乳妇的乳头不洁

8. Creutzfeldt－Jakob 病中期最具特征性的表现为 （ ）
 A. 快速进展的痴呆
 B. 头疼
 C. 肌阵挛
 D. 大小便障碍
 E. 特征性脑电图改变

9. 艾滋病的病原体是 （ ）
 A. 乳头多瘤空泡病毒
 B. HTLV－1 反转录病毒
 C. 朊病毒感染
 D. HIV 病毒
 E. 巨细胞病毒

10. AIDS 最常见的神经系统机会性感染是 （ ）
 A. 脑弓形体病
 B. 新型隐球菌感染
 C. 单纯疱疹病毒感染
 D. 分枝杆菌感染
 E. 李斯特菌感染

11. 不符合脑囊虫病的病变部位分型是 （ ）
 A. 脑室型
 B. 蛛网膜型(脑膜型)
 C. 精神型(痴呆型)
 D. 脊髓型
 E. 脑实质型

12. 下列关于吡喹酮或阿苯达唑治疗脑囊虫的描述,错误的是 （ ）
 A. 成年人总剂量 300mg/kg
 B. 应治疗 3~4 个疗程
 C. 常规快速加量
 D. 用药后可引起脑水肿及颅内压增高
 E. 用药过程须严密监测

13. 亚急性硬化性全脑炎患者的临床表现不包括 （ ）
 A. 主要见于 12 岁以下的儿童
 B. 隐匿起病、缓慢发展
 C. 发热明显
 D. 发病前多有麻疹感染史
 E. 最后多死于并发的感染和循环衰竭

14. 下列关于可疑的结核性脑膜炎何时用抗结核药的描述,正确的是 （ ）
 A. 只有脑脊液中结核杆菌培养阳性才能用抗结核药

B. 脑脊液中必须抗酸染色阳性才能用抗结核药

C. 除脑脊液中蛋白、糖和氯化物的典型改变外还必须有既往结核感染史

D. 只要患者的临床症状、体征及实验室检查高度提示该病就应及早抗结核治疗

E. 只要有结核接触史就应抗结核治疗

15. 患者,女,30岁。突然剧烈头痛、呕吐。查体:意识清楚,颈部有抵抗。为鉴别其为脑膜炎或蛛网膜下腔出血,首先要做的检查为 （ ）
A. 腰椎穿刺　　B. 抽血查血常规
C. 颅脑 CT 检查　D. 脑血管造影检查
E. 颅脑 MRI 检查

16. 化脓性脑膜炎脑脊液改变不包括（ ）
A. 蛋白质增高
B. 外观浑浊或呈脓性
C. 糖含量下降
D. 氯化物降低
E. 淋巴细胞显著增多,常为（100～500×10^6/L）

17. 不属于神经系统 HIV 慢性原发性感染的是 （ ）
A. AIDS 痴呆综合征
B. 复发性或慢性脑膜炎
C. 慢性进展性脊髓病
D. 周围神经病
E. 原发性淋巴瘤

18. 下列病原体感染途径不属于血行感染的是 （ ）
A. 蚊虫叮咬
B. 不洁注射器静脉或肌肉注射
C. 穿透性颅脑外伤
D. 面部危险三角区的感染经静脉逆行入颅
E. 孕妇感染的病原体经胎盘传给胎儿

19. 神经莱姆病诊断最为重要的依据是 （ ）
A. 流行病学和特异的血清学诊断试验
B. 发病前有无慢性游走性红斑
C. 有无头痛、脑膜刺激征、颈强直
D. 是否存在周围神经病变
E. 有无明确的蜱咬伤史

20. 下列不属于化脓性脑膜炎基本病理改变的是 （ ）
A. 软脑膜炎　　B. 脑膜血管充血
C. 炎性细胞浸润　D. 静脉血栓形成
E. 脑组织出血性坏死

21. 确诊化脓性脑膜炎的依据是 （ ）
A. 高热、头痛、呕吐
B. 惊厥
C. 婴儿前囟饱满,隆起
D. 脑膜刺激征阳性
E. 脑脊液中找到致病菌

22. 细菌性脑膜炎患者出现皮肤瘀点或紫癜时,提示致病菌最可能是 （ ）
A. 肺炎链球菌　B. 流感嗜血杆菌
C. 脑膜炎双球菌　D. 铜绿假单胞菌
E. 大肠埃希菌

23. 化脓性脑膜炎患者病菌未明时治疗首选的抗生素是 （ ）
A. 青霉素　　B. 氨苄西林
C. 万古霉素　D. 头孢曲松
E. 氯霉素

24. 患者,男,30岁。发热2天,头痛呕吐1天入院。初步诊断为化脓性脑膜炎。下列不符合该患者脑脊液特点的是 （ ）
A. 压力增高
B. 白细胞数明显增多
C. 外观混浊
D. 白细胞分类以中性粒细胞为主
E. 蛋白质降低,糖和氯化物升高

25. 患者,女,15岁。因"头痛、呕吐伴寒战、高热2天"入院。查体:体温40℃,脑膜刺激征(+)。颅脑CT未见异常。血常规:白细胞16.7×10^9/L,中性粒细胞90%。脑脊液检查:压力240mmH$_2$O,外观灰白混浊,糖1.9mmol/L,氯化物114mmol/L,蛋白质2.8g/L,白细胞7200×10^6/L,中性粒细胞92%,淋巴细胞6%,单核细胞2%。最可能的诊断是 ( )
   A. 单纯疱疹病毒性脑炎
   B. 结核性脑膜炎
   C. 化脓性脑膜炎
   D. 新型隐球菌脑膜炎
   E. 病毒性脑膜炎

26. 用双份血清和双份脑脊液做HSV-1抗体的动态检测:①CSF抗体有增高趋势;②血:CSF抗体比<40;③CSF抗体升高4倍以上。最可能的诊断是 ( )
   A. 带状疱疹病毒性脑炎
   B. 腮腺炎病毒性脑炎
   C. 麻疹病毒性脑炎
   D. 单纯疱疹病毒性脑炎
   E. 风疹病毒性脑炎

27. 朊蛋白病中患者存活时间最长的一种是 ( )
   A. GSS   B. FFI
   C. CJD   D. Kuru病
   E. TBM

28. 最易并发脑实质出血的颅内炎症是 ( )
   A. 单纯疱疹病毒性脑炎
   B. 病毒性脑膜炎
   C. 结核性脑膜炎
   D. 化脓性脑膜炎
   E. 新型隐球菌性脑膜炎

29. 克-雅病的临床体征中不包括 ( )
   A. 共济失调
   B. 偏瘫
   C. Babinski征阳性
   D. 脑膜刺激征
   E. 脊髓前角细胞损害引起的肌萎缩

30. 患者,男,40岁。因"发热3天,头痛、呕吐1天"入院。查体:T 38℃,神经系统查体未见明显阳性体征。脑脊液检查:外观清亮,WBC 80×10^6/L,N 20%,L 80%,蛋白质500mg/L,氯化物118mmol/L,糖4mmol/L。最可能的诊断是 ( )
   A. 单纯疱疹病毒性脑炎
   B. 结核性脑膜炎
   C. 化脓性脑膜炎
   D. 新型隐球菌脑膜炎
   E. 病毒性脑膜炎

31. 脑脊液静置12~24小时形成薄膜,见于 ( )
   A. 化脓性脑膜炎
   B. 结核性脑膜炎
   C. 蛛网膜下腔梗阻
   D. 流行性乙型脑炎
   E. 脑脊髓梅毒

32. 确诊结核性脑膜炎最可靠的依据是 ( )
   A. 脑脊液生化有结核性脑膜炎的典型改变
   B. 脑神经瘫痪+结核接触史
   C. 昏迷+结核菌素试验阳性
   D. 脑脊液中查见结核分枝杆菌
   E. 脑脊液压力明显增高

33. 结核性脑膜炎伴颅内压增高,减轻脑水肿的措施不包括 (　　)
   A. 地塞米松静脉注射
   B. 必要时行侧脑室引流
   C. 立刻腰椎穿刺放脑脊液
   D. 静脉注射呋塞米
   E. 静脉注射20%甘露醇

34. 最常见的克-雅病的临床类型是 (　　)
   A. 散发型   B. 医源型
   C. 获得型   D. 家族型
   E. 变异型

35. 梅毒性脑膜脑炎最常见的症状为 (　　)
   A. 痴呆   B. 肢体瘫痪
   C. 抽搐   D. 精神异常
   E. 躯体感觉异常

【B型题】

(36~38题共用备选答案)
   A. 进行性风疹性全脑炎
   B. 进行性多灶性白质脑病
   C. 皮质-纹状体-脊髓变性
   D. 亚急性硬化性全脑炎
   E. 病毒性脑膜炎

36. 可以遗传的传染性疾病是 (　　)
37. 病原体多是先天性感染而后当机体免疫功能低下时导致迟发性病变的是 (　　)
38. 多发生在有明确的导致机体免疫功能低下的患者的疾病是 (　　)

(39~41题共用备选答案)
   A. 异烟肼   B. 利福平
   C. 乙胺丁醇   D. 吡嗪酰胺
   E. 链霉素

39. 可以导致球后视神经炎,引起弱视、视野缩小等不良反应的抗结核药物是 (　　)
40. 对听神经有损害的抗结核药物是 (　　)
41. 对结核杆菌有很强的抑制和杀灭作用,但因增加了维生素B_6的排泄而产生周围神经炎不良反应的抗结核药物是 (　　)

(42~45题共用备选答案)
   A. CSF 白细胞$2400×10^6$/L,中性粒细胞90%,淋巴细胞6%,单核细胞4%,蛋白质2.2g/L,糖1.9mmol/L,氯化物112mmol/L
   B. CSF 淡黄,白细胞$420×10^6$/L,中性粒细胞44%,淋巴细胞50%,单核细胞6%,蛋白质1.8g/L,糖1.4mmol/L,氯化物94mmol/L
   C. CSF 白细胞$120×10^6$/L,中性粒细胞8%,淋巴细胞70%,单核细胞22%,蛋白质1.0g/L,糖1.6mmol/L,氯化物124mmol/L,墨汁染色(+)
   D. CSF 无色透明,白细胞$90×10^6$/L,淋巴细胞92%,单核细胞8%,蛋白质0.8g/L,糖3.2mmol/L,氯化物126mmol/L
   E. CSF 无色透明,白细胞$2×10^6$/L,蛋白质0.15g/L,糖3.0mmol/L,氯化物124mmol/L

42. 结核性脑膜炎CSF符合 (　　)
43. 化脓性脑膜炎CSF符合 (　　)
44. 病毒性脑炎CSF符合 (　　)
45. 隐球菌性脑膜炎CSF符合 (　　)

(46~48题共用备选答案)
   A. 地塞米松   B. 阿昔洛韦
   C. 干扰素   D. 麻疹活疫苗
   E. 转移因子

46. 具有广谱抗单纯疱疹病毒作用且对机体毒性相对较低的鸟嘌呤衍生物类药物是 (　　)
47. 可以使人体产生内源性干扰素,从而发挥抗病毒作用的药物是 (　　)
48. 可使正常淋巴细胞致敏而转化为免疫淋巴细胞的药物是 (　　)

【X型题】

49. 可能引起中枢神经病系统感染的病原体有 （ ）
    A. 细菌　　　　B. 病毒
    C. 螺旋体　　　D. 朊蛋白
    E. 寄生虫

50. 下列关于单纯疱疹病毒性脑炎的描述，正确的是 （ ）
    A. 是中枢神经系统最常见的病毒性感染
    B. 单纯疱疹病毒是嗜神经 DNA 病毒
    C. 成年人病例多由 HSV-1 型病毒感染
    D. HSV-2 型病毒感染多见于新生儿或性接触传播
    E. 本病死亡率低，预后良好

51. 单纯疱疹病毒性脑炎的临床表现包括 （ ）
    A. 急性起病、高热，可伴口唇疱疹
    B. 可出现癫痫发作
    C. 常见嗜睡、昏迷等意识障碍
    D. 精神症状较明显
    E. 可发生认知功能障碍

52. 对人类有致病性并可累及中枢神经系统的螺旋体主要有 （ ）
    A. 蛇形螺旋体
    B. 密螺旋体
    C. 疏螺旋体
    D. 钩端螺旋体
    E. 细丝体

53. 单纯疱疹病毒性脑炎脑电图最常见的改变包括 （ ）
    A. 单、双侧顶叶高波幅慢波
    B. 单、双侧额叶高波幅慢波
    C. 单、双侧颞叶高波幅慢波
    D. 单、双侧枕叶高波幅慢波
    E. 各脑叶高波幅尖波

54. 单纯疱疹病毒性脑炎的 CT 改变包括 （ ）
    A. 皮质下白质广泛的低密度区
    B. 颞叶及海马低密度区伴点状高密度
    C. 基底核区多发性低密度灶
    D. 单、双侧颞叶及海马局灶性低密度区
    E. 可无异常发现

55. 下列关于结核性脑膜炎的描述，正确的是 （ ）
    A. 慢性起病
    B. 颈项强直、Kernig 征等脑膜刺激征明显
    C. 脑脊液细胞数、蛋白质升高，糖和氯下降
    D. 脑脊液离心沉淀涂片墨汁染色阳性
    E. 常用异烟肼、利福平和吡嗪酰胺等三种一线药物治疗

56. 下列关于神经莱姆病的描述，正确的是 （ ）
    A. 由伯氏疏螺旋体感染所致
    B. 流行病区、蜱叮咬史及慢性游走性红斑是诊断依据
    C. 血清学试验可检出该螺旋体特异性 IgM、IgG 抗体
    D. 无菌性脑膜炎、多发性神经炎和面神经麻痹是常见症状
    E. 可用四环素、三代头孢菌素等治疗

57. 下列关于进行性多灶性白质脑病的描述，正确的是 （ ）
    A. 乳头多瘤空泡病毒引起
    B. 亚急性或慢性起病
    C. 病程晚期可出现痴呆
    D. 非特异的弥漫性或局灶性慢波脑电图
    E. CT 可见白质内多灶性低密度区

58. 下列关于脑囊虫的描述,正确的是
    （　　）
    A. 食入绦虫卵污染的食物或绦虫病自身感染(节片逆流入胃)
    B. 虫卵在十二指肠孵化逸出六钩蚴,经血液循环入脑
    C. 常见症状是癫痫发作、颅内压增高和脑膜炎等
    D. 脑室型可引起阻塞性脑积水和布龙征(Brun sign)发作
    E. 吡喹酮和阿苯哒唑的疗程为1周

59. 下列关于新型隐球菌脑膜炎的描述,正确的是　　　　　　　　　　（　　）
    A. 多是在机体免疫力低下时发生该病
    B. 本病的发病率较高
    C. 病情重,大多预后不良
    D. 该病不会单独发生,肯定合并于免疫功能缺陷性疾病
    E. 用两性霉素治疗后可出现低钾血症、心律失常、氮质血症、白细胞减少等不良反应

60. 对于结核性脑膜炎患者,治疗应使用糖皮质激素的是　　　　　　（　　）
    A. 颅内压增高明显
    B. 有脑疝形成
    C. 合并脑积水
    D. 合并血管炎
    E. 椎管阻塞

61. 有可能传播朊蛋白的途径是　（　　）
    A. 角膜、硬脑膜的移植
    B. 重复使用CJD患者使用过的未充分消毒的脑电极
    C. 身体破损处与患者的脑脊液接触
    D. 角膜和皮肤与患者的血液接触
    E. 身体破损处、角膜和皮肤与患者的组织接触

62. 腰椎穿刺脑脊液检查蛋白为2.0g/L(200mg/dl),提示的疾病包括（　　）
    A. 结核性脑膜炎
    B. 脑肿瘤
    C. 脊髓压迫症
    D. 吉兰-巴雷综合征
    E. 运动神经元疾病

63. 结核性脑膜炎中最易受累的脑神经损害包括　　　　　　　　　（　　）
    A. 视神经　　　　B. 动眼神经
    C. 三叉神经　　　D. 展神经
    E. 面神经

64. 新型隐球菌性脑膜炎的常见症状包括
    （　　）
    A. 头痛　　　　　B. 呕吐
    C. 偏瘫　　　　　D. 发热
    E. 癫痫发作

二、名词解释
1. 亚急性硬化性全脑炎
2. 麻痹性痴呆

三、填空题
1. 中枢神经系统的感染途径有_____、_____、_____。
2. 结核性脑膜炎的治疗原则是_____、_____、_____、_____。
3. CJD的临床类型有_____、_____、_____、_____。
4. 单纯疱疹病毒性脑炎最具有特征性的病理改变是_____。
5. 目前已知的人类朊蛋白病主要有_____、_____、_____、_____。
6. 神经莱姆病的病原体是_____。
7. 病毒性脑膜炎的主要病原体是_____。
8. 脑囊虫病临床表现分为四种基本类型,分别为_____、_____、_____、_____。

四、简答题

1. 简述单纯疱疹病毒性脑炎的临床诊断要点。
2. 简述化脓性脑膜炎的临床表现。
3. 简述结核性脑膜炎的脑脊液检查的典型改变。
4. 简述病毒性脑膜炎的临床表现。
5. 简述 Creutzfeldt – Jakob 病的临床分期和各期的临床表现。
6. 简述单纯疱疹病毒性脑炎的治疗。
7. 简述临床上艾滋病神经综合征的诊断。

五、论述题

试述结核性脑膜炎的临床表现。

【参/考/答/案】

一、选择题

【A 型题】

1. C	2. E	3. B	4. A	5. C
6. B	7. C	8. C	9. D	10. A
11. C	12. C	13. C	14. D	15. C
16. E	17. E	18. C	19. A	20. E
21. E	22. C	23. D	24. E	25. C
26. D	27. A	28. A	29. D	30. E
31. B	32. D	33. C	34. E	35. A

【B 型题】

36. C	37. A	38. B	39. C	40. E
41. A	42. B	43. A	44. D	45. C
46. B	47. C	48. E		

【X 型题】

49. ABCDE	50. ABCD	51. ABCDE
52. BCD	53. BC	54. BDE
55. BCE	56. ABCDE	57. ABCDE
58. ABCD	59. ACE	60. ABCD
61. ABCDE	62. ABCD	63. ABDE
64. ABD		

1. C【解析】单纯疱疹病毒脑炎是世界范围内最多见的散发性脑炎,占所有病毒性脑炎的20%~68%。
2. E【解析】脑组织活检提示坏死部位的神经细胞和胶质细胞核内存在嗜酸性包涵体,是单纯疱疹病毒性脑炎最具有特异性的改变。
3. B【解析】疱疹病毒性脑炎患者病变主要侵犯颞叶、额叶眶面和边缘系统。
4. A【解析】单纯疱疹病毒脑炎脑脊液压力正常或者轻度增高,脑脊液有核细胞数增多,一般为(50~100)×10^6/L,部分患者高达 1000×10^6/L,多以淋巴细胞为主,部分患者可有红细胞数增多,脑脊液生化提示蛋白质呈轻、中度增高,糖与氯化物一般正常。脑脊液糖与氯化物明显降低为结核性脑膜炎的主要表现。
5. C【解析】早期诊断和治疗是降低疱疹病毒性脑炎死亡率的关键。临床提示本病或不能排除本病时,应立即给予阿昔洛韦治疗,不应等待病毒学结果再用药以致延误病情。
6. B【解析】单纯疱疹病毒是一种嗜神经 DNA 病毒,分为 HSV – 1 和 HSV – 2 两个亚型。
7. C【解析】HSV – 2 型脑炎多发于新生儿,主要为新生儿通过产道时被病毒感染所致。
8. C【解析】Creutzfeldt – Jakob 病中期,约 2/3 患者出现肌阵挛,最具特征性。
9. D【解析】艾滋病是由人类免疫缺陷病毒 – 1(HIV – 1)感染所致。

10. A【解析】AIDS最常见的机会性感染是脑弓形体病。

11. C【解析】临床上依据囊虫存在的位置不同可将脑囊虫病分为以下四种基本类型:脑实质型、蛛网膜型、脑室型及脊髓型。

12. C【解析】脑囊虫病常用药物有吡喹酮和阿苯达唑。用药应先从小剂量开始,根据用药反应逐渐加量,加量宜缓慢。

13. C【解析】亚急性硬化性全脑炎多见于儿童,隐匿起病,病情缓慢进展。不发热。临床上根据病情演变分为早期、运动障碍期及强直期,最终因合并感染或循环衰竭而死亡。

14. D【解析】临床诊断高度提示结核性脑膜炎时,即使抗酸染色阴性亦应立即开始试验性抗结核治疗。

15. C【解析】早期颅脑CT检查可检出90%以上的蛛网膜下腔出血。

17. E【解析】HIV慢性原发性神经系统感染包括:①AIDS痴呆综合征;②复发性或慢性脑膜炎;③慢性进展性脊髓病;④周围神经病;⑤肌病。

18. C【解析】穿透性颅脑损伤属于直接感染。

20. E【解析】化脓性脑膜炎基本病理改变是软脑膜炎、脑膜血管充血和炎性细胞浸润。炎性细胞浸润、血管充血严重者可出现静脉血栓形成。脑组织出血性坏死是单纯疱疹病毒性脑炎的病理改变。

22. C【解析】脑膜炎双球菌脑膜炎(又称流行性脑脊髓膜炎)菌血症时出现的皮疹,开始为弥散性红色斑丘疹,迅速转变成皮肤瘀点,主要见于躯干、下肢、黏膜以及结膜,偶见于手掌及足底。

23. D【解析】化脓性脑膜炎未确定病原菌时,三代头孢的头孢曲松或头孢噻肟常作为首选药。

24. E【解析】化脓性脑膜炎脑脊液压力明显升高;外观呈混浊或呈脓性;白细胞总数明显升高,以中性粒细胞为主,通常为$(1000～10\,000)×10^6/L$;脑脊液生化示蛋白质明显升高;糖及氯化物含量降低。

26. D【解析】采用双份脑脊液血清和双份脑脊液做HSV-1抗体的动态观察,双份抗体有增高的趋势,滴度在1∶80以上,病程中2次及以上抗体滴度呈4倍以上增加,血与脑脊液的抗体比值<40,均可确诊单纯疱疹病毒性脑炎。

28. A【解析】脑实质中出血性坏死是单纯疱疹病毒性脑炎的一个重要病理特征。

29. D【解析】克-雅病主要累及皮质、基底核和脊髓,很少累及脑膜,且无炎症反应。累及脊髓,主要使其呈萎缩变性,一般不刺激脊神经根,所以不出现脑膜刺激征。

30. E【解析】病毒性脑炎腰椎穿刺示脑脊液压力正常或轻度增高,细胞数增多为$(10～1000)×10^6/L$,以淋巴细胞为主,蛋白质呈轻、中度增高,糖与氯化物正常。该患者无任何脑实质受损症状,也无任何局灶性神经系统损害的体征,所以首先考虑为病毒性脑膜炎。

31. B【解析】脑脊液静置12～24小时形成薄膜仅见于结核性脑膜炎。

32. D【解析】确诊结核性脑膜炎最可靠的依据是脑脊液培养出结核杆菌,病原学明确。

33. C【解析】结核性脑膜炎伴颅内压增高,不应立刻腰椎穿刺放脑脊液,谨防形成脑疝。

34. A【解析】最常见的克-雅病的临床类型是散发性,占80%～90%。

35. A【解析】梅毒性脑膜脑炎即麻痹性神经梅毒,也称麻痹性痴呆。其最常见的症状为痴呆,以进行性痴呆合并神经损害为主。

36. C【解析】可以遗传的传染性疾病是CJD,因主要累及皮质、基底核和脊髓,又称为皮质-纹状体-脊髓变性,为常染色体显性遗传病。

37. A【解析】进行性风疹性全脑炎是由母体感染风疹病毒经胎盘感染胎儿,出现先天性风疹感染,在全身免疫力低下时发病。

38. B【解析】进行性多灶性白质脑病多发生于患有明确的导致机体免疫功能低下疾病的患者,如艾滋病。进行性多灶性白质脑病是AIDS患者常见的机会性感染。

39. C【解析】乙胺丁醇不良反应主要为视神经损害,表现为视物模糊、眼痛、红绿色盲或视力减退、视野缩小。

40. E【解析】对听神经有损害的抗结核药物是链霉素,不良反应影响前庭功能时可有步履不稳、眩晕等症状;影响听神经出现听力减退、耳鸣、耳部饱满感。

41. A【解析】异烟肼结构与维生素 B_6 相似,大剂量应用时,可使维生素 B_6 大量随尿排出,抑制脑内谷氨酸脱羧变成 γ-氨酪酸而导致惊厥,同时也可引起周围神经系统的多发性病变。

49. ABCDE【解析】可能引起中枢神经病系统感染的病原体有各种各样的病原微生物包括细菌、病毒、螺旋体、朊蛋白、寄生虫、立克次体等。

50. ABCD【解析】单纯疱疹病毒性脑炎未经治疗的死亡率高达70%,病情严重者预后不良。

53. BC【解析】单纯疱疹病毒性脑炎好发于大脑额叶、颞叶及边缘系统,故可出现单、双侧额叶高波幅慢波或单、双侧颞叶高波幅慢波,甚至颞叶的尖波与棘波。

54. BDE【解析】单纯疱疹病毒性脑炎引起脑组织出血坏死和(或)变态反应性脑损害,其CT改变是好发部位的出血,即颞叶及海马低密度区伴点状高密度。合并脑组织坏死时可见单、双侧颞叶及海马局灶性低密度区,且在症状出现后的最初4~5天,颅脑CT可无异常发现,是正常的。皮质下及基底核区不是HSE的好发部位。

55. BCE【解析】结核性脑膜炎的多起病隐匿,可急性及亚急性起病,故 A 项错误。脑脊液离心沉淀涂片墨汁染色(+)常提示隐球菌性脑膜炎,故 D 项错误。

57. ABCDE【解析】进行性多灶性白质脑病颅脑 CT 可见白质内多灶性低密度区,无增强效应。

59. ACE【解析】新型隐球菌脑膜炎多是在机体免疫力低下时发生该病,发病率低,但病情重,合并该病常提示病情重,大多预后不良,故 B 项错误。该病可单独发生,更常见于全身性免疫缺陷性疾病,故 D 项错误。

60. ABCDE【解析】结合性脑膜炎在有效抗结核治疗的基础上使用糖皮质激素的指征为:①颅内压增高明显;②合并脑积水、血管炎;③脑脊液蛋白质浓度高,可能形成椎管堵塞者。

61. ABCDE【解析】有可能传播朊蛋白的途径:①通过破损的皮肤侵入人体,医源性感染见少数,新近研究提示可经消化道途径。②基因突变,常染色体显性遗传。

64. ABD【解析】隐球菌性脑膜炎的常见症状包括颅内压增高,表现为头痛、呕吐。早期可有不规则低热,故选 A、B、D 项。针对偏瘫,仅见于大脑、小脑或脑干出现较大肉芽肿时,可引起肢体瘫痪。少数出现精神行为异常,尚无癫痫发作。

二、名词解释

1. **亚急性硬化性全脑炎**：由麻疹缺陷病毒所致，主要表现为慢性感染经过的，以进行性痴呆、运动失调、共济失调、肌阵挛及其他神经系统体征为特征的中枢神经系统的感染。

2. **麻痹性痴呆**：也称为梅毒性脑膜脑炎，是由苍白密螺旋体感染后引起的神经梅毒的一种临床类型，主要表现为痴呆，如记忆力下降、判断力减退和情绪不稳等，也可有精神和行为的改变，后期可出现四肢瘫痪和癫痫发作等。

三、填空题

1. 血行感染　直接感染　神经干逆行感染
2. 早期给药　合理选药　联合用药　系统治疗
3. 散发型　医源型（获得型）　遗传型变异型
4. 细胞核内嗜酸性包涵体
5. 克－雅病（CJD）　Kuru 病　格斯特曼综合征（GSS）　致死性家族性失眠症（FFI）
6. 伯氏疏螺旋体
7. 肠道病毒
8. 脑实质型　蛛网膜型　脑室型　脊髓型

四、简答题

1. 简述单纯疱疹病毒性脑炎的临床诊断要点。

答　①口唇、生殖道疱疹史或本次发病有皮肤、黏膜疱疹。②急性或亚急性起病，病前 1～3 周有发热、咳嗽等上呼吸道感染的前驱症状。③主要表现为发热、头痛、癫痫发作、精神改变、意识障碍和（或）神经系统定位体征等脑实质受损征象。④腰椎穿刺检查脑脊液压力正常或升高，白细胞和蛋白质正常或轻度增高，糖和氯化物正常。合并灶性出血红细胞数增多。⑤脑电图以颞、额区损害为主的脑弥漫性异常。⑥颅脑 CT/MRI 检查可显示脑水肿、局灶性或弥漫性病变。⑦特异性抗病毒药物治疗有效可间接支持诊断。

2. 简述化脓性脑膜炎的临床表现。

答　各种细菌感染在临床表现上差别不大，主要有以下表现。

（1）发病前多有发热、寒战及上呼吸道感染等前驱症状。

（2）患者表现为剧烈头痛、呕吐、意识障碍等颅内压增高的症状，有的患者可出现偏瘫、失语等局灶性神经功能损害的症状。

（3）查体可见脑膜刺激征阳性，表现为颈项强直，Brudzinski 征及 Kernig 征阳性。在新生儿、老年人或昏迷患者中脑膜刺激征可不明显。

（4）在流行性脑脊髓膜炎时，可出现特异性皮疹表现，早期表现为弥散性点状红色斑丘疹，迅速转变为瘀点，主要见于眼结膜、躯干、下肢皮肤，偶见于手掌及足底。

3. 简述结核性脑膜炎的脑脊液检查的典型改变。

答　（1）脑脊液压力常明显升高，可大于 400mmH$_2$O。

（2）外观无色透明或微黄，静置后可有薄膜形成。

（3）脑脊液细胞数增多，常为 (50～500)×10^6/L，以淋巴细胞数显著增多为主。

（4）脑脊液生化提示蛋白质中度增高，通常为 1～2g/L，脑脊液中糖及氯化物含量相应降低。

4. 简述病毒性脑膜炎的临床表现。

答　（1）发病具有季节性，夏秋季高发。

（2）急性起病，主要表现为病毒感染的

全身中毒症状(如发热、头痛、肌痛、食欲减退、恶心、呕吐、腹泻、畏光和全身乏力等),部分患者可有脑膜刺激征。

(3)因患者的年龄、免疫状态和病毒种类及亚型的不同临床表现可不同。

5. 简述 Creutzfeldt – Jakob 病的临床分期和各期的临床表现。

答 (1)初期:可有头痛、眩晕、共济失调等前驱症状,随之表现为易疲劳、头痛、睡眠紊乱、眩晕、体重下降、注意力不集中、失眠、抑郁和记忆减退,行为改变等类似神经衰弱和抑郁症的表现。

(2)中期:相继或交替出现大脑皮质、锥体束、锥体外系及小脑受损的症状。此期最具特征性的表现为肌阵挛。其中痴呆、共济失调、肌阵挛是 CJD 最常见的 3 个症状。

(3)晚期:因脑干、自主神经、双侧大脑皮质广泛损害导致的出现无动性缄默、尿失禁、昏迷或去皮质强直状态等。

6. 简述单纯疱疹病毒性脑炎的治疗。

答 原则:早期诊断及治疗是降低病死率的关键。

(1)抗病毒药物治疗,首选阿昔洛韦。
(2)肾上腺皮质激素。
(3)对症支持治疗,可给予辅助免疫治疗,合并感染给予抗生素。

7. 简述临床上艾滋病神经综合征的诊断。

答 (1)流行病学资料:是否为同性恋、混乱性交、药瘾、血友病、多次输血史等艾滋病高危人群。

(2)临床表现:临床表现为脑炎、脑膜炎及脊髓炎,合并痴呆,精神行为异常等。

(3)脑 MRI、脊髓 MRI、肌电图等检查有助于判断是否合并脑萎缩、脊髓病、周围神经病和肌病等。

(4) PCR 可检出弓形虫 DNA 及测定 HIV 病毒载量。

(5)确诊主要靠 HIV 抗原及抗体测定及脑活检。

五、论述题

试述结核性脑膜炎的临床表现。

答 结核性脑膜炎是结核病中最危险的一种,该病多起病隐匿,慢性病程,迁延不愈,也可呈急性或亚急性起病,可无结核接触病史。

(1)结核中毒症状。表现为持续性午后低热、盗汗、食欲缺乏、无力、精神萎靡不振。

(2)脑膜刺激症状和颅内压增高。病情危重者可出现去脑强直发作或去皮质状态。

(3)脑实质损害。表现为癫痫发作、意识障碍、精神症状。可有局灶性神经系统体征,如出现偏瘫、交叉瘫等。

(4)脑神经损害。颅底炎性渗出物刺激、粘连、压迫,可累及脑桥及延髓,引起脑神经损害。其中动眼神经、展神经、面神经和视神经最易受累,表现出相应的症状。

(5)结核性脑膜炎老年患者头痛、恶心、呕吐等颅内压增高的症状不明显,脑脊液改变不典型,但在动脉粥样硬化基础上发生结核性动脉内膜炎而引起脑梗死的较多。

(王振海 刘爱翠)

第13章 中枢神经系统脱髓鞘疾病

【学/习/要/点】

一、掌握

1. 多发性硬化症的概念、诊断、临床表现、治疗。
2. 视神经脊髓炎谱系疾病的诊断及治疗。

二、熟悉

1. 多发性硬化症病因、发病机制、转归及预防。
2. 视神经脊髓炎谱系疾病的概念、发病机制。
3. 急性播散性脑脊髓炎和脑桥中央髓鞘溶解症的诊断和治疗。
4. 弥漫性硬化和同心圆硬化的概念。

【应/试/考/题】

一、选择题

【A型题】

1. 多发性硬化复发阶段主要的病理改变是 （　　）
   A. 轴索变性　　B. 炎性脱髓鞘
   C. 神经元坏死　D. 神经细胞变性
   E. 硬化斑

2. 中枢神经系统组成髓鞘的主要细胞为 （　　）
   A. 少突胶质细胞　B. 施万细胞
   C. 小胶质细胞　　D. 星形胶质细胞
   E. 室管膜细胞

3. 下列与多发性硬化发病机制无关的是 （　　）
   A. 病毒感染
   B. 自身免疫反应
   C. 环境因素如离赤道越远发病率越高
   D. 血管因素导致的脑白质变性
   E. 遗传因素如有明显的家族倾向

4. 多发性硬化急性发作期最常用的治疗方法是 （　　）
   A. 免疫球蛋白
   B. 血浆置换
   C. 激素 + 环磷酰胺
   D. 大剂量甲泼尼龙冲击治疗
   E. 营养神经治疗

5. 对于复发型多发性硬化,疾病修正治疗的主要目的不包括 （ ）
   A. 减少复发　　B. 控制进展
   C. 控制炎症　　D. 改善缺血
   E. 抑制免疫反应

6. 视神经脊髓炎谱系疾病最常见的抗体为 （ ）
   A. MOG 抗体　　B. AQP4 抗体
   C. GQ1b 抗体　　D. MBP 抗体
   E. MAG 抗体

7. 提示多发性硬化预后不良的因素是 （ ）
   A. 女性
   B. 高加索人
   C. 出现小脑功能障碍
   D. 40 岁以前发病
   E. 单病灶起病

8. 下列关于视神经脊髓炎谱系疾病临床表现的描述,错误的是 （ ）
   A. 以青壮年女性居多
   B. 多数患者呈反复发作病程
   C. 可不合并 AQP4-IgG 阳性
   D. 可合并风湿相关自身免疫性疾病
   E. 可伴发颅内病灶,病灶多位于侧脑室前角和后角周围

9. 患者,女,24 岁。1 年前疲劳后出现右眼视力减退,使用激素治疗后症状持续半月后好转。近 1 周感冒后出现右下肢无力伴麻木,2 天前向右看时有视物成双。该患者最可能的诊断是（ ）
   A. 球后视神经炎　　B. 重症肌无力
   C. 多发性硬化　　D. 脑干肿瘤
   E. 脊髓压迫症

10. 下列关于多发性硬化症辅助检查的描述,错误的是 （ ）
    A. 急性期脑脊液细胞数显著增多
    B. 脑脊液 CSF-IgG 指数增高
    C. 脑脊液出现寡克隆区带
    D. 视觉及脑干听觉诱发电位可出现异常

    E. MRI T_2 像可见侧脑室周围白质散在高信号病灶

11. 下列属于遗传性中枢神经系统脱髓鞘疾病的是 （ ）
    A. MS　　B. NMO
    C. Balo 病　　D. ALD
    E. ADEM

12. 下列多发性硬化时间多发性的证据不包括 （ ）
    A. 两次发作,间隔超过 1 月
    B. 任何时间 MRI 检查同时发现钆增强和非增强证据
    C. 随访的 MRI 发现新的 T_2 病灶
    D. 随访的 MRI 发现钆增强病灶
    E. MRI 发现多发黑洞

13. 多发性硬化诊断最有效的检查手段是 （ ）
    A. MRI　　B. CT
    C. 腰椎穿刺　　D. 诱发电位
    E. PET

14. 患者,女,30 岁。双下肢麻木无力伴尿便潴留 1 周。神经系统查体:乳头以下深浅感觉减退,双下肢肌力 3 级,双侧 Babinski 征(+)。颈髓 MRI 检查如下图。诊断应首先考虑 （ ）

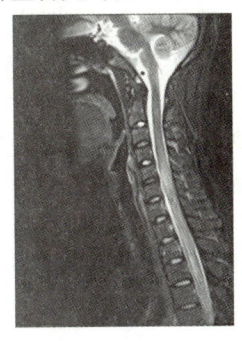

    A. 急性脊髓炎
    B. 视神经脊髓炎谱系疾病
    C. 多发性硬化
    D. 脊髓卒中
    E. 脊髓压迫症

15. 患者,男,28岁。2年来反复出现视力下降、右侧肢体偏瘫。最近1周又出现饮水呛咳、口齿不清。患者最可能的诊断为 （　　）
   A. 脑梗死
   B. 视神经脊髓炎
   C. 多发性硬化
   D. 颅内感染
   E. 球后视神经炎

【B型题】

(16～18题共用备选答案)
   A. 血浆置换　　B. 激素
   C. IVIG　　　　D. 米托蒽醌
   E. β-干扰素

16. 多发性硬化急性期首选治疗方案为 （　　）
17. 多发性硬化疾病修正治疗一线治疗方案为 （　　）
18. FDA批准唯一用于治疗SP-MS的药物是 （　　）

(19～20题共用备选答案)
   A. 临床孤立综合征(CIS)
   B. 缓解复发型多发性硬化(RR-MS)
   C. 继发进展型多发性硬化(SP-MS)
   D. 进展复发型多发性硬化(PR-MS)
   E. 原发进展型多发性硬化(PP-MS)

19. 最常见的多发性硬化类型是 （　　）
20. 对药物疗效最差的类型为 （　　）

【X型题】

21. 下列关于多发性硬化临床表现的描述,正确的有 （　　）
   A. 发病年龄多在20～40岁之间
   B. 起病形式可急可缓
   C. 多表现为缓解复发
   D. 表现为时间多发性和空间多发性
   E. 男女患病比例为2:1

22. 多发性硬化的首发症状可表现为 （　　）
   A. 单眼或双眼视力下降
   B. 共济失调
   C. 复视
   D. 单肢或多肢肌无力
   E. 眼球震颤

23. 下列关于多发性硬化诊断的描述,正确的是 （　　）
   A. 以客观病史和临床体征为基本依据
   B. MRI检查是重要的辅助检查手段
   C. MRI可提供空间和时间多发性的证据
   D. 大多数MS患者脑脊液可出现寡克隆区带
   E. 部分患者诱发电位异常

24. 多发性硬化急性发作的治疗方法包括 （　　）
   A. 甲泼尼龙冲击疗法
   B. 大剂量泼尼松口服
   C. 血浆置换
   D. 大剂量免疫球蛋白
   E. 环孢霉素A

25. 下列关于视神经脊髓炎谱系疾病(NMOSD)临床表现的描述,正确的是 （　　）
   A. 以青壮年居多,中位数发病年龄39岁
   B. 女性患病率远远高于男性
   C. 多为单相病程
   D. 仅累及视神经和脊髓
   E. 可伴发风湿相关自身免疫性疾病

26. 视神经脊髓炎谱系疾病症候群包括 （　　）
   A. 视神经炎
   B. 急性脊髓炎
   C. 延髓最后区综合征

D. 急性脑干综合征

E. 急性间脑综合征

27. 下列关于视神经脊髓炎谱系疾病 MRI 表现的描述,正确的是（ ）

　A. 脊髓病变长度大于 3 个连续的脊髓节段

　B. 脊髓病变主要累及白质

　C. 颅内病变多环绕第三脑室和导水管

　D. 视神经病变多累及双侧并向后延伸累及视交叉

　E. 多累及极后区和孤束核

28. 下列关于脑桥中央髓鞘溶解症的描述,正确的是（ ）

　A. 多发生于低钠血症过快补充高渗盐水时

　B. 患者常为慢性酒精中毒晚期或伴严重威胁生命的疾病

　C. 临床表现可为完全或不完全闭锁综合征

　D. 头颅 MRI 可发现脑桥基底部特征性蝙蝠翅膀样病灶

　E. 早期使用大剂量糖皮质激素治疗有可能抑制本病进展

29. 下列关于急性播散性脑脊髓炎的描述,正确的是（ ）

　A. 通常发生在感染后、出疹后或疫苗接种后

　B. 主要病理特征为多灶性、弥散性脑组织坏死

　C. 好发于儿童和青壮年

　D. 主要表现为高热、头痛及意识障碍

　E. 早期可足量应用糖皮质激素

30. 视神经脊髓炎谱系疾病脑脊液检查的特点为（ ）

　A. 急性期 CSF 白细胞 $>50\times10^6/L$

　B. CSF 寡克隆区带(OB)阳性率 <20%

　C. CSF 蛋白质多明显增高,可大于 1g/L

　D. 脑脊液 AQP4-IgG 阳性

　E. 脑脊液细胞学分类以中性粒细胞为主

二、名词解释

1. Lhermitte sign
2. area postrema syndrome
3. 临床孤立综合征

三、填空题

1. 多发性硬化 Charcot 三主征包括_____、_____、_____。
2. 多发性硬化最主要的病理改变为_____。
3. 多发性硬化的治疗包括_____、_____、_____。
4. 视神经脊髓炎谱系疾病特异性抗体为_____。
5. 异染性脑白质营养不良是一种_____遗传疾病。

四、简答题

1. 简述多发性硬化 MRI 空间多发性和时间多发性标准。
2. 简述视神经脊髓炎谱系疾病类型。
3. 简述多发性硬化急性期治疗方案。
4. 简述 AQP-4 抗体阴性的视神经脊髓炎谱系疾病的诊断标准。

五、论述题

1. 试述多发性硬化 2017 年修订的 McDonald 诊断标准。
2. 试述视神经脊髓炎谱系疾病六组核心临床症状。

【参/考/答/案】

一、选择题

【A 型题】

1. B	2. A	3. D	4. D	5. D
6. B	7. C	8. E	9. C	10. A
11. D	12. E	13. A	14. B	15. C

【B 型题】

| 16. B | 17. E | 18. D | 19. B | 20. E |

【X 型题】

21. ABCD	22. ABCDE	23. ABCDE
24. ACD	25. ABE	26. ABCDE
27. ACDE	28. ABCDE	29. ACDE
30. ABD		

3. D【解析】多发性硬化主要与遗传、环境及病毒感染相关的自身免疫相关,与血管因素无关。

5. D【解析】疾病修正治疗主要是通过调节免疫、控制炎症、减少复发和控制进展,对缺血没有影响。

6. B【解析】目前发现的视神经脊髓炎谱系疾病最常见的抗体为 AQP4 抗体,另外还有 MOG 抗体、GFAP 抗体,相对少见,其余选项与多发性硬化有关。

7. C【解析】多发性硬化预后不良的因素包括出现锥体系和小脑功能障碍,其他选项提示预后良好。

8. E【解析】视神经脊髓炎谱系疾病可伴发颅内病灶,但不同于多发性硬化病灶多位于侧脑室前角和后角周围,视神经脊髓炎谱系疾病颅内病灶多位于脑室、导水管或中央管周围。

9. C【解析】该患者青年女性,病程有缓解复发特点,有两次发作,临床体征对应两个以上病灶。故考虑诊断多发性硬化。

10. A【解析】多发性硬化急性期脑脊液细胞数一般不超过 $50 \times 10^6/L$,故 A 项描述不正确。

11. D【解析】MS、NMO、Balo 病、ADEM 均属于中枢神经系统炎性脱髓鞘疾病,ALD 是肾上腺脑白质营养不良,X 性连锁隐性遗传性脂质代谢障碍病。

12. E【解析】判断多发性硬化时间多发性证据可以是临床证据,也可以借助与 MRI 检查,钆增强病灶或新发 T_2 病灶表示时间多发,而黑洞代表陈旧性病灶,不能用于时间多发性证据。

14. B【解析】青年女性,急性起病,有运动障碍、感觉障碍及膀胱功能障碍,可以确定为脊髓病变。定位考虑在胸 4 以上病灶。结合颈髓 MRI 发现脊髓长节段病灶,超过 3 个脊髓节段,故考虑视神经脊髓炎谱系疾病。

15. C【解析】患者青年男性,病程有缓解复发特点,视神经首先受累,后累及大脑半球及脑干,有多次临床发作,临床体征对应两个以上病灶。故考虑诊断多发性硬化。

21. ABCD【解析】多发性硬化女性比男性常见,女性约为男性的两倍。

22. ABCDE【解析】多发性硬化首发症状表现复杂,所有选项均有可能。

二、名词解释

1. **莱尔米特征**:被动屈颈时会诱导刺痛感或闪电样感觉,从颈部沿脊柱放散大腿或足部,是因屈颈时脊髓局部的牵拉力和压力升高使脱髓鞘的脊髓颈段后索受激惹所致。

2. **最后区综合征**：最后区位于延髓背侧，富含AQP-4蛋白，是视神经脊髓炎谱系疾病最常受累的区域之一。主要表现为不能用其他原因解释的难治性呃逆或恶心、呕吐。

3. **临床孤立综合征**：在排除其他疾病的情况下，中枢神经系统任何部位脱髓鞘事件的急性或亚急性首次发作，持续时间>24小时。临床主要表现为视神经、脊髓、脑干、大脑或小脑受累，时间和空间上不能满足多发性硬化的诊断标准。

三、填空题

1. 眼球震颤　意向性震颤　吟诗样语言
2. 中枢神经脱髓鞘
3. 急性发作期治疗　疾病修饰治疗　对症治疗
4. AQP-4抗体
5. 常染色体隐性

四、简答题

1. **简述多发性硬化MRI空间多发性和时间多发性标准。**

答　空间多发性标准，由以下3项证据的任何一项证实：
(1)任何时间MRI检查同时存在无症状的钆增强和非增强病灶。
(2)随访MRI检查有新发T$_2$病灶和(或)钆增强病灶，不管与基线MRI扫描的间隔时间长短。
(3)等待再次临床发作。
时间多发性标准：由以下2项证据的任何一项证实：
(1)MS 4个CNS典型病灶区域(脑室周围、近皮层、幕下和脊髓)中至少2个区域有≥1个T$_2$病灶。
(2)等待累及CNS不同部位的再次临床发作。

2. **简述视神经脊髓炎谱系疾病类型。**

答　(1)传统的是视神经脊髓炎(NMO)。
(2)单发/复发视神经炎(ON/r-ON)。
(3)单发/复发长节段横贯性脊髓炎(LETM/r-LETM)。
(4)伴有风湿免疫疾病或风湿免疫相关自身免疫抗体阳性的ON或LETM。

3. **简述多发性硬化急性期治疗方案。**

答　MS的急性期治疗以减轻症状、改善残疾程度和防治并发症为主要目标。大剂量甲泼尼龙冲击治疗是急性期推荐首选治疗方案，对激素治疗无效者或不宜使用激素患者可试用血浆置换或静脉大剂量免疫球蛋白治疗。

4. **简述AQP-4抗体阴性的视神经脊髓炎谱系疾病的诊断标准。**

答　(1)在1次或多次临床发作中，至少2项核心临床特征并满足下列全部条件：①至少1项临床核心特征为ON、急性LETM或延髓最后区综合征。②空间多发(2个或以上不同的临床核心特征)。③满足MRI附加条件。
(2)用可靠的方法检测AQP4-IgG阴性或未检测。
(3)排除其他诊断。

五、论述题

1. **试述多发性硬化2017年修订的McDonald诊断标准。**

答　2017年修订的多发性硬化McDonald诊断标准，见下表。

多发性硬化 McDonald 诊断标准（2017 年）

存在客观临床证据的病灶数		额外证据
≥2 次临床发作	≥2	无
≥2 次临床发作	1（以及有明确证据的累及某一确切解剖位置的既往发作史）	无
≥2 次临床发作	1	再一次累及另一中枢神经系统部位的临床发作或由 MRI 证明存在空间多发①
1 次临床发作	≥2	由再一次临床发作或由 MRI 证实存在时间多发②；或存在脑脊液特异性寡克隆带
1 次临床发作	1	再一次累及另一中枢神经系统部位的临床发作或由 MRI 证明存在空间多发及由再一次临床发作或由 MRI 证实存在时间多发；或存在脑脊液特异性寡克隆带

注：①MRI 空间多发性标准——中枢神经系统四个区域（包括脑室周围、皮层或皮层下、幕下及脊髓）的至少两个区域存在符合多发硬化特点（至少一个 T_2 高信号病灶）。②MRI 时间多发性标准——任何时间同时存在钆强化与非强化病灶，或者随访的 MRI 中出现了新发的 T_2 高信号或钆强化病灶且存在基线 MRI 做参考。

2. 试述视神经脊髓炎谱系疾病六组核心临床症状。

答 （1）神经炎。
（2）急性脊髓炎。
（3）最后区综合征，无其他原因能解释的发作性呃逆、恶心、呕吐。
（4）急性脑干综合征。
（5）症状性发作性睡病、间脑综合征，脑 MRI 有 NMOSD 特征性间脑病变。
（6）大脑综合征伴有 NMOSD 特征性大脑病变 AQP4-IgG 阴性或未知状态下的 NMOSD。

（袁宝玉）

第14章　运动障碍性疾病

【学习要点】

一、掌握

帕金森病的临床表现、诊断及鉴别诊断、药物治疗原则。

二、熟悉

1. 运动障碍性疾病(锥体外系疾病)的概念,不同病变部位的临床表现。
2. 帕金森病的病因、发病机制及病理改变。
3. 治疗帕金森病的主要药物(复方左旋多巴等)的作用、剂型及副作用。
4. 抗帕金森病药物副作用的处理。

【应试考题】

一、选择题

【A型题】

1. 帕金森病(PD)最常见的首发症状是（　）
   A. 静止性震颤　　B. 铅管样肌强直
   C. 齿轮样肌强直　D. 慌张步态
   E. 小步态

2. 帕金森病不会出现的体征是（　）
   A. 搓丸样震颤　　B. 齿轮样肌强直
   C. 面具脸　　　　D. 挤奶妇手法
   E. 慌张步态

3. 下列关于帕金森病的描述,错误的是（　）
   A. 多在中老年期发病
   B. 主要表现静止性震颤、运动迟缓和肌强直
   C. 通常的辅助检查无特殊发现
   D. 早期发现、早期治疗可治愈
   E. 抗胆碱能药物适用于震颤明显的较年轻患者

4. 下列关于帕金森病诊断及治疗的描述,正确的是（　）
   A. 脑脊液检查对诊断颇有价值
   B. MRI检查有特征性表现
   C. PD一经确诊应首选左旋多巴治疗
   D. 美多巴是由左旋多巴加苄丝肼组成,疗效优于左旋多巴
   E. 服用左旋多巴出现周围性副作用时应立即停药

· 101 ·

5. 与小舞蹈病有关的病原体感染是（　　）
   A. 葡萄球菌
   B. A组β溶血性链球菌
   C. 肺炎球菌
   D. 李斯特杆菌
   E. 结核杆菌

6. 下列关于小舞蹈病的描述,错误的是（　　）
   A. 是风湿热在神经系统的表现
   B. 病理可有黑质、纹状体等部位可逆性炎性改变
   C. 儿童和青少年多见
   D. 治愈后不再复发
   E. 即使不治疗也可自行缓解

7. 下列关于小舞蹈病辅助检查结果的描述,错误的是（　　）
   A. 红细胞沉降率加快
   B. 抗链球菌溶血素"O"滴度增加
   C. 血清可检出神经元抗体
   D. 脑电图改变无特异性
   E. 颅脑MRI检查无异常

8. 下列关于小舞蹈病治疗的描述,错误的是（　　）
   A. 可适当用镇静药
   B. 病症轻者,可不用青霉素或其他抗生素
   C. 应给予水杨酸钠或泼尼松
   D. 舞蹈症状可用氯丙嗪
   E. 治愈后还应定期随访

9. 与肝豆状核变性有关的物质代谢障碍是（　　）
   A. 铁   B. 铜
   C. 铅   D. 一氧化碳
   E. 维生素B_{12}

10. 患者,男,20岁。双手抖动3年。查体:面部表情少,双手震颤,步行运动迟缓,双眼角膜与巩膜交界处见褐色环。最可能的诊断是（　　）
    A. 帕金森病   B. 帕金森综合征
    C. 特发性震颤 D. 小舞蹈病
    E. 肝豆状核变性

(11~13题共用题干)
患者,男,66岁。双手抖动伴动作缓慢7年。查体:记忆力稍差,拇指与食指呈搓丸样静止性震颤,"铅管样肌强直",手指扣纽扣、系鞋带等困难,书写时字越写越小,慌张步态。

11. 该患者最可能的诊断是（　　）
    A. 特发性震颤   B. 肝豆状核变性
    C. 帕金森病   D. 抑郁症
    E. Alzheimer病

12. 对本病诊断价值最大的辅助检查是（　　）
    A. 病史和体格检查
    B. 肝肾功能和血清铜蓝蛋白检查
    C. 腰椎穿刺脑脊液检查
    D. 抑郁和智能量表测试
    E. 颅脑CT和MRI

13. 治疗此病最有效的药物是（　　）
    A. D-青霉胺   B. 复方左旋多巴
    C. 普萘洛尔   D. 抗胆碱酯酶药
    E. 抗胆碱能药

14. 小舞蹈病的临床表现不包括（　　）
    A. 多成年发病   B. 有风湿热表现
    C. 舞蹈样动作   D. 可有共济失调
    E. 常有精神症状

15. 治疗震颤麻痹,目前较接近病因治疗的药物是（　　）
    A. 苯海索   B. 安定
    C. 左旋多巴   D. 新斯的明
    E. 利舍平

16. 震颤麻痹的患者禁止使用的药物包括（　　）
    A. 金刚烷胺
    B. 抗胆碱能药物
    C. 单胺氧化酶抑制剂
    D. 多巴胺受体激动剂
    E. 吩噻嗪类药物

17. 小舞蹈病体征不包括 （ ）
   A. 舞蹈病手姿
   B. 挤奶妇手法
   C. 注意力缺陷多动障碍
   D. 腱反射减弱或消失
   E. 小写症
18. Parkinson disease is characterized by "Lewy bodies", in which the major component is （ ）
   A. α-synuclein
   B. E-B virus
   C. red blood cells
   D. mitochondria
   E. amyloid peptide

【X型题】

19. 临床上一般认为基底核包括 （ ）
   A. 尾状核   B. 壳核
   C. 苍白球   D. 丘脑底核
   E. 黑质
20. 左旋多巴的副作用包括 （ ）
   A. 恶心、呕吐   B. 症状波动
   C. 运动障碍   D. 下肢网状青斑
   E. 精神症状
21. 小舞蹈病的临床表现有 （ ）
   A. 舞蹈样动作 B. 挤奶妇手法
   C. 角膜K-F环 D. 精神症状
   E. 可伴有心脏病
22. 肝豆状核变性的主要临床表现包括 （ ）
   A. 锥体外系症状 B. 肝硬化
   C. 精神症状   D. 心脏功能损害
   E. 角膜K-F环
23. 肝豆状核变性的临床表现包括（ ）
   A. 肢体舞蹈样动作
   B. 震颤,肌强直,运动迟缓
   C. 智力减退
   D. 行为、性格异常
   E. 共济失调

24. 肝豆状核变性与帕金森病的鉴别在于 （ ）
   A. 震颤,肌强直,运动迟缓
   B. 角膜K-F环
   C. 抑郁
   D. 慌张步态
   E. 肝脏活检
25. 可引起帕金森综合征的病因包括（ ）
   A. 感染   B. 一氧化碳中毒
   C. 利舍平   D. 安定
   E. 脑外伤
26. 可用于治疗震颤麻痹的药物有（ ）
   A. 苯海索   B. 左旋多巴
   C. 多巴胺   D. 美多巴
   E. 帕金宁
27. 特发性震颤的治疗方法主要包括（ ）
   A. 普萘洛尔
   B. 扑痫酮
   C. 少量饮酒
   D. 丘脑毁损术或丘脑电刺激术
   E. 左旋多巴
28. 目前治疗舞蹈症状主要药物包括（ ）
   A. DA受体阻滞剂
   B. DA受体激动剂
   C. 耗竭中枢DA储藏的药物
   D. 增加中枢DA储藏的药物
   E. 左旋多巴

二、名词解释
1. 运动障碍性疾病
2. 帕金森病
3. 慌张步态
4. 齿轮样强直
5. 静止性震颤

三、填空题
1. 舞蹈样动作,手足徐动症见于_____系统损害。
2. 运动系统由_____、_____、_____和_____组成。

3. 帕金森病临床上以_____、_____、_____、_____为主要特征。
4. 帕金森病的诊断中必备条件是_____。
5. 运动障碍性疾病大多与_____病变有关。

四、简答题
1. 简述基底核主要的神经环路。
2. 简述何谓锥体外系症状。
3. 简述帕金森病的主要病理改变。
4. 简述帕金森病临床诊断标准（2016版）的必备条件。
5. 简述何谓肝豆状核变性及其主要临床特征。
6. 简述何谓小舞蹈病及其主要临床特征。
7. 简述何谓亨廷顿病及其主要临床特征。
8. 简述何谓肌张力障碍。

五、论述题
1. 试述帕金森病的治疗原则。
2. 试述帕金森病的主要临床表现。
3. 试述肝豆状核变性的病因、发病机制及病理。
4. 试述小舞蹈病的病因、发病机制及病理。
5. 试述抽动秽语综合征的诊断标准。

【参 / 考 / 答 / 案】

一、选择题

【A型题】

1. A 2. D 3. D 4. D 5. B
6. D 7. E 8. B 9. B 10. E
11. C 12. A 13. B 14. A 15. C
16. E 17. E 18. A

【X型题】

19. ABCDE 20. ABCE 21. ABDE
22. ABCE 23. ABCDE 24. BE
25. ABCE 26. ABDE 27. ABCD
28. AC

2. **D**【解析】挤奶妇手法（盈亏征）为小舞蹈病患者肌无力表现的突出征象。

7. **E**【解析】小舞蹈病MRI显示尾状核、壳核、苍白球增大，T_2加权像信号增强，随症状好转而消退。

8. **B**【解析】在确诊本病后，无论病症轻重，均需应用抗链球菌治疗，目的在于最大限度地防止或减少小舞蹈病复发，避免心肌炎、心瓣膜病的发生。

20. **ABCE**【解析】下肢网状青斑为金刚烷胺的副作用。

25. **ABCE**【解析】可引起帕金森综合征的镇静剂主要为吩噻嗪类，不包括苯二氮䓬类。

二、名词解释

1. **运动障碍性疾病**：一组以随意运动迟缓、不自主运动、肌张力异常和姿势步态障碍等运动症状为主要表现的神经系统疾病，大多与基底核病变有关。

2. **帕金森病**：又名震颤麻痹，是一种以静止性震颤、运动迟缓、肌强直和姿势步态障碍为主要特征的神经变性疾病，常见于中老年。

3. **慌张步态**：震颤麻痹患者由于全身肌张力增高，走路时步伐细小，足擦地而行，由于躯干前倾，身体重心前移，故以小步加速前冲不能立即停步，状似慌张，称慌张步态。

4. 齿轮样强直：锥体外系病变产生伸肌屈肌张力增高，被动运动检查时，向各个方向的活动所遇阻力一致，伴震颤时，可感到阻力是断续相间的，称为"齿轮样强直"。最多见于各种原因引起的帕金森综合征。

5. 静止性震颤：在安静和肌肉松弛的情况下出现的震颤。表现为安静时出现，活动时减轻，睡眠时消失，手指有节律的抖动，每秒 4～6 次，呈"搓药丸样"，严重时可发生于头、下颌、唇舌、前臂、下肢及足等部位。常见于帕金森病。

三、填空题

1. 锥体外
2. 上运动神经元 下运动神经元 锥体外系 小脑
3. 静止性震颤 运动迟缓 肌强直 姿势平衡障碍
4. 运动迟缓
5. 基底核

四、简答题

1. 简述基底核主要的神经环路。

答 主要环路：大脑皮质—基底核—丘脑—大脑皮质，包括直接通路与间接通路。

直接通路：新纹状体—内侧苍白球/黑质网状部。

间接通路：新纹状体—外侧苍白球—丘脑底核—内侧苍白球/黑质网状部。

2. 简述何谓锥体外系症状。

答 锥体外系症状，即基底核病变所表现的姿势与运动异常，大致可分为三类。
(1) 肌张力异常（过高、过低）。
(2) 运动迟缓。
(3) 异常不自主运动（震颤、舞蹈症、投掷症、手足徐动症、肌张力障碍）。

3. 简述帕金森病的主要病理改变。

答 (1) 黑质多巴胺能神经元变性死亡。
(2) 路易小体形成。

4. 简述帕金森病临床诊断标准（2016 版）的必备条件。

答 (1) 运动迟缓：启动或在持续运动中肢体运动幅度减小或速度缓慢。
(2) 至少存在下列 1 项：肌强直或静止性震颤。

5. 简述何谓肝豆状核变性及其主要临床特征。

答 肝豆状核变性，即威尔逊病（Wilson disease，WD），是遗传性铜代谢障碍引起的肝硬化和以基底核为主的脑部变性疾病。

主要临床特征包括：锥体外系症状；精神症状（情感障碍、行为异常）；肝硬化；肾功能损害；角膜色素环（K-F 环）等。

6. 简述何谓小舞蹈病及其主要临床特征。

答 小舞蹈病（Sydenham 舞蹈病、风湿性舞蹈病），是风湿热在神经系统的常见表现。

主要临床特征为：舞蹈样动作、肌张力降低、肌力减退和（或）精神症状。

7. 简述何谓亨廷顿病及其主要临床特征。

答 亨廷顿病（亨廷顿舞蹈病、慢性进行性舞蹈病、遗传性舞蹈病），是一种常染色体显性遗传的基底核和大脑皮质变性疾病。

主要临床特征为：隐匿起病、缓慢进展的舞蹈病、精神异常和痴呆。

8. 简述何谓肌张力障碍。

答 肌张力障碍是一种由肌肉不自主间歇或持续性收缩所导致的异常重复运动和（或）异常姿势的运动障碍疾病。

五、论述题

1. 试述帕金森病的治疗原则。

答 (1)综合治疗:首选药物治疗+长期管理。

(2)用药原则:早期诊断,早期治疗;坚持"剂量滴定"以免产生药物急性副作用;尽可能以小剂量达到满意临床效果;治疗应遵循一般原则,但强调个体化特点。

2. 试述帕金森病的主要临床表现。

答 (1)一般特点:①平均发病年龄约55岁;②男性略多于女性;③隐匿起病,缓慢进展。

(2)运动症状:①静止性震颤。②肌强直。③运动迟缓。④姿势步态障碍。

(3)非运动症状:①感觉障碍:嗅觉减退、睡眠障碍。②自主神经功能障碍:便秘、多汗、溢脂性皮炎、流涎等。③精神和认知障碍:抑郁、焦虑、痴呆、幻觉等。

3. 试述肝豆状核变性的病因、发病机制及病理。

答 (1)病因:ATP7B基因突变。

(2)发病机制:ATP7B基因功能丧失而不能将多余的Cu^{2+}转运出细胞,导致Cu^{2+}沉积而致病。

(3)病理:①肝细胞常有脂肪变性,并含铜颗粒。②脑以壳核最明显,且最早发生变性。③角膜有铜颗粒沉积。

4. 试述小舞蹈病的病因、发病机制及病理。

答 (1)病因及发病机制:①与A组β溶血性链球菌感染引起的自身免疫反应有关。②机体针对链球菌感染的免疫应答反应中产生的抗体,与某种未知基底核神经元抗原存在交叉反应,引起免疫炎性反应而致病。

(2)病理:①病理改变主要累及黑质、纹状体、丘脑底核、小脑齿状核及大脑皮质等处。②主要病理变化为:充血、水肿、炎性细胞浸润及神经细胞弥漫性变性。

5. 试述抽动秽语综合征的诊断标准。

答 依据DSM-Ⅳ的诊断标准:

(1)18岁前发病。

(2)在疾病期间有时存在多发性的运动和一或多种发声抽动。

(3)抽动一天内发作许多次(通常是一阵阵),几乎是每天或一年多期间歇性发作,在此期间从未有连续超过3个月的无抽动发作。

(4)疾病造成患者很大的痛苦或严重影响患者的社交、学习和其他重要功能。

(5)疾病不是由于兴奋剂或其他疾病(如亨廷顿病或病毒性脑炎)的直接生理性反应所致。

(徐 平 魏志杰)

第15章 癫痫

【学习要点】

一、掌握
1. 癫痫与痫性发作的临床分类。
2. 各种癫痫综合征的病因。

二、熟悉
1. 癫痫的诊断方法和治疗原则。
2. 各类抗痫药的特性。

【应试考题】

一、选择题

【A型题】

1. 治疗癫痫持续状态的首选用药是（　　）
   A. 丙戊酸钠静脉滴注
   B. 10%水合氯醛灌肠
   C. 利多卡因静脉滴注
   D. 高剂量口服丙戊酸钠
   E. 地西泮静脉注射

2. 诊断癫痫主要依靠（　　）
   A. 神经系统体检
   B. 脑电图检查
   C. 脑脊液检查
   D. 临床表现包括病史
   E. 脑部MRI

3. 下列关于癫痫的描述,错误的是（　　）
   A. 环境因素可影响痫性发作
   B. 按病因可分为特发性癫痫、症状性癫痫和隐源性癫痫
   C. 癫痫的发作可分为局灶性发作或全面性发作
   D. 女性患者可在月经期和排卵期发作频繁
   E. 每一癫痫患者只有一种发作类型

4. 奥卡西平常见的副作用是（　　）
   A. 高氨血症　　B. 低钠血症
   C. 高钠血症　　D. 高钾血症
   E. 低钙血症

5. 肌阵挛性发作见于（　　）
   A. 中青年　　B. 老年人
   C. 婴幼儿　　D. 学龄儿童
   E. 任何年龄

6. 托吡酯常见的副作用是 （ ）
   A. 过度活跃　　　B. 胆结石
   C. 认知障碍　　　D. 精神病
   E. 动脉粥样硬化

7. 可导致口服避孕药失效的抗癫痫药是
   （ ）
   A. 丙戊酸钠　　　B. 卡马西平
   C. 加巴喷丁　　　D. 左乙拉西坦
   E. 氨己烯酸

8. 癫痫发病率较高的疾病是 （ ）
   A. 运动神经元疾病
   B. 遗传性感觉运动神经病
   C. 阿尔茨海默病
   D. 肯尼迪病
   E. 脊髓性肌萎缩

9. 苯二氮䓬类药物的作用机制是 （ ）
   A. GABA$_A$ 激动作用
   B. GABA$_B$ 激动作用
   C. Cl$^-$ 通道阻滞作用
   D. Cl$^-$ 通道激动作用
   E. Ca^{2+} 通道阻滞作用

10. 拉莫三嗪的严重副作用是 （ ）
    A. 视野限制
    B. 药物相互影响
    C. 肾衰竭
    D. 史蒂文约翰逊（Stevens Johnson）综合征
    E. 心律失常

11. 患者,男,56岁。癫痫发作被送入急诊室,30分钟内持续发生全面性强直阵挛性发作,给予2mg静脉注射劳拉西泮治疗。在此情况下使用苯二氮䓬类静脉注射,因为它具有以下特性 （ ）
    A. 能够在注射后24小时内持续抑制癫痫发作活动
    B. 静脉注射后迅速起效
    C. 不会对呼吸有抑制作用
    D. 不会有降血压作用
    E. 不会涉及肝脏代谢和清除

12. 隐源性癫痫是 （ ）
    A. 只有全面性发作
    B. 多数在婴儿期开始癫痫发作
    C. 癫痫发作,始终未能找到其器质性或代谢性病因者,没有明显的遗传原因
    D. 通常在脑MRI中检测到病灶
    E. 大多数病例是脑卒中后癫痫

13. 癫痫患者作脑电图检查可以 （ ）
    A. 发现病原
    B. 判断有无智力低下
    C. 支持临床诊断,但不能否定临床诊断
    D. 估计下次发作何时到来
    E. 以上皆是

14. Lennox-Gastaut 综合征的临床特点不包括 （ ）
    A. 中到老年起病,常有弥漫性脑损害
    B. 通常伴有智障
    C. 发作频繁,每日可达数十次
    D. 发作形式多样,通常为难治性
    E. EEG 背景活动异常,常见弥漫性痫样放电

15. 癫痫常用的手术治疗方法包括（ ）
    A. 大脑半球切除术
    B. 前颞叶切除术
    C. 颞叶以外脑皮质切除术
    D. 多处软脑膜下横切术
    E. 以上皆是

16. 下列关于迷走神经刺激术(vagus nerve stimulation, VNS)作为难治性癫痫治疗方法的描述,错误的是 （ ）
    A. VNS 可用于局灶性癫痫
    B. VNS 可以用于儿童和成年人
    C. VNS 涉及颅内电极植入
    D. VNS 可能需要时间才能生效
    E. 声音嘶哑可能是 VNS 的一种并发症

17. 可以增加拉莫三嗪的血清水平的是 （　）
    A. 苯妥英钠　　B. 左乙拉西坦
    C. 卡马西平　　D. 丙戊酸钠
    E. 苯巴比妥

18. 成年人癫痫与儿童热性惊厥发作有关的疾病是 （　）
    A. 内侧颞叶癫痫
    B. 额叶癫痫
    C. 中风后癫痫
    D. 青少年肌阵挛性癫痫
    E. 青少年失神癫痫

19. 下列关于癫痫的描述,错误的是（　）
    A. 癫痫可以增加患者的死亡率
    B. 溺水、交通事故和烧伤是癫痫患者常遇到的事故
    C. 在癫痫发作期间不应将硬物放入患者口中
    D. 癫痫患者意外猝死（SUDEP）发生与癫痫控制无关
    E. 癫痫患者意外猝死（SUDEP）可能是由癫痫引起的心律失常引起

20. 不是癫痫常见病灶的结构损伤是（　）
    A. 局灶性皮质发育不良
    B. 海绵状血管瘤
    C. 脑梗死
    D. 海马体硬化
    E. 基底核钙化

21. Dravet综合征是一种遗传性的难治性癫痫综合征,该疾病的遗传病因是（　）
    A. 染色体19q12上的Notch 3基因
    B. 编码Na^+通道的SCN1A基因
    C. 线粒体DNA
    D. 编码Ca^{2+}通道的CACNA1A基因
    E. 以上都不是

22. 过度运动发作（hypermotor seizures）见于 （　）
    A. 枕叶癫痫
    B. 颞叶癫痫
    C. 额叶癫痫
    D. 青少年肌阵挛性癫痫
    E. 反射性癫痫

23. 最常伴有光敏性发作的癫痫类型是 （　）
    A. 子痫
    B. 青少年肌阵挛性癫痫
    C. 心因性发作
    D. 卒中后癫痫
    E. 颞叶癫痫

24. SUDEP的发病率是 （　）
    A. 每名患者每年10%
    B. 每名患者每年1%
    C. 每名患者每年0.1%
    D. 每名患者每年0.001%
    E. 以上都不是

25. 下列关于妊娠合并癫痫用药的描述,正确的是 （　）
    A. 所有服用抗癫痫药的女性都应该避免怀孕
    B. 对服用抗癫痫药的妇女预先给予叶酸片
    C. 怀孕期间血液中拉莫三嗪的含量会更高
    D. 拉莫三嗪与胎儿脊柱裂的风险有关
    E. 服用酶诱导抗癫痫药物的妇女应在怀孕最后一个月给予维生素A

26. 下列关于妊娠合并癫痫用药的描述,错误的是 （　）
    A. 服用抗癫痫药物的妇女患有严重畸形的婴儿的风险稍高
    B. 致畸性的风险取决于抗癫痫剂的种类和剂量
    C. 服用能诱导酶的抗癫痫药物的妇女应避免使用口服避孕药

D. 即使在控制良好的癫痫患者中也必须避免自然分娩
E. 抗癫痫药应在分娩过程中继续服用

27. 我国所有癫痫患者中难治性癫痫的比例约为 （ ）
    A. 1/2   B. 3/4
    C. 1/10   D. 1/3
    E. 以上都不是

28. 会导致面部粗糙的抗癫痫药是（ ）
    A. 乙琥胺   B. 苯妥英钠
    C. 卡马西平   D. 奥卡西平
    E. 以上全部

29. 为避免严重的皮肤反应，用药之前应检查 HLA-B*15:02（建议亚洲人处方）的是 （ ）
    A. 加巴喷丁   B. 托吡酯
    C. 卡马西平   D. 左乙拉西坦
    E. 拉科酰胺

【B/型/题】

(30~32 题共用备选答案)
A. 苯妥英钠   B. 丙戊酸钠
C. 卡马西平   D. 左乙拉西坦
E. 加巴喷丁

30. 属于 CYP 酶抑制剂的抗癫痫药是（ ）

31. 与致畸性脊柱裂最相关的抗癫痫药是（ ）

32. 可以引起复视、共济失调的抗癫痫药是（ ）

(33~35 题共用备选答案)
A. 失神发作
B. 全面强直-阵挛发作
C. 复杂局灶性癫痫发作
D. 肌阵挛发作
E. Jackson 发作

33. 患儿，男，11 岁。在一次考试中突然将手中钢笔掉在地上，两眼向前瞪视，呼之不应，持续数秒钟。过后患者对上述情况全无记忆，以后反复有类似发作，有时一日达 10 次以上。最可能的诊断是 （ ）

34. 患儿，男，15 岁。某日突然出现阵发性抽搐，表现意识丧失，眼球上翻，瞳孔扩大，口唇青紫，全身抽搐，有舌咬伤，尿失禁，持续约 3 分钟。发作后入睡，意识清醒后对上述情况不能回忆。最可能的诊断是 （ ）

35. 患者，男，26 岁。突然出现抽搐，从一侧手指开始，向腕部、臂部、肩部及半身扩展。最可能的诊断是 （ ）

(36~37 题共用备选答案)
A. 氨己烯酸   B. 拉科酰胺
C. 乙琥胺   D. 左乙拉西坦
E. 加巴喷丁

36. 通过钠通道阻滞剂的作用发挥其抗癫痫作用的药物是 （ ）

37. 通过抗 GABA 的作用发挥其抗癫痫作用的药物是 （ ）

【X/型/题】

38. 下列可用于治疗失神发作的药物是 （ ）
    A. 乙琥胺   B. 卡马西平
    C. 丙戊酸钠   D. 苯妥英钠
    E. 加巴喷丁

39. 下列可用于治疗复杂局灶性发作的药物是 （ ）
    A. 乙琥胺   B. 卡马西平
    C. 丙戊酸钠   D. 苯妥英钠
    E. 拉莫三嗪

二、名词解释
1. 自动症
2. 癫痫发作
3. symptomatic epilepsy

三、填空题

癫痫患者临床表现有两个主要特征：共性和个性，其中_____、_____、_____、_____是所有癫痫发作的共同特征。

四、简答题

1. 简述难治性癫痫的定义。
2. 简述局灶性发作与全面性发作之间的区别。

五、论述题

1. 试述癫痫的分类。
2. 试述癫痫复杂部分性发作和失神发作之间的区别。

六、病例分析题

患者，女，18岁。在一年内癫痫发作多次。发作无明显诱因，发作时突然出现呼之不应，1~2分钟后跟随四肢强直后抽动，伴有口唇青紫，持续约15分钟后意识渐渐恢复，患者有舌咬伤，并且不能回忆发作时的情况。上述发作，约每月1次。体格检查正常。脑MRI显示左侧海马硬化。

问题：
1. 初步诊断。
2. 鉴别诊断。
3. 进一步检查。
4. 治疗原则。

【参考答案】

一、选择题

【A型题】

1. E	2. D	3. E	4. B	5. E
6. C	7. B	8. C	9. A	10. D
11. B	12. C	13. C	14. A	15. E
16. C	17. D	18. A	19. D	20. E
21. B	22. C	23. B	24. C	25. B
26. D	27. D	28. B	29. C	

【B型题】

| 30. B | 31. C | 32. A | 33. A | 34. B |
| 35. E | 36. B | 37. A | | |

【X型题】

38. AC　　39. BCDE

1. **E**【解析】癫痫持续状态可以引致永久性脑部损害，甚至死亡。立刻停止发作是首要目标，因此，静脉注射苯二氮䓬类药等包括地西泮是公认的一线治疗。

2. **D**【解析】大部分癫痫症个案是靠临床诊断。患者的病史尤为重要。至于脑电图、神经影像、脑脊液检查皆属辅助检查，可帮助病症的分类或辨别病因。但正常的检查不能排除癫痫的诊断。

3. **E**【解析】有些癫痫症可以有一种以上的发作类型。如青少年肌阵挛性癫痫可有肌阵挛性发作、失神发作和全面性强直阵挛发作。

4. **B**【解析】奥卡西平是电压门控钠通道的阻滞剂，化学结构与卡马西平近似。低钠血症是奥卡西平常见的副作用，病理机制可能与肾集合管对抗利尿激素的反应性增加有关。

6. **C**【解析】托吡酯与认知障碍如语言障碍，体重减轻和肾结石有关。

7. **B**【解析】卡马西平是一种CYP酶诱导剂，可加速口服避孕药的代谢。

8. **C**【解析】阿尔茨海默病是癫痫的诱发因

素,10%~20%的阿尔茨海默病患者有癫痫症发作。

9. A【解析】苯二氮䓬与GABA$_A$受体结合,以控制神经元的兴奋性。

10. D【解析】拉莫三嗪可引起严重的皮肤反应,即Stevens-Johnson综合征,表现为重症多形红斑。因此在增加药量时要十分缓慢,尤其是与丙戊酸钠同时使用时,更要加倍小心。

12. C【解析】隐源性癫痫的患者没有明确的遗传性综合征,在神经影像中没有发现病灶,而病史中亦没有如脑卒中、脑炎等,明显的癫痫病因。

13. C【解析】正常的常规脑电图不能排除癫痫的诊断。

14. A【解析】Lennox-Gastaut综合征(LGS)是一种严重的癫痫综合征。患者通常在8岁以前出现,最常见的是3~5岁之间,少数患者青春期发病。

15. E【解析】大脑半球切除手术多用于治疗由脑半球大范围病灶所引起的发作,大多用于儿童。多处软脑膜下横纤维切断术的目的是限制癫痫放电的扩散,并不是切除病灶。前额叶切除手术是治疗额叶癫痫的方法。

16. C【解析】VNS是治疗难治性癫痫患者的有效治疗选择。这包括不适合接受手术治疗的患者及癫痫发作后癫痫持续存在的患者。它涉及将刺激器放置在锁骨下区域的皮下,并将电极放置在靠近颈部基部的迷走神经上。它不涉及颅骨切除术和颅内电极放置。

17. D【解析】丙戊酸钠是一种CYP酶抑制剂。丙戊酸钠可以增加拉莫三嗪的毒性。如果将拉莫三嗪加入含有丙戊酸钠的药物疗法中,建议缓慢加入,以避免严重的皮肤反应。

18. A【解析】童年热性惊厥被认为是海马硬化的危险因素,可导致继发性内侧颞叶癫痫。儿童高热惊厥患者可多年无癫痫发作,直到青春期或成年早期发作。

19. D【解析】在控制不良的癫痫患者中,SUDEP的发生率更高。

21. B【解析】CACNA1A与家族性偏瘫性偏头痛相关;伴有皮质下梗死和白质脑病的常染色体显性遗传性脑动脉病(CADASIL)发病与19号染色体上的Notch3基因突变相关。

25. B【解析】癫痫不是怀孕的绝对禁忌证,尤其是对控制良好的女性患者。怀孕期间血液中拉莫三嗪的含量会降低,特别是在妊娠末三个月。拉莫三嗪与唇裂和腭裂有关。卡马西平与胎儿脊柱裂有关。服用酶诱导抗癫痫药物的妇女应在怀孕最后一个月给予维生素K。

26. D【解析】自然分娩时癫痫发作的风险并不高,尤其是那些控制良好的癫痫患者。风险为1%~2%。

29. C【解析】在亚洲人中,应在开具卡马西平处方之前进行HLA-B*15:02检测,预防Stevens-Johnson综合征、中毒性表皮坏死松解症发生。

35. E【解析】Jackson发作,是一种局灶性发作。Jackson发作的特点:只发生在身体的一侧,以可预测的模式进行,从手指、大脚趾或口腔角部抽搐,然后行进到整个上肢部、下肢部或面部肌肉。

36. B【解析】钠通道阻滞剂是抗痫药的一大种类,包括苯妥英钠、卡马西平、奥卡西平、拉莫三嗪、拉科酰胺等,皆为不同强度的钠通道阻滞剂。

38. AC【解析】乙琥胺、拉莫三嗪、丙戊酸钠、托吡酯和苯二氮䓬等可用于治疗失神发作。卡马西平、苯妥英钠、加巴喷丁、氨己烯酸和苯巴比妥在失神发作应避免使用,因为它们甚至可能会加重失神发作。

39. BCDE【解析】乙琥胺是一种针对癫痫失神发作特异性的窄谱抗癫痫药。

二、名词解释

1. **自动症**：是癫痫发作的一个现象，可以从行为停滞开始，然后是无意识的自动行为。简单的行为如手势挥动，手指摩擦，咂嘴，咀嚼或吞咽，或更复杂的行为，如行走。
2. **癫痫发作**：脑神经元异常和过度超同步化放电所造成的临床现象。其特征为突然和一过性症状。
3. **症状性癫痫**：明确与大脑结构或病理学异常相关的癫痫。

三、填空题

发作性　短暂性　重复性　刻板性

四、简答题

1. **简述难治性癫痫的定义。**

   答　国际抗癌联盟（ILAE）定义为使用两种或以上的抗痫药（不论是同时使用或是分期使用），仍不能有效控制发作。

2. **简述局灶性发作与全面性发作之间的区别。**

   答　一般来说，局灶性癫痫发作意味着癫痫发作涉及部分单侧大脑半球。全面性癫痫发作涉及发作时的双侧大脑半球。ILAE 2017 分类强调网络的概念。局灶性发作仅涉及单侧大脑半球的网络；全身性发作涉及分布于双侧大脑半球的网络，但不一定涉及双侧大脑皮层的所有区域。

五、论述题

1. **试述癫痫的分类。**

   答　根据 ILAE 1989 分类，大体分为局灶性和全面性。其次再分为特发性癫痫（idiopathic epilepsy），症状性癫痫（symptomatic epilepsy）和隐源性癫痫（cryptogenic epilepsy）。

2. **试述癫痫复杂部分性发作和失神发作之间的区别。**

   答　复杂部分性发作可以与失神发作混淆。根据 ILAE 分类复杂部分性发作是局灶性发作，失神发作是一种全面性发作。两者都与失去知觉相关联，患者可能会失忆。但复杂部分性发作可能在发作前有先兆，而失神发作无。失神发作通常持续时间较短。复杂部分性发作可以有发作后嗜睡。复杂部分性发作可以伴随自动症和继发全面性发作。失神发作一天可以发生多次。在极端的情况下，一天之内甚至可以发生过百次的失神发作。复杂部分发作相对较不频繁。典型失神发作具有 3Hz 棘－慢综合波的 EEG 特征；复杂部分性发作的脑电图可能表现为局灶性癫痫样放电。

六、病例分析题

1. **初步诊断。**

   答　局灶性癫痫，复杂部分性发作，继发全面性发作。

2. **鉴别诊断。**

   答　失神发作或其他类型的癫痫发作；心因性发作。

3. **进一步检查。**

   答　常规 EEG，或视频脑电图监测（VEEG）。

4. **治疗原则。**

   答　药物治疗：根据疾病发作类型正确选择药物。要特别注意患者有怀孕的可能，小心抗癫痫药物对胎儿的致畸作用和其与避孕药物相互作用。若患者表现出对抗癫痫药物反应未如理想，则尽早考虑手术治疗。

（张锡坤　高　远）

第16章 脊髓疾病

【学/习/要/点】

一、掌握

1. 脊髓的解剖、生理和脊髓疾病的常见临床表现。
2. 急性脊髓炎的临床表现、辅助检查、诊断、鉴别诊断和治疗。
3. 脊髓压迫症的病因、临床表现、诊断和治疗。

二、熟悉

1. 急性脊髓炎的病因、病理及预后。
2. 脊髓空洞症的病因、临床表现、诊断及治疗。
3. 脊髓亚急性联合变性的病因、临床表现、辅助检查、诊断、鉴别诊断和治疗。

【应/试/考/题】

一、选择题

【A/型/题】

1. 患者,女,24岁。因"进行性双下肢无力伴小便困难3天"入院。查体:意识清楚,语言流利,脑神经检查未见异常,双上肢肌力、肌张力正常,右下肢肌力3级,左下肢肌力2级,双侧膝反射未引出,双侧踝反射未引出,双侧Babinski征(+)。双侧髋部以下音叉觉减退,右侧脐平面以下针刺觉减退,左侧剑突下平面针刺觉减退。该患者病变部位可能是 （　　）

    A. 胸髓段　　　　　B. 胸髓或以上

    C. 周围神经　　　　D. 腰膨大

    E. 大脑皮层

2. 患者,男,38岁。因"脐右侧阵发性疼痛半年,右下肢无力3个月"入院。查体:意识清楚,语言流利,脑神经检查(-),双上肢肌力、肌张力正常,右下肢肌力3级,腱反射亢进,右侧Babinski征(+),左侧腹股沟以下痛觉减退,触觉存在。患者病变水平在 （　　）

    A. 脊髓右半侧T_{10}水平

    B. 脊髓左半侧T_{10}水平

    C. 脊髓右半侧T_{12}水平

    D. 脊髓左半侧T_{12}水平

    E. 脊髓L_1完全横贯性损害

· 114 ·

3. 支配瞳孔扩大肌的脊髓交感中枢位于 （　　）

A. $C_5 \sim C_8$ 侧角　　B. $C_8 \sim T_1$ 侧角

C. $C_8 \sim T_{12}$ 侧角　D. $C_8 \sim L_2$ 侧角

E. $T_2 \sim L_3$ 侧角

4. 脊髓压迫症最重要的治疗是 （　　）

A. 早期应用激素　B. 良好的护理

C. 适量的抗生素　D. 按摩

E. 病因治疗

5. 脊髓副交感中枢位于 （　　）

A. $T_3 \sim L_3$ 中间外侧核

B. $L_3 \sim S_3$ 中间外侧核

C. $S_1 \sim S_5$ 中间外侧核

D. $S_2 \sim S_5$ 中间外侧核

E. $S_2 \sim S_4$ 中间外侧核

6. 患者，男，64岁。今晨醒来发现双下肢不能活动，伴小便潴留。查体：乳头以下深浅感觉均消失。最可能的诊断是 （　　）

A. 急性脊髓炎

B. 急性炎症性脱髓鞘多发性神经病

C. 大脑前动脉区脑梗死

D. 吉兰-巴雷综合征

E. 腰椎间盘脱出

7. 急性横贯性脊髓炎最常损害的节段是 （　　）

A. 颈膨大部　　B. $T_3 \sim T_5$ 节段

C. $T_7 \sim T_{10}$ 节段　D. 腰膨大部

E. 脊髓圆锥部

8. 患者，男，21岁。8个月前无诱因缓慢出现左胸电击样疼痛，夜间加重。5个月前左下肢进行性无力，近2个月右下肢无力，排尿困难。查体：意识清楚，语言流利，脑神经检查（-），双上肢肌力、肌张力正常，左下肢肌力2级、右下肢3级，肌张力增高，腱反射亢进，双侧 Babinski 征（+），T_4 以下深浅感觉减退。最可能的诊断是 （　　）

A. 脊髓压迫症

B. 脊髓空洞症

C. 视神经脊髓炎

D. 脊髓亚急性联合变性

E. 多发性神经病

9. 患者，男，40岁。2年前出现右胸背部疼痛，1年半前右下肢无力，左下肢痛温觉迟钝，近6个月双下肢无力，上楼困难，排尿困难和便秘3个月，不能行走1个月。查体：意识清楚，语言流利，脑神经检查（-），双上肢正常，双下肢肌力2级，肌张力增高，膝反射亢进，双侧 Babinski 征（+），双侧肋弓以下痛觉温度觉、音叉觉减退。最可能的诊断是 （　　）

A. 视神经脊髓炎　B. 脊髓蛛网膜炎

C. 脊髓空洞症　　D. 髓外硬膜内肿瘤

E. 脊髓内肿瘤

10. 患者，女，45岁。因"右上肢逐渐无力半年，尿潴留4个月"入院。查体：意识清楚，语言流利，脑神经检查（-），右上肢肌萎缩，肌力3级，左上肢肌力4级，双下肢肌力4级，双侧 Babinski 征（+）；双上肢及肩背部痛觉消失，触觉存在。最可能的诊断是 （　　）

A. 髓外硬膜外病变

B. 髓内病变

C. 后角病变

D. 前角病变

E. 髓外硬膜内病变

11. 腰椎穿刺压颈试验阳性，应考虑为 （　　）

A. 急性脊髓炎

B. 急性炎症性脱髓鞘性多发性神经病

C. 脊髓占位性病变

D. 脑干病变

E. 大脑病变

12. 急性脊髓炎与吉兰-巴雷综合征最主要的区别是 （　　）
   A. 瘫痪比较完全
   B. 早期伴有尿潴留
   C. 脑脊液蛋白增高
   D. 腰椎穿刺压颈试验阴性
   E. 可出现呼吸衰竭

13. 下列关于Onuf核的描述,错误的是 （　　）
   A. 位于S_1~S_2的脊髓前角
   B. 是支配会阴横纹肌的脊髓低级中枢
   C. Onuf核发出的纤维支配骨盆底部肌肉、肛门及尿道的括约肌
   D. 具有自主神经元的性质
   E. Onuf核是副交感神经的脊髓中枢

14. In the following diseases, the most often cause of Brown-Sequard syndrome is （　　）
   A. tuberculosis of spine
   B. extramedullary intradural spinal tumors
   C. epidural spinal tumors
   D. intramedullary spinal tumors
   E. spinal adhesive arachnoiditis

15. 脊髓亚急性联合变性的病因是（　　）
   A. 叶酸缺乏
   B. 恶性贫血
   C. 维生素B_{12}缺乏
   D. 胃肠道疾病
   E. 髓鞘形成障碍

16. 脊髓亚急性联合变性的主要病变部位在 （　　）
   A. 脊髓前索和侧索
   B. 脊髓前索和后索
   C. 脊髓后索和侧索
   D. 脊髓前角和侧索
   E. 脊髓前角和后索

17. 脊髓空洞症早期最常见的症状是（　　）
   A. 一侧上肢或胸部自发性疼痛和痛觉缺失
   B. 双上肢和胸部节段性分离性感觉障碍
   C. 一侧Horner征
   D. 一侧或双侧手肌萎缩
   E. 皮肤营养障碍及Charcot关节

18. 放射性脊髓病最常见的受累节段是 （　　）
   A. 颈髓　　　　B. 胸髓
   C. 腰髓　　　　D. 骶部髓
   E. 以上均正确

19. 脊髓压迫症首选的辅助诊断方法是 （　　）
   A. 脊柱X线平片
   B. 脊髓造影
   C. 延迟脊髓CT扫描
   D. 脊髓MRI
   E. 腰椎穿刺及脑脊液检查

20. 下列关于脊髓血管病病因和发病机制的描述,错误的是 （　　）
   A. 脊髓动脉粥样硬化、动脉炎以及各种原因所致低血压可导致缺血性脊髓病
   B. 动脉瘤破裂可引起脊髓出血
   C. 硬脊膜动静脉瘘可导致脊髓水肿
   D. 脊髓血管畸形是椎管内出血的常见原因
   E. 凝血功能异常也可导致脊髓自发性出血

21. 患者,女,23岁。因"尿潴留伴双下肢麻木、无力8天"入院。查体:意识清楚,双上肢肌力5级,右下肢肌力3级,左下肢肌力2级,剑突下三横指以下痛温觉减退,局部有束带感,腱反射亢

进，双侧 Hoffmann 征（＋），双侧病理征（＋），双侧髌阵挛、踝阵挛（＋）。行颈椎 MRI 检查如下图。患者不需要做的检查是 （　　）

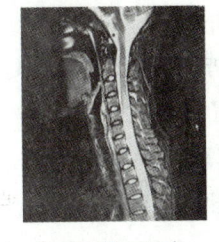

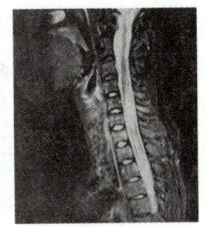

A. 抗 GQ1b 抗体
B. 抗 AQP-4 抗体
C. 抗 MOG 抗体
D. 抗 MBP 抗体
E. 脑脊液寡克隆带

【B 型题】

(22～24 题共用备选答案)
　A. 肌萎缩侧索硬化
　B. 放射性脊髓炎
　C. 脊髓蛛网膜炎
　D. 脊髓空洞症
　E. 脊髓灰质炎
22. 累及侧索及前角的疾病为　（　　）
23. 累及脊髓中央灰质及前角的疾病为
　　　　　　　　　　　　　（　　）
24. 主要累及神经根的疾病为　（　　）

(25～26 题共用备选答案)
　A. 急性多发性神经根神经炎
　B. 急性脊髓炎
　C. 周期性瘫痪
　D. 重症肌无力
　E. 多发性肌炎
25. 神经干有压痛和牵引痛的疾病为（　　）
26. 有传导束型感觉障碍的疾病为（　　）

【X 型题】

27. 下列关于脊髓半切综合征的描述，正确的是 （　　）
　A. 病变节段以下同侧上运动神经元性瘫痪
　B. 病变节段以下对侧上运动神经元性瘫痪
　C. 病变同侧深感觉障碍及血管舒缩功能障碍
　D. 病变同侧较损害节段低 2～3 节段的痛、温觉障碍
　E. 病变对侧较损害节段低 2～3 节段的痛、温觉障碍

28. 下列关于急性脊髓炎临床表现的描述，正确的是 （　　）
　A. 传导束型感觉障碍
　B. 脑神经麻痹
　C. 严重的尿便障碍
　D. 脑脊液蛋白-细胞分离
　E. 多表现双下肢瘫

29. 脊髓休克表现为 （　　）
　A. 严重的横贯性脊髓损害引起
　B. 表现肌张力低，腱反射消失或迟钝
　C. 病理征阳性
　D. 常伴有尿潴留等
　E. 一般持续 2～4 周

30. 下列关于急性脊髓炎治疗的描述，正确的是 （　　）
　A. 早期使用激素治疗
　B. 大剂量免疫球蛋白治疗
　C. 使用抗生素预防感染
　D. 使用抗凝药或物理治疗方法预防下肢静脉血栓
　E. 加强康复锻炼，预防下肢肌肉萎缩

· 117 ·

31. 脊髓压迫症纵向定位有意义的症状和体征有（　　）
   A. 节段性症状如神经根痛、感觉减退区
   B. 腱反射改变
   C. 肌萎缩
   D. 棘突压痛及叩击痛
   E. 感觉平面

32. 慢性脊髓压迫症可以出现的症状或体征包括（　　）
   A. 小便潴留
   B. 神经根刺激症状
   C. 脊髓半切综合征
   D. 脊髓横贯性损害
   E. 脊膜刺激症状

33. 下列关于脊髓蛛网膜炎临床表现的描述，正确的是（　　）
   A. 多为慢性起病，缓慢进展
   B. 感觉障碍多对称，从远端开始逐渐向上发展
   C. 运动障碍多表现不对称的截瘫、单瘫或四肢瘫
   D. 可伴神经根痛
   E. 病程可有缓解和加剧交替出现

34. 脊髓内占位的症状体征特点包括（　　）
   A. 截瘫及锥体束征较晚出现
   B. 尿便障碍早期出现
   C. 根性痛少见
   D. 出现分离性感觉障碍
   E. 皮肤营养改变

35. 髓外硬膜内病变的临床特点包括（　　）
   A. 早期常有明显的神经根刺激症状
   B. 痛温觉障碍自下向上发展
   C. 早期可出现明显的椎管梗阻
   D. 早期可出现括约肌功能障碍
   E. 可有棘突压痛及叩痛

36. 下列关于脊髓亚急性联合变性临床特点的描述，正确的是（　　）
   A. 多为中年发病，亚急性或慢性起病
   B. 常伴贫血或胃肠道疾病
   C. 常见深感觉障碍、感觉性共济失调及手套袜套型感觉障碍
   D. 可见锥体束征，下肢常重于上肢
   E. 括约肌功能障碍较早出现

二、名词解释
1. 脊髓休克
2. Froin's syndrome
3. Brown-Sequard syndrome

三、填空题
1. 脊髓胸5节段对应的椎体为_____，胸12节段对应的椎体为_____。
2. 脊髓压迫症的治疗原则是_____。
3. 脊髓损害的临床表现主要包括_____、_____、_____。
4. 脊髓亚急性联合变性是由于_____缺乏引起。

四、简答题
1. 简述急性横贯性脊髓炎和吉兰-巴雷综合征的鉴别要点。
2. 简述脊髓压迫症常见病因。
3. 简述左侧胸4半侧脊髓损害的临床表现与体征。

【参/考/答/案】

一、选择题

【A 型题】

1. B   2. A   3. B   4. E   5. E
6. A   7. B   8. A   9. D   10. B
11. C   12. B   13. E   14. B   15. C
16. C   17. B   18. A   19. D   20. D
21. A

【B 型题】

22. A   23. D   24. C   25. A   26. B

【X 型题】

27. ACE   28. ACE   29. ABDE
30. ABDE   31. ABCDE   32. ABCDE
33. ACDE   34. ABCDE   35. ABCE
36. ABCD

1. B【解析】在不完全脊髓损害患者,病灶可能在感觉平面之上。

2. A【解析】脊髓半切综合征患者的定位,神经根刺激症状的节段比感觉平面更可靠。

3. B【解析】头颈部交感神经传导通路包括三级神经元,即中枢神经元、节前神经元和节后神经元。位于下丘脑的中枢神经元发出交感神经纤维,经脑干、脊髓下行至位于 $C_8 \sim T_1$ 脊髓侧角的节前神经元(睫状体脊髓中枢),由此发出节前纤维穿过星状神经节节前纤维在颈交感干内上行至颈上神经节换元,由节后神经元发出节后纤维沿颈动、静脉表面走行,进入头面部和颈部的靶器官,如瞳孔扩大肌。

6. A【解析】患者有运动障碍、感觉障碍、括约肌功能障碍,而且有感觉平面,定位脊髓,而且患者起病急,因此应该选急性脊髓炎。

8. A【解析】慢性脊髓压迫症的病程包括根痛期、脊髓半切期和脊髓横贯性损害期。

9. D【解析】主要考察髓外硬膜内肿瘤和髓内肿瘤的鉴别,神经根刺激症状是主要鉴别点,髓内肿瘤早期一般无神经根刺激症状。

10. B【解析】早期有前角细胞损害和括约肌功能障碍,逐渐出现分离性感觉障碍,定位在髓内。

13. E【解析】Onuf 核是非常特殊的神经核,具有躯体运动功能和自主神经元功能,中枢位于 $S_1 \sim S_2$ 的脊髓前角。

14. B【解析】题干的意思是下列最容易引起脊髓半切综合征的疾病是:A 项是脊柱结核,B 项是髓外硬膜内肿瘤,C 项是硬膜外肿瘤,D 项为髓内肿瘤,E 项为脊髓蛛网膜炎,这 5 个选项都有可能造成脊髓半切综合征,但最容易引起的是 B 项。

20. D【解析】外伤是椎管内出血的常见原因,脊髓血管畸形可引起髓内出血,也可出现静脉回流障碍导致的脊髓水肿。

21. A【解析】该患者为青年女性,急性起病,主要表现为上、下肢麻木和无力,伴尿潴留,有感觉平面,影像学表现为颈髓长节段损害,可以解释患者的临床表现,诊断应首先考虑中枢神经系统脱髓鞘疾病,以视神经脊髓炎的可能性最大,需要进一步行抗 AQP-4 抗体、抗 MOG 抗体、抗 MBP 抗体及脑脊液寡克隆带检查明确诊断,而抗 GQ1b 抗体主要针对周围神经病,比如吉兰-巴雷综合征,该患者病位定位在脊髓,故不需要查 GQ1b。

25. A【解析】急性多发性神经根神经炎时神经干是病变所在处,因而有压痛和牵引痛。其他四种疾病神经干均不受损。

26. B【解析】这五种疾病中只有急性脊髓炎会损害传导束。

28. ACE【解析】急性脊髓炎显然不会导致脑神经麻痹,而且也不会出现蛋白-细胞分离现象。

32. ABCDE【解析】该题没有限定是髓内、髓外或硬膜外的脊髓压迫症,因此都可能出现,可能有疑问的是 D 项,脊髓横贯性损害,所有脊髓压迫症特别是髓内占位,发展到最后都可能出现脊髓横贯性损害。

二、名词解释

1. 脊髓休克:是脊髓急性严重的横贯性损害早期,表现为瘫痪肢体肌张力低、腱反射消失、病理反射阴性和尿潴留。

2. Froin 征:在脊髓压迫症中,腰椎穿刺脑脊液检查蛋白含量增高而细胞数正常,蛋白含量超过 10g/L 时脑脊液呈黄色流出后自动凝结,呈脑脊液蛋白-细胞分离。

3. 脊髓半切综合征:病变侧损害水平以下痉挛性瘫、深感觉障碍,对侧损伤水平以下痛温觉障碍。

三、填空题

1. 胸 3   胸 9
2. 尽快去除病因

3. 运动障碍   感觉障碍   括约肌功能障碍
4. 维生素 B_{12}

四、简答题

1. 简述急性横贯性脊髓炎和吉兰-巴雷综合征的鉴别要点。

答 (1)急性脊髓炎有感觉平面(病变部位以下所有感觉消失)。
(2)早期出现小便潴留。
(3)多表现为截瘫,高颈髓损害可出现四肢瘫痪。
(4)脊髓 MRI 检查可发现异常病灶。

2. 简述脊髓压迫症常见病因。

答 (1)肿瘤:常见,约占 1/3,包括原发性和转移性。
(2)炎症:化脓性、结核性、寄生虫性。
(3)脊柱外伤:骨折、脱位、椎管内血肿压迫。
(4)脊柱退行性变:椎间盘突出、椎管狭窄。
(5)先天性疾病:颅底凹陷症、寰椎枕化、颈椎融合畸形、脊髓血管畸形。
(6)血液疾病:凝血机制障碍患者腰穿后可导致硬膜外血肿。

3. 简述左侧胸 4 半侧脊髓损害的临床表现与体征。

答 (1)右侧 $T_4 \sim T_6$ 以下痛觉、温度觉、触觉减退或消失。
(2)左侧 T_4 以下深感觉障碍。
(3)左侧 T_4 以下肢体上运动神经元性瘫痪。

(袁宝玉)

第17章 周围神经疾病

【学习要点】

一、掌握

1. 三叉神经痛的治疗。
2. 特发性面神经麻痹的治疗。
3. 面肌痉挛的治疗。
4. 吉兰－巴雷综合征（GBS）的诊断和治疗。
5. 慢性炎性脱髓鞘性多发性神经根病（CIDP）的诊断。

二、熟悉

1. 三叉神经痛的临床表现。
2. Hunt综合征的定义。
3. 多发性神经病的病因。
4. 吉兰－巴雷综合征（GBS）的病因、诱因及临床分型。

【应试考题】

一、选择题

【A型题】

1. 吉兰－巴雷综合征（GBS）的临床表现特点是　　　　　　　　　（　）
   A. 四肢痉挛性瘫痪
   B. 四肢感觉障碍重于运动障碍
   C. 明显的括约肌功能障碍
   D. 四肢腱反射减弱或消失
   E. 双侧听神经受累

2. What is the cause of Guillain–Barré syndrome　　　　　　　（　）
   A. Smoking
   B. Flu
   C. Infectious illness
   D. Surgery
   E. Unknown

3. 目前治疗三叉神经痛最有效的药物是　　　　　　　　　　　（　）
   A. 苯妥英钠　　B. 索米痛
   C. 卡马西平　　D. 吲哚美辛
   E. 维生素 B_{12}

4. 患者,男,32岁。左下肢疼痛半月,咳嗽可加重疼痛,并向下肢后外侧放射,伴左足麻木。查体:左直腿抬高试验(+),左侧跟腱反射未引出,腰椎棘突旁有明显压痛点。应首先考虑的诊断是 （ ）
   A. 腰肌劳损
   B. 腰骶神经根炎
   C. 根性坐骨神经痛
   D. 干性坐骨神经痛
   E. 髋关节炎

5. 患者,女,50岁。左侧阵发性面部刀割样疼痛3年,每次持续数秒,常由刷牙诱发。拔去同侧龋齿,症状仍未缓解。神经系统检查无异常发现。应首先考虑的诊断是 （ ）
   A. 左侧牙痛
   B. 左侧继发性三叉神经痛
   C. 左侧原发性三叉神经痛
   D. 左侧血管性头痛
   E. 局灶性癫痫

6. 患者,女,20岁。右侧面肌无力3天,诊断为特发性面神经麻痹。近期有消化道溃疡出血史。下列治疗措施暂不宜采用 （ ）
   A. 泼尼松30mg/d,连用1周
   B. 茎乳孔附近超短波透热疗法
   C. 针灸治疗
   D. 保护右眼角膜
   E. 营养神经

7. 患者,男,22岁。感冒后10天出现双眼闭合不能,伴走路无力,无大小便障碍。查体:双下肢肌力4～5级,肌张力减低,腱反射消失,感觉无减退,Babinski征(-)。应首先考虑的诊断是 （ ）
   A. 脑炎
   B. 重症肌无力
   C. 急性脊髓炎
   D. 吉兰-巴雷综合征
   E. 周期性瘫痪

8. 吉兰-巴雷综合征中的偶见症状是 （ ）
   A. 主观感觉症状重于客观感觉症状
   B. 四肢弛缓性瘫痪
   C. 双侧面神经周围性瘫
   D. Babinski征(+)
   E. 肢体疼痛

9. 可诊断为特发性面神经炎的疾病是 （ ）
   A. 吉兰-巴雷综合征伴发出现的双侧周围性面瘫
   B. 面神经管邻近结构病变时出现的周围性面瘫
   C. 茎乳孔以上面神经管内急性非化脓性炎症
   D. 继发于腮腺手术后出现的周围性面瘫
   E. 以上都是

10. 坐骨神经痛的常见病因为 （ ）
    A. 脊柱结核   B. 马尾肿瘤
    C. 脊髓蛛网膜炎   D. 腰椎间盘突出
    E. 腰骶神经根炎

11. 患者,男,45岁。3个月来四肢麻木疼痛,夜间为重,进行性加重。既往肺结核病史,已愈。近年来,出现多饮、多尿、消瘦、皮肤瘙痒。无饮酒史。神经系统查体:四肢末端手套袜套样感觉减退,腱反射减低。考虑诊断为 （ ）
    A. 酒精中毒性多发性神经炎
    B. 药物中毒性多发性神经炎
    C. 脊髓前动脉闭塞
    D. 吉兰-巴雷综合征
    E. 糖尿病性多发性神经炎

12. 周围神经病的感觉障碍表现不包括 （ ）
    A. 感觉异常   B. 肌痉挛
    C. 感觉减退   D. 神经痛
    E. 感觉过敏

13. 吉兰-巴雷综合征和急性横贯性脊髓炎的鉴别点是 （ ）
   A. 四肢瘫　　　B. 腱反射消失
   C. 肌张力低　　D. 无病理征
   E. 括约肌障碍

14. 吉兰-巴雷综合征常见的感觉障碍类型为 （ ）
   A. 单肢型　　　B. 传导束型
   C. 末梢型　　　D. 马裤型
   E. 分离性

15. 患儿,男,12 岁。进行性弛缓性四肢无力 3 天,进行性加重至不能行走,无感觉障碍。病前 1 周感冒史。查体:呼吸浅快,30 次/分,心率 100 次/分,心律不齐,尿潴留。脑脊液正常。神经传导检查提示 M 波幅降低,传导速度正常。治疗应首选 （ ）
   A. 暂不处理,观察
   B. 观察 1 周后复查腰椎穿刺
   C. 按 GBS 轻症患者处理
   D. 立即心电监护,按 GBS 重症处理
   E. 立即请呼吸科会诊

16. 吉兰-巴雷综合征患者起病前常有 （ ）
   A. 药物中毒史　B. 感染病史
   C. 家族史　　　D. 糖尿病史
   E. 外伤史

17. 发病后第六天进行腰椎穿刺,在下列五组 CSF 数据中,与吉兰-巴雷综合征的诊断最符合的是 （ ）

	葡萄糖 (mg%)	蛋白质 (mg%)	细胞数 (/mm³)
A.	1	20	2
B.	20	100	100
C.	80	20	10
D.	80	800	1
E.	80	400	4

18. 吉兰-巴雷综合征患者四肢进行性弛缓性瘫痪,查体肌力为 1 级。查房时发现患者说话费劲,额头冒汗,心率 95 次/分,呼吸 35 次/分,呼吸困难。治疗不宜采用 （ ）
   A. 血气分析
   B. 心电监护
   C. 呼吸监测
   D. 准备机械通气设备
   E. 新斯的明 1mg 肌内注射

19. 正中神经受损的临床表现不包括 （ ）
   A. 臂旋前不能　B. 伸指不能
   C. 握力差　　　D. "猿手"
   E. 手掌桡侧 3 指感觉障碍

20. 枕神经痛的常见临床表现不包括 （ ）
   A. 局部阻滞麻醉不能暂时缓解疼痛
   B. 反复发作
   C. 电击痛、刺痛或锐痛
   D. 符合神经分布
   E. 单侧疼痛

【B 型题】

(21~22 题共用备选答案)
   A. 血浆置换
   B. 激素
   C. IVIG
   D. 肢体康复
   E. 气管插管和机械通气

21. 吉兰-巴雷综合征的治疗方案一般不包含 （ ）

22. 吉兰-巴雷综合征出现明显呼吸困难时应采取的治疗措施是 （ ）

(23~26 题共用备选答案)
   A. 周围性面瘫
   B. 周围性面瘫 + 同侧舌前 2/3 味觉消失

C. 周围性面瘫 + 同侧舌前 2/3 味觉消失 + 听觉过敏

D. 周围性面瘫 + 同侧舌前 2/3 味觉消失 + 听觉过敏 + 外耳道疱疹

E. 周围性面瘫 + 同侧舌前 2/3 味觉消失 + 听觉过敏 + 同侧瞳孔缩小

23. 茎乳孔内面神经受损表现为 （　　）
24. 鼓索以上面神经受损表现为 （　　）
25. 镫骨肌神经以上面神经受损表现为 （　　）
26. 膝状神经节受损表现为 （　　）

【X 型题】

27. 吉兰 - 巴雷综合征已证实有确切疗效的治疗包括 （　　）
    A. 激素　　　　　B. IVIG
    C. 神经生长因子　D. 血浆置换
    E. 抗生素

28. 海绵窦病变最可能累及的脑神经包括 （　　）
    A. 动眼神经　　　B. 滑车神经
    C. 展神经　　　　D. 面神经
    E. 三叉神经眼支

29. 继发性三叉神经痛与原发性三叉神经痛的主要区别在于 （　　）
    A. 疼痛轻重程度不同
    B. 疼痛为持续性, 可伴有阵发性加重
    C. 分布的范围不同
    D. 伴有三叉神经损害体征
    E. 可有其他脑神经受损体征

30. 患者突然口角歪向左侧, 诊断为特发性面神经麻痹。其症状和体征还包括 （　　）
    A. 右侧额纹消失
    B. 左眼闭合不紧
    C. 右眼闭合不紧
    D. 右侧面部麻木
    E. 左侧额纹消失

31. 患者, 男, 30 岁。2 个月来感四肢麻木, 以末端为重, 伴疼痛, 尤以夜间为重。病前嗜酒, 每天 400 ~ 500g, 常以酒代饭, 进食差。神经系统查体: 四肢末端手套及袜套样感觉减退。初步考虑诊断为 （　　）
    A. 吉兰 - 巴雷综合征
    B. 酒精中毒（慢性）性末梢神经炎
    C. 红斑性肢痛症
    D. 维生素 B 族类缺乏性末梢神经炎
    E. 颈椎病

32. 确定诊断吉兰 - 巴雷综合征时最重要的辅助检查包括 （　　）
    A. 血清钾浓度测定
    B. 腰椎穿刺脑脊液检查
    C. 腾喜龙试验
    D. 神经传导速度测定
    E. 肌电图

二、名词解释

1. 脑脊液蛋白 - 细胞分离现象
2. Hunt syndrome

三、填空题

1. 吉兰 - 巴雷综合征最易受累的脑神经是_____。
2. 静脉免疫球蛋白的剂量为_____。
3. 脑桥小脑脚综合征主要累及的脑神经包括三叉神经、_____和_____。

四、简答题

1. 简述吉兰 - 巴雷综合征的诊断要点。
2. 简述多发性神经病的病因。
3. 简述吉兰 - 巴雷综合征患者的主要危险及其主要治疗措施。
4. 简述 CIDP 的诊断要点。

【参/考/答/案】

一、选择题

【A型题】

1. D 2. E 3. C 4. C 5. C
6. A 7. D 8. D 9. C 10. D
11. E 12. B 13. E 14. C 15. D
16. B 17. D 18. E 19. B 20. A

【B型题】

21. B 22. E 23. A 24. B 25. C
26. D

【X型题】

27. BD 28. ABCE 29. BDE
30. AC 31. BD 32. BD

2. E【解析】如同神经系统其他的自身免疫疾病一样,GBS的病因也不清楚。

3. C【解析】卡马西平治疗三叉神经痛的有效率为70%~80%,为首选治疗药物。

4. C【解析】根性坐骨神经痛的受累部位在椎管内,腰椎棘突旁有明显压痛点,沿坐骨神经走行放射,咳嗽、打喷嚏使疼痛加重,可伴随相应节段的感觉障碍和腱反射减弱或消失。干性坐骨神经痛的受累部位在椎管外,沿坐骨神经走行的节段性放射性疼痛,腰椎棘突旁无明显压痛。

5. C【解析】原发性和继发性三叉神经痛的鉴别点为有无局灶性神经系统体征。三叉神经痛的触发因素包括刷牙、咀嚼、说话、冷空气刺激等。

6. A【解析】特发性面神经炎发病3天内,推荐口服小剂量激素治疗。但需谨慎排除激素使用的禁忌证,如糖尿病、消化道出血或严重感染等。

15. D【解析】GBS出现呼吸困难,必须立即按照重症处理。

20. A【解析】枕神经痛的诊断标准之一为受累神经局部阻滞麻醉可暂时缓解疼痛。

28. ABCE【解析】海绵窦内的主要结构包括动眼神经、滑车神经、展神经和三叉神经第1支。

30. AC【解析】周围性面神经麻痹表现为同侧面肌瘫痪。D项,面部感觉由三叉神经支配,不属于面神经功能。

二、名词解释

1. 脑脊液蛋白-细胞分离现象:腰椎穿刺脑脊液检查见蛋白升高而细胞计数小于10/mm³。常见于吉兰-巴雷综合征,起病3周时此现象最明显。

2. Hunt综合征:合并耳部带状疱疹的单侧周围性面瘫。

三、填空题

1. 双侧面神经
2. 0.4g/(kg·d)
3. 面神经　前庭蜗神经

四、简答题

1. 简述吉兰-巴雷综合征的诊断要点。

答 (1)病前胃肠道或呼吸道感染史。

(2)急性起病,四肢对称性弛缓性瘫痪,严重者可导致呼吸肌麻痹。

(3)可有轻度肢体感觉障碍。

(4)脑神经麻痹常见双侧面神经麻痹,其次是延髓麻痹。

(5)可出现多汗、皮肤潮红、手足肿胀及营养障碍等自主神经症状,以及窦性心动过速、直立性低血压、暂时性尿潴留等。

(6)脑脊液蛋白-细胞分离是特征性表现,病后第3周明显。

(7)神经传导速度减慢。

2. 简述多发性神经病的病因。

答 (1)感染。

(2)营养缺乏及代谢障碍。

(3)重金属、药物中毒。

(4)过敏。

(5)家族遗传因素。

(6)结缔组织病。

(7)其他:癌瘤性、动脉粥样硬化性、原因不明性等多发性神经病。

3. 简述吉兰-巴雷综合征患者的主要危险及其主要治疗措施。

答 主要危险是呼吸肌麻痹。其主要治疗措施有:

(1)密切观察呼吸情况。

(2)保持呼吸道通畅,及时排痰及分泌物。

(3)呼吸衰竭患者及时气管插管,机械通气,必要时气管切开。

4. 简述CIDP的诊断要点。

答 (1)病程超过2个月,可呈缓慢进展或缓解-复发。

(2)四肢常对称受累,近端和远端同时受累。

(3)运动症状重于感觉症状。

(4)腱反射减弱或消失。

(5)脑脊液蛋白-细胞分离。

(6)神经电生理检查找到脱髓鞘证据。

(7)神经活检证实神经节段性脱髓鞘。

(8)脊髓神经根、臂丛及腰骶丛的磁共振成像可见到神经增粗。

(9)病程有自限性、糖皮质激素治疗有效。

(牟 君)

第18章 自主神经系统疾病

【学/习/要/点】

一、掌握

自主神经的主要功能。

二、熟悉

1. 雷诺病（RD）的概念、临床表现、治疗。
2. 红斑性肢痛症的临床表现、治疗。

【应/试/考/题】

一、选择题

【A/型/题】

1. 脊髓交感中枢位于　　　　　　　（　）
   A. $C_8 \sim T_2$ 侧角　　B. $C_5 \sim C_8$ 侧角
   C. $C_8 \sim T_{12}$ 侧角　　D. $T_2 \sim L_2$ 侧角
   E. $C_8 \sim L_2$ 侧角

2. 雷诺病的临床特征为　　　　　　（　）
   A. 肢端出现阵发性对称性疼痛性间歇发白、潮红与发绀
   B. 肢端出现阵发性红、肿、热、痛
   C. 肢端出现苍白、发绀及麻木
   D. 肢端出现红肿或青紫
   E. 足背动脉搏动微弱或消失

3. 自主神经反射检查不包括　　　　（　）
   A. 竖毛试验　　　B. 角膜反射
   C. 眼心反射　　　D. 卧立位试验
   E. 皮肤划纹试验

4. 雷诺病的病因是　　　　　　　　（　）
   A. 交感神经变性
   B. 小动脉扩张
   C. 小动脉痉挛
   D. 脊髓侧角细胞变性
   E. 中小动脉扩张

5. 脊髓副交感中枢位于　　　　　　（　）
   A. $S_2 \sim S_4$ 侧角　　B. $S_1 \sim S_4$ 侧角
   C. $L_3 \sim S_4$ 侧角　　D. $S_2 \sim S_5$ 侧角
   E. $T_3 \sim L_2$ 侧角

6. 患者，男，50岁。近2个月来起床后出现头晕，视物模糊，全身乏力，曾晕倒3次，伴意识丧失，平卧1~2分钟后意识转清。无心慌，无恶心、呕吐，无阳

瘫。无肢体震颤。若患者血压卧位110/70mmHg,立位70/50mmHg。首先考虑的诊断是（　　）

A. Shy – Drager 综合征
B. 颈动脉窦综合征
C. 病窦综合征
D. 癫痫
E. 低颅压

7. 下列以"刀痕样"萎缩为特殊表现的疾病是（　　）

A. 面偏侧萎缩症
B. 红斑肢痛症
C. 进行性脂肪营养不良
D. 雷诺病
E. 进行性肌营养不良症

8. 患者,男,20岁。半年前开始反复出现双手、双足皮肤阵发性皮温升高,潮红、肿胀和剧烈烧灼痛,以夜间发作频繁。晚间入寝时,由于害怕因温暖而剧痛,双脚要暴露于被外。查体:双足无感觉和运动障碍,足背动脉搏动略增强,手足部皮肤与指/趾甲变厚。实验室检查未见异常。首先考虑的诊断为（　　）

A. 红斑肢痛症　　B. 肢端发绀症
C. 雷诺病(RD)　　D. 不安腿综合征
E. 雷诺现象(RP)

9. 下列关于进行性面偏侧萎缩症的描述,正确的是（　　）

A. 急性起病,进行性加重
B. 慢性起病,进行性加重
C. 急性起病,多为自限性
D. 慢性、隐袭起病,反复发作
E. 慢性、隐袭起病,多为自限性

【B型题】

(10~11题共用备选答案)

A. 米多君
B. 酚妥拉明
C. 利舍平
D. 尼莫地平
E. 硝苯地平

10. 特发性直立性低血压可选用的药物是（　　）

11. 雷诺病首选的药物是（　　）

(12~14题共用备选答案)

A. 红细胞沉降率
B. 血管造影
C. 立卧位血压检查
D. 神经传导速度
E. 脑电图

12. 疑诊Shy – Drager综合征应首选（　　）

13. 诊断雷诺现象的常规检查是（　　）

14. 有助于自主神经性癫痫发作诊断的检查是（　　）

【X型题】

15. 自主神经系统疾病包括（　　）

A. 雷诺病
B. 不安腿综合征
C. 红斑性肢痛症
D. 血栓闭塞性脉管炎
E. 面偏侧萎缩症

16. 红斑肢痛症临床表现为（　　）

A. 肢端出现阵发性红、肿、热、痛症状
B. 有受热时疼痛加剧,局部冷敷可使疼痛减轻
C. 多见于中青年男女

D. 肢端出现红肿或青紫

E. 肢端相继出现苍白、青紫与潮红

17. 雷诺病临床表现为　　　　（　　）

　　A. 常在20~30岁缓慢起病

　　B. 多发生于女性

　　C. 有关肢端出现阵发性红、肿、热、痛

　　D. 与寒冷、情绪紧张有关

　　E. 肢端出现阵发性对称性疼痛性间歇发白、潮红与发绀

18. 副交感神经兴奋引起支配脏器的保护作用和功能抑制,表现为（　　）

　　A. 唾液分泌减少

　　B. 瞳孔缩小

　　C. 血压降低

　　D. 胃肠蠕动和消化腺分泌增加

　　E. 心跳减慢

二、名词解释

1. 雷诺现象

2. 神经血管性水肿

3. 冷水试验

三、填空题

1. 治疗雷诺病最常用的首选药物是____。

2. 红斑性肢痛症分类：_____、_____、_____。

3. 进行性脂肪营养不良患者皮下脂肪萎缩的先后顺序为_____、_____、_____及_____。

4. 神经血管性水肿的有效治疗方法是_____。

5. 典型的雷诺病临床发作分期：_____、_____、_____。

四、简答题

1. 简述雷诺病的诊断要点。

2. 简述红斑性肢痛症的诊断要点。

3. 简述雷诺病治疗目的。

【参 / 考 / 答 / 案】

一、选择题

【A 型题】

1. E　　2. A　　3. B　　4. C　　5. A

6. A　　7. A　　8. A　　9. E

【B 型题】

10. A　　11. E　　12. C　　13. A　　14. E

【X 型题】

15. ACE　　16. ABC　　17. ABDE

18. BCDE

7. A【解析】面偏侧萎缩症患侧有皮肤皱缩、毛发脱落呈"刀痕样"的特殊表现。

15. ACE【解析】不安腿综合征属于睡眠障碍,血栓闭塞性脉管炎属于血管系统疾病。

18. BCDE【解析】副交感神经兴奋时唾液分泌增加。

二、名词解释

1. 雷诺现象：指继发于其他疾病的肢端动脉痉挛现象。

2. 神经血管性水肿：一种原因不明,可能与自主神经功能障碍、过敏反应及遗传

因素有关的血管通透性增强和体液渗出增加的疾病。

3. 冷水试验：指（趾）浸入 4℃ 冷水中 1 分钟，75% 可诱发颜色变化，或者将全身暴露于寒冷环境，同时将手浸入 10～15℃ 水中，发作的阳性率更高。

三、填空题

1. 钙通道阻滞剂
2. 原发性红斑性肢痛症　继发性红斑性肢痛症　遗传性红斑性肢痛症
3. 面部　颈肩　臂　躯干
4. 抗过敏治疗
5. 缺血期　缺氧期　充血期

四、简答题

1. 简述雷诺病的诊断要点。

答 （1）典型临床表现、发病年龄、性别、寒冷及情绪改变可诱发。
（2）双侧受累，以手指多见，界限分明的苍白、青紫及潮红等变化。
（3）病史 2 年以上。
（4）无其他引起血管痉挛发作疾病的证据。

2. 简述红斑性肢痛症的诊断要点。

答 （1）成年起病。
（2）出现肢端对称以足为主的阵发性红、肿、热、痛。
（3）无局部感染及炎症。
（4）受热、站立和运动后疼痛加剧，冷敷、抬高患肢和休息后疼痛减轻。
（5）原发性及遗传性需排除可引起继发性红斑性肢痛症的原发病。

3. 简述雷诺病治疗目的。

答 （1）预防发作。
（2）缓解症状。
（3）防止指端溃疡发生。

（李朝晖）

第19章 神经-肌肉接头和肌肉疾病

【学习要点】

一、掌握

1. 重症肌无力的概念,临床症状与分型,诊断要点与治疗,三种危象的区别。
2. 周期性瘫痪的概念,临床症状与分型,诊断要点与治疗,低钾型、高钾型、正常钾型周期性瘫痪的区别。
3. 多发性肌炎和皮肌炎的概念,临床症状,诊断要点与治疗。
4. 进行性肌营养不良症的概念,临床症状,诊断要点与治疗。
5. 肌强直性肌病的概念,临床症状,诊断要点与治疗。
6. 线粒体肌病及线粒体脑肌病的概念,临床症状,诊断要点与治疗。
7. 鸭步,Gottron 征;Gowers 征,翼状肩胛,肌病面容;斧头脸,鹅颈、肌球;血乳酸、丙酮酸最小运动量试验。

二、熟悉

1. 重症肌无力的病理特征和发病机制。
2. 周期性瘫痪的病理特征和发病机制。
3. 多发性肌炎和皮肌炎、进行性肌营养不良、肌强直性肌病、线粒体肌病及线粒体脑肌病的疾病分类,病理特征和发病机制。

【应试考题】

一、选择题

【A型题】

1. 重症肌无力最常见受累的肌肉是（ ）
   A. 四肢肌　　B. 呼吸肌
   C. 咽喉肌　　D. 咀嚼肌
   E. 眼外肌

2. 重症肌无力的患病率为（ ）
   A. 10/10 万　　B. 20/10 万
   C. 30/10 万　　D. 40/10 万
   E. 50/10 万

3. 重症肌无力常合并的疾病是（ ）
   A. 甲状腺功能亢进症
   B. 小细胞肺癌
   C. 多发性肌炎

D. 胸腺增生或胸腺瘤

E. 系统性红斑狼疮

4. 重症肌无力患者出现眼睑下垂外,还可能出现的症状是 （　　）

A. 瞳孔散大,对光反射消失

B. 向内、上、下运动受限和出现复视

C. 调节反射消失

D. 眼球震颤

E. 角膜反射消失

5. 重症肌无力患者常遭到破坏的受体是 （　　）

A. 多巴胺受体

B. 钾离子通道受体

C. 乙酰胆碱受体

D. 钠离子通道受体

E. 阿片受体

6. 下列关于重症肌无力的描述,错误的是 （　　）

A. 腾喜龙试验阴性

B. 以部分或全身性骨骼肌疲劳为临床特征

C. 症状晨轻暮重或活动后加重、休息后减轻

D. 抗胆碱酯酶药物治疗有效

E. 是一种获得性自身免疫性疾病

7. 下列关于重症肌无力临床表现的描述,正确的是 （　　）

A. 四肢无力,血清钾减低

B. 四肢无力,脑脊液示蛋白-细胞分离

C. 四肢无力,休息后减轻,活动后加重

D. 四肢无力,双手双足手套、袜套样感觉障碍

E. 四肢无力,肩胛带、骨盆带肌肉萎缩

8. 重症肌无力出现胆碱能危象最主要的原因是 （　　）

A. 抗胆碱酯酶药物无反应

B. 感染加重

C. 抗胆碱酯酶药物不足

D. 抗胆碱酯酶药物过量

E. 疾病进行性加重

9. 重症肌无力的治疗方案包括 （　　）

A. 溴吡斯的明

B. 肾上腺皮质激素

C. 硫唑嘌呤

D. 胸腺切除

E. 以上都是

10. 应行胸腺影像学检查的疾病是（　　）

A. 周期性瘫痪

B. Becker 型肌营养不良症(BMD)

C. 多发性肌炎

D. 吉兰-巴雷综合征

E. 重症肌无力

11. 对重症肌无力诊断最有意义的检查是 （　　）

A. 颅脑 CT

B. 神经传导速度

C. 新斯的明试验

D. 肌肉活检

E. 脑电图

12. 重症肌无力的发病年龄有几个高峰 （　　）

A. 1　　　B. 2

C. 3　　　D. 4

E. 5

13. 下列关于低钾型周期性瘫痪诱因的描述,错误的是 （　　）

A. 钾盐摄入　　B. 疲劳

C. 饱餐　　　　D. 寒冷

E. 酗酒

14. 继发于甲状腺功能亢进症的周期性瘫痪多属于 （　　）

A. 正常血钾型

B. 高血钾型

C. 低血钾型

D. 骨骼肌钾通道病

E. 骨骼肌钠通道病

15. 下列关于高钾型周期性瘫痪的描述，错误的是　　　　　　　　（　　）
   A. 诱因为寒冷、饥饿、剧烈运动、摄入钾盐
   B. 肌无力从下肢远端开始，可累及上肢、颈部肌
   C. 肌电图可见强直电位
   D. 血清钾、尿钾升高，心电图提示高钾
   E. 可自行缓解或排钾后缓解

16. 下列关于正常钾型周期性瘫痪的描述，错误的是　　　　　　　（　　）
   A. 多在10岁前发病
   B. 诱因为运动、寒冷、限盐、补钾
   C. 夜间或清晨发病
   D. 血清钾正常
   E. 肌电图可见强直电位

17. 不属于低钾型周期性瘫痪的心电图表现的是　　　　　　　　　（　　）
   A. U波出现
   B. Q-T间期延长
   C. T波高尖
   D. P-R间期延长
   E. QRS波增宽

18. 属于高钾型周期性瘫痪的心电图表现的是　　　　　　　　　　（　　）
   A. U波出现
   B. T波高尖
   C. T波低平或倒置
   D. P-R间期延长
   E. QRS波增宽

19. 下列关于高钾型周期瘫痪治疗措施的描述，错误的是　　　　　（　　）
   A. 10%葡萄糖酸钙静脉注射
   B. 10%葡萄糖加胰岛素静脉滴注
   C. 呋塞米口服
   D. 螺内酯口服
   E. 氢氯噻嗪口服

20. 下列关于低钾型周期性瘫痪治疗措施的描述，错误的是　　　　（　　）
   A. 口服补钾
   B. 出现呼吸肌麻痹者，给予辅助呼吸
   C. 口服乙酰唑胺
   D. 螺内酯口服
   E. 呋塞米口服

21. 周期性瘫痪发作时，经常降低的血清离子是　　　　　　　　　（　　）
   A. 钠　　　　　　B. 钾
   C. 钙　　　　　　D. 氯
   E. 锌

22. 下列描述与周期性瘫痪最无关的是
   　　　　　　　　　　　　　　　（　　）
   A. 甲状腺功能亢进症
   B. 钠盐摄入不足
   C. 肌强直
   D. 原发性醛固酮增多症
   E. 胸腺肿瘤

23. 低钾型周期性瘫痪患者发作期肌肉完全瘫痪时，肌电图表现正确的是（　　）
   A. 一切电刺激均无动作电位
   B. 可出现纤颤电位和强直放电
   C. 呈失神经支配
   D. 运动单位电位波幅降低
   E. 膜静息电位高于正常

24. 下列关于甲状腺功能亢进性周期性瘫痪的描述，错误的是　　　（　　）
   A. 女性居多
   B. 个别可累及呼吸肌
   C. 可伴有心律失常
   D. 多在睡眠或清晨起床时发病
   E. 表现为肢体不同程度的瘫痪

25. 患者，男，20岁。白天参加长跑比赛，晚饱餐后入睡，次日清晨出现四肢瘫痪。血清钾3.0mmol/L，心电图出现U波，ST段下移。首先应考虑的诊断是
   　　　　　　　　　　　　　　　（　　）
   A. 癔症性瘫痪
   B. 脊髓卒中

C. 低钾型周期性瘫痪
D. 急性脊髓炎
E. 吉兰-巴雷综合征

26. 周期性瘫痪和急性横贯性脊髓炎的鉴别要点是 （ ）
   A. 四肢瘫痪
   B. 双侧腱反射消失
   C. 有无传导束性的感觉障碍
   D. 肌张力减低
   E. 无病理征

27. 下列关于多发性肌炎临床特点的描述，错误的是 （ ）
   A. 四肢近端肌无力，对称性
   B. 首发症状多为骨盆带肌受累，逐渐累及肩胛带肌，站立、上下楼和梳头困难
   C. 极少眼外肌受累
   D. 血清肌酶正常
   E. 常伴肌肉自发性疼痛和压痛

28. 下列关于多发性肌炎治疗的描述，错误的是 （ ）
   A. 血浆置换   B. 胆碱酯酶抑制剂
   C. IVIG   D. 免疫抑制剂
   E. 类固醇皮质激素

29. 对于鉴别肌源性疾病最有意义的指标是 （ ）
   A. 醛缩酶
   B. 谷丙转氨酶
   C. 谷草转氨酶
   D. 乳酸脱氢酶
   E. 血肌酸磷酸激酶

30. 患者，男，60岁。9个月前被诊断为肺癌，近3个月患者出现进行性加重的四肢近端无力。首先应考虑的诊断是 （ ）
   A. 多发性硬化
   B. 皮肌炎
   C. 重症肌无力
   D. 周期性瘫痪
   E. 进行性多灶性脑白质病

31. 不属于多发性肌炎诊断依据的是 （ ）
   A. 肌活检提示肌纤维变性、坏死
   B. 肌无力
   C. 肌肉压痛
   D. 肌电图提示神经源性损害
   E. 肌酶谱显著升高

32. 40岁以上的患者被诊断为皮肌炎，应除外 （ ）
   A. 系统性红斑狼疮
   B. 类风湿性关节炎
   C. 恶性肿瘤
   D. 硬皮病
   E. 干燥综合征

33. 下列肌病中，有明显的肌痛的是 （ ）
   A. 线粒体肌病
   B. 多发性肌炎
   C. 周期性瘫痪
   D. 先天性肌强直
   E. 进行性肌营养不良症

34. 多发性肌炎一般不累及 （ ）
   A. 眼外肌   B. 四肢肌
   C. 呼吸肌   D. 咽喉肌
   E. 颈肌

35. 下列关于肌营养不良症的描述，正确的是 （ ）
   A. 一种由营养障碍所致的肌肉变性疾病
   B. 一种由代谢异常所致的肌肉变性疾病
   C. 一种由遗传因素所致的肌肉变性疾病
   D. 一种由自身免疫因素所致的肌肉变性疾病
   E. 以上都不是

36. 下列关于进行性肌营养不良的描述，错误的是 （ ）
   A. 对称性肌无力、肌萎缩，可伴有假性肌肉肥大
   B. 隐匿起病，进展慢，症状进行性加重
   C. 可累及四肢、躯干、头面部肌肉

D. 肌电图示运动单位电位时限增宽、波幅增高、多相波减少
E. 一种由遗传因素所致的肌肉变性疾病

37. 带有 Duchenne 型肌营养不良症 (DMD) 基因的妇女,所生男孩中 DMD 的发病率为　　　　　　　（　）
    A. 25%　　　　B. 50%
    C. 75%　　　　D. 100%
    E. 以上都不是

38. DMD 患儿,若其舅舅及姨表兄弟均患此病,则其母亲为　　　（　）
    A. 患者　　　　B. 正常人
    C. 可能携带者　D. 肯定携带者
    E. 以上都不是

39. 下列关于进行性肌营养不良的描述,错误的是　　　（　）
    A. 假肥大型肌营养不良症的血清肌酶增高最明显
    B. 眼咽型肌营养不良症首发症状为对称性上睑下垂和眼球运动障碍
    C. 面肩肱型肌营养不良症常为面肌和肩胛带肌受累
    D. 肢带型肌营养不良症首发症状多为骨盆带肌肉萎缩,可见腰椎前凸、鸭步
    E. 假肥大型肌营养不良男女患病概率一致

40. 下列关于 Becker 型肌营养不良症的描述,错误的是　　　（　）
    A. 存活时间接近正常年限
    B. 发病较 DMD 晚
    C. 进展缓慢,12 岁后尚能行走
    D. X 连锁隐性遗传疾肌病
    E. 较 DMD 常见

41. 下列关于 Duchenne 型肌营养不良症的描述,错误的是　　　（　）
    A. 有明显的地域和种族差异
    B. 女性为致病基因携带者,所生男孩 50% 发病

C. 肌肉假性肥大,腓肠肌最明显
D. 肌电图提示肌源性损害
E. 面肌、眼肌、吞咽肌、胸锁乳突肌、括约肌不受累

42. 带有 Duchenne 型肌营养不良症基因的妇女,其血清学检测可发现（　）
    A. 肌钙蛋白升高
    B. 肌红蛋白升高
    C. 肌酸激酶升高
    D. 乳酸脱氢酶
    E. 谷丙转氨酶

43. 进行性肌营养不良症,病情最重,预后最差的类型是　　　（　）
    A. 眼咽型肌营养不良症
    B. Becker 型肌营养不良症
    C. Duchenne 型肌营养不良症
    D. 远端型肌营养不良症
    E. 面肩肱型肌营养不良症

44. 与进行性肌营养不良症发病相关的蛋白是　　　　　　　　（　）
    A. 肌红蛋白　　　B. 肌钙蛋白
    C. 肌球蛋白　　　D. 抗肌萎缩蛋白
    E. 肌动蛋白

45. 下列关于进行性肌营养不良症治疗的描述,错误的是　　（　）
    A. 迄今无特异性治疗,对症支持治疗为主
    B. 物理疗法、矫形治疗对预防和改善畸形无效
    C. 适当锻炼,尽可能从事日常活动
    D. 对基因携带者完善产前检查
    E. 营养支持,避免劳累和感染

46. 肢带型肌营养不良症与多发性肌炎主要的鉴别要点是　　（　）
    A. 血清肌酶升高
    B. 肌电图示肌源性损害
    C. 肌肉活检,免疫组化检测到特定蛋白
    D. 四肢肌肉无力
    E. 无感觉障碍

47. 叩击患者肌肉,可以出现局部肌球的疾病是 （   ）
   A. 强直性肌营养不良
   B. 假肥大性肌营养不良
   C. 线粒体肌病
   D. 周期性瘫痪
   E. 多发性肌炎

48. 下列关于先天性肌强直症的描述,错误的是 （   ）
   A. 中年起病,肌酶显著异常
   B. 常染色体显性遗传
   C. 全身骨骼肌普遍性强直、肌肥大
   D. 无内分泌改变
   E. 肌肉活检提示肌源性损害

49. 下列关于肌阵挛性癫痫伴破碎肌红纤维（MERRF）的描述,错误的是 （   ）
   A. 可于儿童期发病
   B. 肌阵挛性癫痫发作
   C. 小脑性共济失调
   D. 肌肉组织 MGT 染色见 RRF
   E. 血乳酸降低

50. 下列关于慢性进行性眼外肌瘫痪（CPEO）的描述,错误的是 （   ）
   A. 任何年龄发病
   B. 首发症状为眼睑下垂、眼肌麻痹
   C. 眼外肌对称受累,少复视
   D. 对新斯的明敏感
   E. 可伴咽部肌肉和四肢无力

【B/型/题】

(51~55题共用备选答案)
   A. 血浆置换   B. 激素
   C. IVIG   D. 治疗肌强直
   E. 气管插管和机械通气

51. 重症肌无力的治疗方案一般不包含 （   ）

52. 重症肌无力患者病情危象,发生呼吸肌瘫痪时,首选的治疗方案是 （   ）

53. 周期性瘫痪出现呼吸肌麻痹时,首选的治疗方案是 （   ）

54. 强直性肌病主要治疗措施为 （   ）

55. 多发性肌炎的首选治疗方案是 （   ）

(56~60题共用备选答案)
   A. 钙离子   B. 钾离子
   C. 钠离子   D. 氯离子
   E. 钾离子和氯离子

56. 与低钾型周期性瘫痪有关的离子通道为 （   ）

57. 与高钾型周期性瘫痪有关的离子通道为 （   ）

58. 与正常钾型周期性瘫痪有关的离子通道为 （   ）

59. 先天性肌强直的发病机制与肌膜对哪种离子的通透性降低有关 （   ）

60. 强直性肌营养不良症的发病机制与肌膜对哪种离子的通透性增加有关 （   ）

(61~65题共用备选答案)
   A. X 连锁隐性遗传
   B. 常染色体显性遗传
   C. 常染色体隐性遗传
   D. 常染色体显性或隐性遗传
   E. X 连锁隐性遗传、常染色体显性或隐性遗传

61. 面肩肱型肌营养不良症、眼型肌营养不良症、远端型肌营养不良症、强直性肌营养不良症、和先天性肌强直都属于 （   ）

62. 肢带型肌营养不良症和眼咽型肌营养不良症属于 （   ）

63. Duchenne 型肌营养不良症和 Becker 型肌营养不良症属于 （   ）

64. 先天性肌营养不良症属于 （　　）

65. Emery-Dreifuss 型肌营养不良症属于
 （　　）

【X 型题】

66. 下列关于重症肌无力临床特征的描述，正确的是 （　　）
 A. 部分或全身骨骼肌易疲劳
 B. 波动性肌无力
 C. 活动后加重，休息后减轻
 D. 晨轻暮重
 E. 感觉异常

67. 患者，女，26 岁。双眼睑下垂 2 年，有时出现复视和眼球活动受限，晨轻暮重，近几个月四肢无力，3 天前感冒发热，今日出现呼吸困难。首先考虑的诊断是 （　　）
 A. 动眼神经麻痹
 B. 重症肌无力
 C. 急性炎症性脱髓鞘性多发性神经病
 D. 重症肌无力危象
 E. 多发性硬化

68. 临床诊断重症肌无力可用的辅助检查包括 （　　）
 A. 疲劳试验
 B. 神经电生理重复电刺激检查
 C. 腾喜龙试验
 D. 新斯的明试验
 E. AChR 抗体测定

69. 下列关于重症肌无力危象的描述，正确的是 （　　）
 A. 必要时采用呼吸机辅助呼吸
 B. 死亡率高
 C. 一定与肺部感染或过度疲劳有关
 D. 可用腾喜龙试验鉴别
 E. 患者突发严重的呼吸肌和延髓肌无力不能维持正常换气功能

70. 下列关于重症肌无力治疗措施的描述，正确的包括 （　　）
 A. 胸腺摘除
 B. 抗胆碱酯酶药物
 C. 血浆置换疗法
 D. 肾上腺皮质类固醇
 E. 大剂量免疫球蛋白静脉滴注

71. 低钾型周期性瘫痪的诱因包括（　　）
 A. 钾盐摄入　　B. 疲劳
 C. 饱餐　　　　D. 寒冷
 E. 酗酒

72. 周期性瘫痪的发病机制主要与哪些离子通道有关 （　　）
 A. 钾离子　　　B. 钙离子
 C. 氯离子　　　D. 钠离子
 E. 钾离子和氯离子

73. 下列关于高钾型周期性瘫痪辅助检查结果的描述，正确的包括 （　　）
 A. 血钾升高
 B. 心电图提示高钾
 C. 肌电图可见强直电位
 D. 钾负荷试验阳性
 E. 冷水诱发试验阳性

74. 下列关于周期性瘫痪临床表现的描述，正确的包括 （　　）
 A. 突发的四肢弛缓性瘫，近端为重
 B. 常伴有脑神经麻痹
 C. 偶有呼吸肌麻痹
 D. 血清钾可以降低、升高或正常
 E. 血清肌酶显著异常

75. 下列关于周期性瘫痪临床症状的描述，正确的包括 （　　）
 A. 对称性肌无力
 B. 可出现心律失常
 C. 腱反射减退或消失
 D. 可累及呼吸肌
 E. 感觉障碍

76. 周期性瘫痪主要累及的肌肉包括（　　）
   A. 眼外肌　　　B. 下肢肌
   C. 上肢肌　　　D. 口咽肌
   E. 括约肌

77. 患者一侧眼肌无力，伴眼睑下垂，可考虑的疾病包括（　　）
   A. 周期性瘫痪
   B. 动眼神经麻痹
   C. 眼肌型营养不良症
   D. 多发性肌炎
   E. 重症肌无力

78. 下列关于多发性肌炎的描述，正确的是（　　）
   A. 首发常为四肢近端肢带肌无力
   B. 可累及颈肌、咽喉肌、呼吸肌、心肌
   C. 40岁以上发病需警惕恶性肿瘤
   D. 血清CK、LDH增高与病情严重度无关
   E. 最常累及眼外肌

79. 下列关于Duchenne型肌营养不良症的描述，正确的是（　　）
   A. 3～5岁隐匿起病，患儿均为男性
   B. 肌肉假性肥大，腓肠肌最明显
   C. 血清酶显著升高，肌电图提示肌源性损害
   D. 骨盆带肌肉无力，走路时骨盆摇摆，呈鸭步，可见Gowers征
   E. 预后最佳，死亡率低

80. 下列关于进行性肌营养不良症的描述，正确的是（　　）
   A. 肌无力和肌萎缩多不对称
   B. Duchenne型是抗肌萎缩蛋白基因缺陷所致
   C. Becker型患儿心肌受累较多见
   D. Becker型的症状类似Duchenne型，但进展缓慢，症状较轻
   E. 面肩肱型可见特殊的肌病面容"斧头脸"

81. Becker型与Duchenne型肌营养不良的区别，在于Becker型（　　）
   A. 起病较晚，病情进展缓慢，12岁后尚能行走
   B. 心肌损害明显，智能障碍
   C. 存活时间接近正常年限
   D. 血清CK增高，但不如Duchenne型显著
   E. 肌电图提示肌源性损害

82. Duchenne型肌营养不良的临床特点包括（　　）
   A. X性连锁隐性遗传，女性为致病基因携带者，所生男孩50%发病
   B. 3～5岁隐匿起病，病情进行性加重
   C. 临床表现为鸭步、Gowers征、翼状肩胛等
   D. 无肌肉假性肥大
   E. 心肌损害明显，智能障碍

83. 下列关于强直性肌营养不良症病理的描述，正确的包括（　　）
   A. 骨骼肌肌纤维大小不一
   B. Ⅱ型肌纤维萎缩
   C. Ⅰ型肌纤维肥大
   D. Ⅰ型肌纤维萎缩
   E. Ⅱ型肌纤维肥大

84. 先天性肌强直症的临床表现包括（　　）
   A. 婴儿或儿童期起病，进行性加重，成人期趋于稳定
   B. 全身骨骼肌强直，肢体僵硬
   C. 寒冷及静止时缓解，活动后加重
   D. 全身骨骼肌肥大
   E. 肌力基本正常，无肌萎缩，无内分泌改变

85. 线粒体脑肌病伴高乳酸血症和卒中样发作（MELAS）的临床表现包括（　　）
   A. 40岁前起病
   B. 卒中样发作，癫痫发作

C. 可伴偏头痛、智力低下、身材矮小、神经性耳聋
D. 脑软化灶，与脑血管分布不一致
E. 血和脑脊液乳酸升高

二、名词解释
1. 运动单位
2. Lambert – Eaton 综合征
3. 重症肌无力危象
4. 周期性瘫痪
5. 多发性肌炎
6. Gowers 征
7. 强直性肌病
8. 线粒体肌病及线粒体脑肌病

三、填空题
1. 重症肌无力患者最常见的死亡原因是_____。
2. 检查重症肌无力患者时，嘱受试者连续重复肌肉运动的试验称_____，检查出现受累肌肉肌无力明显加重则判定为_____。
3. 重症肌无力危象中最常见的一种是_____。
4. 重症肌无力的成年型（Osserman 分型）包括_____、_____、_____、_____及_____。
5. 重症肌无力是一种神经–肌肉接头处传递障碍的自身免疫性疾病，病变相关的神经递质是_____。
6. 周期性瘫痪根据发作时血清钾浓度分为_____、_____及_____。
7. 低血钾型周期性瘫痪属于骨骼肌_____通道病，高钾型周期性瘫痪属于骨骼肌_____通道病。
8. 皮肌炎典型皮疹为眼眶周围淡紫色斑和四肢关节伸面水肿性红斑，称_____征。
9. 多发性肌炎首发常为四肢近端肢带肌无力，常由骨盆带渐累及肩带肌，可累及颈肌、咽喉肌、呼吸肌、心肌，_____一般不受累及。
10. 我国最常见的 X 连锁隐性遗传疾肌病是_____。
11. 面肩肱型肌营养不良症患者表现为口轮匝肌假性肥大，口唇增厚伴微翘，面肌萎缩，称_____。
12. Duchenne 型肌营养不良症的患者，容易出现肌肉假性肥大，以_____最明显。
13. Becker 型肌营养不良症的患者行肌肉 MRI 示肌肉"_____"。
14. 强直性肌营养不良症是一种_____遗传病，其发病机制与肌膜对_____的通透性增加有关。
15. 强直性肌营养不良症缺乏特异性治疗，临床上主要治疗肌强直，给予膜系统稳定药物，首选_____。
16. 线粒体 DNA 为_____遗传，核 DNA 突变为 AD/AR 遗传或_____遗传。

四、简答题
1. 简述突触及其结构。
2. 简述重症肌无力危象的分类、病因及区别。
3. 简述重症肌无力（危象除外）的治疗。
4. 简述重症肌无力患者出现危象时的治疗。
5. 简述重症肌无力的成年型 Osserman 分型及临床特点。
6. 简述重症肌无力的诊断依据。
7. 简述如何预防低钾型周期性瘫痪的发作。
8. 简述强直性肌营养不良症的诊断标准。
9. 简述 Kearns – Sayre 综合征（KSS）的临床表现。

10. 简述线粒体肌病及线粒体脑肌病的诊断要点。

2. 试述周期性瘫痪的分型、临床表现及治疗。

3. 试述进行性肌营养不良的分型和临床特点。

五、论述题

1. 试述多发性肌炎及皮肌炎的诊断标准和治疗。

【参 / 考 / 答 / 案】

一、选择题

【A 型题】

1. E	2. E	3. D	4. B	5. C
6. A	7. C	8. D	9. E	10. E
11. C	12. B	13. A	14. C	15. B
16. E	17. C	18. B	19. D	20. E
21. B	22. E	23. A	24. A	25. C
26. C	27. D	28. B	29. E	30. B
31. D	32. C	33. B	34. A	35. C
36. D	37. B	38. D	39. E	40. E
41. A	42. C	43. C	44. B	45. B
46. C	47. A	48. A	49. E	50. D

【B 型题】

51. D	52. E	53. E	54. D	55. B
56. A	57. C	58. C	59. D	60. C
61. B	62. D	63. A	64. C	65. E

【X 型题】

66. ABCD	67. BD	68. ABCDE
69. ABDE	70. ABCDE	71. BCDE
72. BD	73. ABCDE	74. ACD
75. ABCD	76. BC	77. BCE
78. ABC	79. ABCD	80. BDE
81. ACD	82. ABCE	83. ADE
84. ABDE	85. ABCD	

1. E【解析】重症肌无力多以脑神经支配的肌肉最先受累。90%左右的重症肌无力患者肌无力累及眼外肌，机制目前不清楚。

2. E【解析】重症肌无力发病率（8～20）/10万，患病率50/10万，我国南方发病率很高。

3. D【解析】10%～20%的重症肌无力患者合并胸腺瘤，80%的患者胸腺重量增加。

4. B【解析】重症肌无力患者主要累及神经-肌肉接头，常常累及眼外肌，故常出现眼球活动受限，瞳孔括约肌一般不受累。瞳孔散大、对光反射消失提示中枢神经系统高度抑制，见于昏迷患者；调节反射异常主要见于动眼神经损害；角膜反射异常主要见于三叉神经、面神经损害，常见于昏迷患者；眼球震颤主要与视觉系统、内耳迷路、中枢等控制眼球位置有关的因素相关。

5. C【解析】80%～90%的重症肌无力患者血清中可以检测到AChR抗体。

6. A【解析】重症肌无力的腾喜龙试验为阳性。

7. C【解析】重症肌无力患者血清钾可以是正常的，MG累及神经-肌肉接头，所以没有感觉障碍和早期肌肉萎缩，脑脊液蛋白-细胞分离现象见于吉兰-巴雷综合征。

8. D【解析】胆碱能危象是由于抗胆碱酯酶药物过量引起，肌无力加重，出现抗胆碱酯酶药物副作用。

9. E【解析】重症肌无力的治疗包括胸腺切除、抗胆碱酯酶药物、肾上腺皮质激素、免疫抑制剂、血浆置换、大剂量静脉注射免疫球蛋白等。

10. E【解析】重症肌无力最常合并胸腺增生和胸腺瘤。

11. C【解析】新斯的明可以减少突触间隙的乙酰胆碱降解，恢复骨骼肌肌力，故临床上常用新斯的明试验来判断患者肌无力是否由神经－肌肉接头处乙酰胆碱受体受累及所致。

12. B【解析】重症肌无力的发病年龄有2个高峰：20～40岁女性多见，40～60岁男性多见。

13. A【解析】钾盐摄入是高钾型周期性瘫痪的诱因。

14. C【解析】甲状腺功能亢进患者的甲状腺激素增加，有利尿作用，可以导致机体内电解质排泄增加，同时可以使大量的钾转入细胞内。

15. B【解析】高钾型周期性瘫痪肌无力从下肢近端开始。

16. E【解析】肌电图出现强直电位可见于高钾型周期性瘫痪。

17. C【解析】T波高尖是高钾心电图表现。

18. B【解析】U波出现、T波低平或倒置、P－R间期延长、QRS波增宽为低钾心电图表现。

19. D【解析】螺内酯是保钾的利尿剂，可以导致高钾血症。

20. E【解析】呋塞米是排钾的利尿剂，可以导致低钾血症。

21. B【解析】周期性瘫痪与钾代谢异常相关，有低钾型、高钾型和正常钾型，其中以低钾型最常见。

22. E【解析】甲状腺功能亢进症、原发性醛固酮增多症常常继发周期性瘫痪；高钾型周期性瘫痪常出现肌强直；正常钾型周期性瘫痪与钠盐摄入不足相关；重症肌无力常常合并胸腺肿瘤。

23. A【解析】低钾型周期性瘫痪发作期完全瘫痪时肌电图提示运动单位电位消失，一切电刺激均无动作电位，膜静息电位低于正常；肌电图提示纤颤电位和强直放电主要见于肌肉强直；肌电图呈失神经支配见于神经源性疾病。

24. A【解析】甲状腺功能亢进性周期性瘫痪即甲状腺毒性周期性瘫痪，男性发病居多。

25. C【解析】患者青年男性，起病急，有劳累、饱餐的诱因，有肌无力的表现，电解质提示血钾低，心电图提示低钾，故诊断低钾型周期性瘫痪。

26. C【解析】周期性瘫痪是肌肉疾病，无感觉障碍。

27. D【解析】多发性肌炎的血清肌酶明显升高。

28. B【解析】胆碱酯酶抑制剂是重症肌无力的治疗药物，主要作用为减少乙酰胆碱水解以减轻肌无力症状。

29. E【解析】肌源性疾病常伴有血肌酸磷酸激酶升高。

30. B【解析】40岁以上皮肌炎患者易合并恶性肿瘤。

31. D【解析】多发性肌炎肌电图提示肌源性损害。

33. B【解析】多发性肌炎的主要表现是肌无力伴肌肉压痛。

36. D【解析】进行性肌营养不良肌电图示运动单位电位时限缩短、波幅减低、多相波增多。

37. B【解析】Duchenne型肌营养不良为X连锁隐性遗传疾肌病，女性为致病基因携带者，所生男孩50%发病。

41. A【解析】DMD没有明显的地域和种族差异。

42. C【解析】45%～70%的DMD/BMD基因携带者可以出现肌酸激酶升高。

44. D【解析】由于基因变异引起抗肌萎缩蛋白缺乏是进行性肌营养不良的主要病因。

45. B【解析】物理疗法、矫形治疗对预防和改善进行性肌营养不良症的畸形有效。

46. C【解析】使用特异性的抗体可以检测进行性肌营养不良症的特定蛋白是否存在。
48. A【解析】先天性肌强直症婴儿期或儿童期起病,进行性加重,成人期趋于稳定,肌酶正常。
49. E【解析】肌阵挛性癫痫伴破碎红肌纤维(MERRF)可出现血乳酸升高。
50. D【解析】CPEO对新斯的明不敏感。
66. ABCD【解析】重症肌无力无感觉异常。
67. BD【解析】患者青年女性,起病缓慢,有肌无力、肌疲劳的表现,累及眼外肌、四肢肌、呼吸肌,符合重症肌无力、肌无力危象诊断。
69. ABDE【解析】重症肌无力危象不一定与肺部感染或过度疲劳有关,其他因素还可以是手术、精神紧张、全身疾病等。
71. BCDE【解析】高钾型与钾盐摄入有关。
72. BD【解析】低钾型与钙离子通道有关,高钾型、正常钾型与钠离子通道有关。
74. ACD【解析】周期性瘫痪患者脑神经支配肌肉一般不受累及,血清肌酶正常。
75. ABCD【解析】周期性瘫痪为肌肉疾病,没有感觉障碍。
76. BC【解析】周期性瘫痪的患者眼外肌、口咽肌、括约肌一般不受累。
77. BCE【解析】周期性瘫痪、多发性肌炎眼外肌一般不受累及。
78. ABC【解析】多发性肌炎的血清CK、LDH增高与病情严重程度有关,眼外肌一般不受累及。
79. ABCD【解析】Duchenne型预后差,死亡率高。
80. BDE【解析】进行性肌营养不良症的肌无力和肌萎缩是对称的,心肌受累较多见的是Duchenne型。
81. ACD【解析】Becker型心脏受累少,智力正常,两型肌电图均提示肌源性损害。
82. ABCE【解析】DMD有肌肉假性肥大,腓肠肌最明显。
83. ADE【解析】强直性肌营养不良症病理表现为肌纤维大小不一,Ⅰ型肌纤维选择性萎缩,Ⅱ型肌纤维肥大,可见环状纤维。
84. ABDE【解析】先天性肌强直症寒冷及静止时加重,活动后缓解。

二、名词解释

1. 运动单位:一个运动神经元及其支配的肌纤维合称为运动单位。
2. Lambert-Eaton 综合征:累及胆碱能突触前膜电压依赖性钙通道的自身免疫病,主要由恶性肿瘤引起。
3. 重症肌无力危象:是指重症肌无力患者延髓支配肌肉和呼吸肌严重无力,以致不能维持换气功能,出现呼吸困难,此即为重症肌无力危象,是重症肌无力死亡的常见原因。
4. 周期性瘫痪:是以反复发作的四肢骨骼肌松弛性瘫痪为特征的一组疾病,发作时大都伴有血钾的变化,根据血清钾浓度分低血钾、高血钾和正常血钾三类,以低血钾多见。
5. 多发性肌炎:是一组由多种病因引起的弥漫性骨骼肌炎症性疾病,与免疫异常有关,主要表现为对称性四肢近端、颈肌、咽肌无力,肌肉压痛及血清酶增高。
6. Gowers 征:患者因髂腰肌及腹肌无力,仰卧位起立时需翻身转为俯卧位,依次屈膝屈髋,并用双手支撑成俯跪位,然后以双手、双腿共同支撑躯干,再用手按压膝部以辅助股四头肌肌力,身体深鞠躬位,最后双手攀附下肢缓慢站立,因用力出现面部发红,上述动作成为 Gowers 征,为 Duchenne 型肌营养不良症的特征性表现。

7. 强直性肌病：是一类表现为肌无力、肌萎缩、肌强直的肌肉病变。骨骼肌收缩后不易放松，重复收缩后松弛，寒冷时加重，肌电图示连续的高频后放电的强直电位现象。

8. 线粒体肌病及线粒体脑肌病：是由线粒体 DNA 或细胞核 DNA 缺陷导致线粒体结构及功能障碍，ATP 生成不足而导致的多系统疾病。病变累及骨骼肌为线粒体肌病；病变累及骨骼肌和中枢神经系统为线粒体脑肌病。

三、填空题

1. 重症肌无力危象
2. 疲劳试验　阳性
3. 肌无力危象
4. 眼肌型　轻度全身型　中度全身型　急性重症型　迟发重症型　肌萎缩型
5. 乙酰胆碱
6. 低钾型周期性瘫痪　高钾型周期性瘫痪　正常钾型周期性瘫痪
7. 钙离子　钠离子
8. Gottron
9. 眼外肌
10. Duchenne 型肌营养不良症
11. 肌病面容
12. 腓肠肌
13. 虫蚀现象
14. 常染色体显性　钠离子
15. 苯妥英钠
16. 母系　性连锁

四、简答题

1. 简述突触及其结构。

答　突触是神经元轴突的分支与支配的肌纤维形成的神经冲动化学传递结构，由突触前膜（神经末梢）、突触间隙和突触后膜（肌膜）组成。

2. 简述重症肌无力危象的分类、病因及区别。

答　重症肌无力患者的危象包括 3 种：肌无力危象、胆碱能危象、反拗性危象。
(1) 肌无力危象：最常见，疾病进展，累及呼吸肌，抗胆碱酯酶药物不足，注射新斯的明后症状缓解。
(2) 胆碱能危象：少见，抗胆碱酯酶药物过量引起的呼吸困难，常伴药物副作用，如瞳孔缩小、恶心、呕吐、多汗、唾液腺分泌增加，注射新斯的明后症状加重。
(3) 反拗性危象：少见，各种因素导致患者使用抗胆碱酯酶药物治疗无效，注射新斯的明后症状无缓解、无加重。

3. 简述重症肌无力（危象除外）的治疗。

答　(1) 胸腺治疗：胸腺切除或放疗。
(2) 药物治疗：胆碱酯酶抑制剂、肾上腺皮质激素、免疫抑制剂。
(3) 血浆置换：适用于危象或难治性重症肌无力。
(4) 大剂量静脉滴注免疫球蛋白：IgG 0.4g/(kg·d)，5 日一疗程。

4. 简述重症肌无力患者出现危象时的治疗。

答　(1) 无论哪种危象，都要保持呼吸道通畅，一旦发生呼吸肌麻痹，行呼吸机辅助呼吸。
(2) 控制肺部感染，静脉补液，维持水、电解质平衡。
(3) 给予激素、免疫球蛋白治疗，必要时血浆置换。
(4) 肌无力危象增加胆碱酯酶抑制剂剂量。
(5) 胆碱能危象停用胆碱酯酶抑制剂，待药物排出后再恢复应用胆碱酯酶抑制剂。
(6) 反拗性危象停用胆碱酯酶抑制剂，气管切开的患者可用激素治疗，待运动终板功能恢复后，再重新应用胆碱酯酶抑制剂。

5. 简述重症肌无力的成年型 Osserman 分型及临床特点。

答 (1) Ⅰ型眼肌型：病变仅限于眼外肌。

(2) ⅡA 型轻度全身型：可累及眼肌、面肌、四肢肌，无咽喉肌、呼吸肌受累，对药物敏感。

(3) ⅡB 型中度全身型：可累及眼肌、面肌、四肢肌、咽喉肌，无呼吸肌受累，对药物欠敏感。

(4) Ⅲ型急性重症型：起病急，数周内累及延髓肌、四肢肌、躯干肌和呼吸肌，伴肌无力危象，死亡率高，需机械通气辅助呼吸。

(5) Ⅳ型迟发重症型：由Ⅰ、ⅡA、ⅡB 型发展而来，出现Ⅲ型症状，常合并胸腺瘤。

(6) Ⅴ型肌萎缩型：肌无力伴肌萎缩。

6. 简述重症肌无力的诊断依据。

答 (1) 骨骼肌无力，容易疲劳，波动性——晨轻暮重。

(2) 疲劳试验阳性。

(3) 抗胆碱酯酶药物试验阳性。

(4) 重复电刺激试验提示动作电位波幅递减。

(5) 单纤维肌电图示颤抖增宽或阻滞。

(6) AChR 抗体滴度增高。

(7) 可合并胸腺瘤或胸腺增生。

7. 简述如何预防低钾型周期性瘫痪的发作。

答 (1) 饮食调节：宜少食多餐，忌高碳水化合物饮食，也要避免过饱，应给予低钠、高钾饮食。

(2) 避免诱因：避免过劳、饮酒、寒冷刺激、精神刺激等激发因素。

(3) 发作频繁者：口服钾盐 1g 每日 3 次；如预防无效，可服乙酰唑胺 250mg 每日 4 次或螺内酯 200mg 每日 2 次。

8. 简述强直性肌营养不良症的诊断标准。

答 (1) 常染色体显性遗传。

(2) 中年起病，进展慢。

(3) 骨骼肌主要表现肌强直、肌无力、肌萎缩。

(4) 骨骼肌外表现可伴白内障、内分泌症状、心脏损害等多系统损害。

(5) 辅助检查：肌电图典型的肌强直放电；肌酶正常或轻度升高；肌肉活检提示肌源性损害。

(6) 基因检测：肌强直蛋白基因的 CTG 重复顺序异常扩增超过 100 次。

9. 简述 Kearns–Sayre 综合征(KSS) 的临床表现。

答 (1) 20 岁前起病。

(2) 慢性进行性眼外肌瘫痪(CPEO)。

(3) 视网膜色素变性。

(4) 心脏传导阻滞。

10. 简述线粒体肌病及线粒体脑肌病的诊断要点。

答 (1) 阳性家族史。

(2) 典型临床表现。

(3) 血乳酸、丙酮酸最小运动量试验阳性。

(4) 肌肉活检：大量异常线粒体。

(5) 线粒体呼吸链复合酶活性降低。

(6) 基因检测发现 mtDNA 突变。

五、论述题

1. 试述多发性肌炎及皮肌炎的诊断标准和治疗。

答 多发性肌炎及皮肌炎的诊断标准：

(1) 急性、亚急性起病，四肢近端肌无力伴压痛，腱反射减弱或消失。

(2) 血清 CK 明显增高。

(3) 肌电图提示肌源性损害。

(4) 肌活检见肌炎典型表现。

(5) 伴典型皮肤损害。

符合(1)~(4)条诊断为多发性肌炎,符合(1)~(4)中 3 条以上再加上第(5)条诊断为皮肌炎。40 岁以上应除外恶性肿瘤。

多发性肌炎及皮肌炎的治疗:
(1)类固醇皮质激素:首选药。
(2)免疫抑制剂:注意药物副作用。
(3)免疫球蛋白:发作急性期时可与其他治疗联合使用。
(4)支持治疗:饮食、锻炼、康复治疗。

2. 试述周期性瘫痪的分型、临床表现及治疗。

答 周期性瘫痪的分型,临床表现见下表。

周期型瘫痪的分型及临床表现

类型	主要临床表现
低钾型周期性瘫痪	青壮年男性多见 诱因为饱餐、酗酒、寒冷、疲劳、精神刺激等 睡眠中或清晨起病 对称性肢体无力,下肢重于上肢,近端重于远端,腱反射减弱或消失,肌张力低,脑神经支配肌肉一般不受累及,常伴肢体酸胀、针刺感 严重时可累及呼吸肌,出现呼吸麻痹,心律失常,甚至死亡 持续数小时至数日 血清钾降低、心电图提示低钾 补钾后症状缓解
高钾型周期性瘫痪	10 岁前男性多发 诱因为寒冷、饥饿、剧烈运动、摄入钾盐 肌无力从下肢近端开始,可累及上肢、颈部肌,偶尔累及脑神经支配肌肉、呼吸肌,瘫痪程度轻,常伴肌肉痛性痉挛,舌肌、手肌强直发作 持续数分钟至 1 小时,可反复出现,每年数次 肌电图可见强直电位,血清钾、尿钾升高,心电图提示高钾 可自行缓解或排钾后缓解
正常钾型周期性瘫痪	10 岁前发病 诱因为运动、寒冷、限盐、补钾 夜间或清晨发病 四肢或部分肌肉瘫痪,可伴发音不清,呼吸困难 发作持续 10 天以上 血清钾正常 补钠后好转

周期性瘫痪的治疗:
(1)低钾型周期性瘫痪——口服或静脉补钾,避免诱因,出现呼吸肌麻痹给予辅助呼吸,纠正心律失常。
(2)高钾型周期性瘫痪——一般不需特殊治疗,症状重者可给予降低血钾处理,避免诱因。
(3)正常钾型周期性瘫痪——口服或静脉补钠、补钙,避免诱因。

3. 试述进行性肌营养不良的分型和临床特点。

答 (1)Duchenne 型肌营养不良症(DMD)。①遗传方式:我国最多见的是 X 连锁隐性遗传肌病,女性是致病基因的携带者,其生育的男孩 50% 发病。②起病年龄:3~5 岁隐匿起病。③主要表现:主要表现为骨盆带肌肉无力,走路时骨盆摇摆,呈鸭步。Gowers征——髂腰肌及腹肌无力,仰卧位起立时需先俯卧位,屈膝屈髋,双手、双腿支撑,缓慢站立。翼状肩胛——前锯肌和斜方肌无力,不能固定肩胛内缘,举臂时肩胛骨游离,两臂前推时明显。肌肉假性肥大,腓肠肌最明显;平滑肌受累,心肌损害、胃肠功能紊乱;智能障碍;吞咽肌、眼肌、胸锁乳突肌、面肌、括约肌不受累。12岁左右,不能行走,需坐轮椅。④预后:20~30岁因呼吸衰竭、心力衰竭死亡。⑤辅助检查:血清酶显著升高,Cr下降;肌电图提示肌源性损害;心电图异常。

(2) Becker型肌营养不良症(BMD)。①遗传方式:X连锁隐性遗传肌病。②起病年龄:5~15岁起病。③主要表现:临床表现与DMD类似,进展缓慢,12岁后尚能行走,心脏受累少,智力正常。④预后:存活时间接近正常年限。⑤辅助检查:肌肉MRI示肌肉"虫蚀"现象。

(3) 面肩肱型肌营养不良症(FSHD)。①遗传方式:常染色体显性遗传。②起病年龄:青少年起病。③主要表现:面部、肩胛带、臂肌最先受累;表情减少、眼睑闭合无力、鼓腮及吹哨困难、翼状肩胛、三角肌假性肥大,肌病面容(口轮匝肌假性肥大,口唇增厚伴微翘)、面肌萎缩,累及躯干、骨盆带肌,下肢无力、足下垂,腓肠肌假性肥大;视网膜病变、听力障碍,一般无心肌损害。④预后:进展缓慢,生命年限接近正常。⑤辅助检查:血清酶正常或轻度升高,肌电图提示肌源性损害。

(4) 肢带型肌营养不良症(LGMD)。①遗传方式:常染色体显性或隐性遗传。②起病年龄:10~20岁起病。③主要表现:骨盆带肌先受累,逐渐累及肩胛带肌肉,近端受累明显,面肌一般不受累。④预后:进展缓慢,起病20年后丧失劳动能力。⑤辅助检查:血清酶明显升高;肌电图提示肌源性损害;心电图正常。

(5) Emery-Dreifuss型肌营养不良症(EDMD)。①遗传方式:X连锁隐性遗传、常染色体显性或隐性遗传。②起病年龄:5~15岁起病。③主要表现:早期出现肌萎缩、无力、挛缩,肘部、跟腱挛缩,颈部活动受限,脊柱强直。主要累及肱二头肌、肱三头肌、腓骨肌、胫前肌,后累及肢带肌;腓肠肌无假性肥大;心肌损害明显。④预后:常因心脏病死亡。⑤辅助检查:血清肌酸激酶轻度升高。

(6) 眼咽型肌营养不良症(OPMD)。①遗传方式:常染色体显性或隐性遗传。②起病年龄:40岁左右起病。③主要表现:早期出现对称性上睑下垂及眼球运动障碍,后出现面肌无力、吞咽困难、构音不清、咬肌无力及萎缩、四肢肌近端无力。④辅助检查:血清肌酸激酶轻度升高或正常。

(7) 眼型肌营养不良症。①遗传方式:常染色体显性遗传。②起病年龄:20~30岁起病。③主要表现:先出现双侧眼睑下垂、头后仰、额肌收缩,后累及眼外肌麻痹;易误诊为重症肌无力;无肌肉萎缩肌,无腱反射消失。

(8) 远端型肌营养不良症。①遗传方式:常染色体显性遗传。②起病年龄:10~50岁起病。③主要表现:肌无力及肌萎缩始于四肢远端,如大、小鱼际肌萎缩,可向近端发展;无感觉障碍,无自主神经损害。

(9) 先天性肌营养不良症(CMD)。①遗传方式:常染色体隐性遗传。②起病年龄:出生或婴儿期起病。③主要表现:全身严重肌无力,肌张力低,腱反射减弱,关节挛缩。可伴中枢神经系统畸形。

(陈 晓)

第20章 神经系统遗传性疾病

【学/习/要/点】

一、掌握

1. 遗传性共济失调的临床表现及诊断。
2. 遗传性痉挛性截瘫的临床表现及诊断。
3. 腓骨肌萎缩症的临床表现及诊断。
4. 神经纤维瘤病的临床表现。
5. 结节性硬化症的临床表现。
6. 脑面血管瘤病的临床表现。

二、熟悉

1. 神经系统遗传性疾病的病因及发病机制、分类、症状和体征,以及诊断方法。
2. 遗传性共济失调的病因。
3. 遗传性痉挛性截瘫的病因。
4. 腓骨肌萎缩症的病因。

【应/试/考/题】

一、选择题

【A型题】

1. 大脑皮质双轨状钙化见于（　　）
   A. 脑面血管瘤病　B. 结节性硬化症
   C. 先天性脑积水　D. 肝豆状核变性
   E. 神经纤维瘤病
2. 下列疾病中,属于神经系统遗传性疾病的是（　　）
   A. 腓骨肌萎缩症
   B. 进行性肌营养不良症
   C. 多发性肌炎
   D. 重症肌无力
   E. 雷诺病
3. 皮肤牛奶咖啡样色斑最常见于（　　）
   A. 肝豆状核变性
   B. 神经纤维瘤病
   C. 结节性硬化症
   D. 多发性肌炎
   E. 共济失调毛细血管扩张症

4. 下列关于 Friedreich 型共济失调的描述,不正确的是 （ ）
   A. 最常见的常染色体隐形遗传性共济失调
   B. 多有脊柱畸形
   C. 中年发病多见
   D. 病理征阳性
   E. 深感觉障碍

5. 神经系统遗传性疾病的发病年龄为 （ ）
   A. 婴儿期   B. <1 岁
   C. <5 岁   D. <20 岁
   E. 任何年龄

6. 遗传性脊髓小脑性共济失调（SCA）的临床共同表现不包括 （ ）
   A. 30~40 岁隐匿起病
   B. 常染色体显性遗传
   C. 下肢共济失调为首发症状
   D. 痴呆
   E. 最具特征的基因缺陷是 CAG 扩增

7. 下列叙述错误的是 （ ）
   A. Huntington 舞蹈病属常染色体显性遗传病
   B. 肝豆状核变性属常染色体隐性遗传病
   C. 假肥大型肌营养不良症属 X 性连锁隐性遗传
   D. 腓骨肌萎缩症主要为常染色体显性遗传
   E. 遗传性疾病不包括线粒体病

8. 不属于神经系统遗传性疾病的发病机制的是 （ ）
   A. 三核苷酸重复扩增
   B. 离子通道病
   C. 遗传代谢病
   D. 氧化应激
   E. 金属离子转运障碍

9. 患儿,女,5 岁。左侧颜面部有酒红色血管痣,伴有癫痫及凸眼。X 线片显示左侧额叶与脑回一致的双轨状钙化。首先考虑的诊断是 （ ）
   A. 神经纤维瘤
   B. 脑面血管瘤病
   C. 结节性硬化
   D. 脑灰质异位症
   E. 以上都不是

10. 面部皮脂腺瘤最常见于 （ ）
    A. 多发性皮肌炎   B. 脑面血管瘤病
    C. 结节性硬化症   D. 脑灰质异位症
    E. 神经纤维瘤病

11. 裂隙灯下可见到虹膜上粟粒状橙黄色圆形小结节,为错构瘤,以其为特征性表现的疾病是 （ ）
    A. 神经纤维瘤病Ⅰ型
    B. 神经纤维瘤病Ⅱ型
    C. 脑面血管瘤病
    D. 肝豆状核变性
    E. 视神经脊髓炎

12. 神经纤维瘤病Ⅰ型皮肤牛奶咖啡斑在青春期后至少大于 （ ）
    A. 1mm   B. 5mm
    C. 10mm   D. 15mm
    E. 20mm

13. 神经纤维瘤病Ⅱ型的主要特征是 （ ）
    A. 皮肤牛奶咖啡斑
    B. 眼部错构瘤
    C. 颅内肿瘤
    D. 双侧听神经瘤
    E. 椎管内肿瘤

14. 以儿童或成年人出现典型的皮脂腺瘤、癫痫发作和智能减退为主要表现的疾病是 （ ）
    A. 结节性硬化症   B. 脑面血管瘤病
    C. 线粒体脑肌病   D. 多发性肌炎
    E. 神经纤维瘤病

15. 脑面血管瘤病的皮肤改变为　　（　　）
    A. 皮肤色素缺失
    B. 牛奶咖啡斑
    C. 色素沉着
    D. 沿三叉神经第Ⅰ支范围分布的红葡萄酒色血管痣
    E. 皮脂腺瘤
16. 腓骨肌萎缩症的特征性改变为（　　）
    A. 上肢肌肉萎缩
    B. 偏侧肌肉萎缩
    C. 四肢远端肌肉萎缩
    D. 四肢近端肌肉萎缩
    E. 小腿及大腿下1/3萎缩,呈"鹤腿"
17. 患儿,男,10岁。步态不稳2年。查体:意识清楚,语速慢,智力发育正常,四肢肌力、肌张力正常,双下肢病理征阳性,Romberg征阳性。不适宜的辅助检查为　　　　　　　　　　（　　）
    A. 脑电图　　　B. 基因检测
    C. 肌电图　　　D. 脊髓MRI
    E. 心电图
18. 常见的多基因疾病不包括　　（　　）
    A. 癫痫　　　B. 偏头痛
    C. 帕金森病　　　D. 阿尔茨海默病
    E. 肝豆状核变性
19. 患儿,男,9岁。因"抽搐、智能下降6年"入院。患者的姐姐也有抽搐病史。神经系统检查:意识清醒,语言缓慢,记忆力、计算力、理解判断力均下降,颊部及鼻部可见粉红色表面光滑的蜡样丘疹,其余神经系统查体未见明显异常。不适宜的辅助检查为　（　　）
    A. 脑MRI　　　B. 脑电图
    C. 基因检测　　　D. 系谱分析
    E. 脑活检
20. 脑面血管瘤病的面部扁平血管痣,其出现的时间为　　　　　　　　（　　）
    A. 1岁以后　　　B. 10岁以后
    C. 出生后即有　　　D. 婴儿期
    E. 1月以后

【B型题】

(21～22题共用备选答案)
    A. 单基因病　　　B. 多基因病
    C. 染色体病　　　D. 线粒体病
    E. X连锁显性遗传
21. 帕金森病属于　　　　　　　（　　）
22. 先天愚型属于　　　　　　　（　　）

(23～26题共用备选答案)
    A. K-F环
    B. 小腿及大腿下1/3肌肉萎缩,呈"鹤腿"
    C. 皮肤牛奶咖啡斑
    D. 皮脂腺瘤
    E. 面部的蝶形红斑
23. 结节性硬化症的皮肤损害表现为（　　）
24. 腓骨肌萎缩症特征表现为　　（　　）
25. 肝豆状核变性特征性表现为　（　　）
26. 神经纤维瘤病特征性表现为　（　　）

【X型题】

27. 神经系统遗传病包括　　　　（　　）
    A. 单基因病　　　B. 多基因病
    C. 染色体病　　　D. 线粒体病
    E. 脱髓鞘性疾病
28. 遗传性疾病的普遍特征包括　（　　）
    A. 发病年龄早
    B. 症状轻微
    C. 家族聚集现象
    D. 语言功能不受累
    E. 认知、行为和发育异常
29. 结节性硬化症的典型临床表现为（　　）
    A. 皮肤损害　　　B. 癫痫发作
    C. 智能减退　　　D. 肌无力
    E. 肌肉萎缩

30. 腓骨肌萎缩症的临床表现包括（   ）
   A. 儿童或青春期起病
   B. 缓慢进展加重
   C. 双下肢痉挛性截瘫
   D. 对称性双下肢无力,呈"鹤腿"
   E. 伴足下垂、弓形足

31. Friedreich 型共济失调的伴发症状包括
                                （   ）
   A. 心肌病   B. 脊柱畸形
   C. 红斑性肢痛症   D. 末梢神经炎
   E. 糖耐量异常

32. 下列关于脊髓小脑性共济失调的描述,正确的是   （   ）
   A. 常染色体隐性遗传
   B. 具有遗传早现现象
   C. 基因缺陷是 CAG 扩增
   D. 多在幼儿期发病
   E. 进展缓慢

二、名词解释
1. 单基因病
2. 遗传早现

三、填空题
1. 遗传性痉挛性截瘫是以_____、_____和_____为特征的综合征。
2. 神经系统遗传性疾病辅助检查中,最具诊断意义的检查方法是_____。
3. 角膜 K-F 环提示_____。
4. 腓骨肌萎缩症临床上分为_____和_____。

四、简答题
1. 简述 Friedreich 型共济失调的诊断要点。
2. 简述神经系统遗传性疾病的诊断方法。
3. 简述腓骨肌萎缩症的诊断。
4. 简述神经系统遗传性疾病的临床表现。

【参/考/答/案】

一、选择题

【A 型题】
1. A   2. A   3. B   4. C   5. E
6. D   7. E   8. D   9. B   10. C
11. A 12. D 13. D 14. A 15. D
16. E 17. A 18. E 19. E 20. C

【B 型题】
21. B 22. C 23. D 24. B 25. A
26. C

【X 型题】
27. ABCD   28. ACE   29. ABC
30. ABDE   31. ABE   32. BCE

1. A【解析】结节性硬化症也可见颅内钙化,但非双轨样钙化。双轨样钙化为脑面血管瘤的特征性改变。

2. A【解析】腓骨肌萎缩症又称遗传性运动感觉神经病,特点为对称性,缓慢进行的四肢周围神经脱髓鞘和轴索变性。进行性肌营养不良症是一组遗传性骨骼肌变性疾病。重症肌无力是一种获得性自身免疫性疾病,导致神经-肌肉接头传递功能障碍。多发性肌炎发病机制与细胞及体液免疫反应有关,引起弥漫性骨骼肌炎性反应。雷诺病病因目前尚不清楚。可能与交感神经功能紊乱、血管敏感性、血管壁敏感性有关,遗传因素不明确,仅在个别患者家系中有血管痉挛表现的家属。

3. B【解析】牛奶咖啡斑最常见于神经纤维瘤病。肝豆状核变性大部分患者表现为皮肤色素沉着,主要在面部及小腿伸侧明显。结节性硬化症的皮肤损害在婴儿期表现为色素脱失,有3个以上长度超过1cm的色素脱失斑高度提示该诊断。儿童期或成年人皮肤损害表现为皮脂腺瘤。多发性肌炎无皮肤损害。共济失调毛细血管扩张症是一种少见的常染色体隐性遗传病,该病可以表现为神经系统症状、皮肤损害、呼吸道感染和伴发肿瘤倾向等。皮肤损害特征性改变为毛细血管扩张,多发生在3~6岁,首先出现在球结膜的暴露部位,接近角膜处逐渐消失。随年龄增长,在易暴露、易受刺激的部位,如颜面部、颈部及腋窝等部位,亦出现该皮肤血管征。

4. C【解析】Friedreich 型共济失调发病年龄较早,儿童或少年期起病。脊髓小脑性共济失调,发病年龄较晚,30~40岁起病。

5. E【解析】神经系统遗传性疾病总体来说发病年龄早,以儿童、青壮年多见,但可以在任何年龄发病。

6. D【解析】SCA12、SCA17等亚型可出现痴呆,其他亚型很少表现为痴呆,所以痴呆不是SCA的共同特点。

7. E【解析】线粒体具有DNA和遗传性。线粒体病是指线粒体DNA缺陷,即线粒体DNA重复、缺失或突变造成的疾病。故线粒体疾病属于遗传性疾病。

8. D【解析】神经系统遗传性疾病的发病机制包括三核苷酸重复扩增、离子通道病、遗传代谢病、异常蛋白产物沉积及金属离子转运障碍。不包括D项氧化应激。

9. B【解析】5岁女孩,左侧颜面部有特征性酒红色血管痣,伴有癫痫及凸眼,X线片显示与血管痣同侧双轨状钙化,支持脑面血管瘤病诊断。

10. C【解析】皮脂腺瘤为结节性硬化症的皮损表现。多发性皮肌炎的典型皮疹为眶周及上下眼睑的水肿性淡紫色斑,四肢关节伸面的水肿性红斑,还包括面部蝶形红斑、光敏性皮疹等。脑面血管瘤病的典型皮疹为面部红葡萄酒色扁平血管痣。脑灰质异位症一般无皮肤损害。皮肤牛奶咖啡斑对神经纤维瘤病最具诊断价值。还可见到雀斑和色素沉着。

11. A【解析】裂隙灯下见到的错构瘤为Ⅰ型神经纤维瘤病的表现。Ⅱ型神经纤维瘤病无此表现。脑面血管瘤病眼部症状可出现青光眼。肝豆状核变性裂隙灯下可见K-F环。视神经脊髓炎可出现单侧或双侧视神经炎表现,眼底可见视神经盘水肿,晚期见视神经萎缩表现。

12. D【解析】神经纤维瘤病皮肤牛奶咖啡斑,青春期前直径>5mm,青春期后直径>15mm,对神经纤维瘤病Ⅰ型具有诊断价值。

13. D【解析】Ⅰ型神经纤维瘤病临床可见皮肤牛奶咖啡斑、雀斑色素沉着、颅内肿瘤及椎管内肿瘤,Ⅱ型神经纤维瘤病主要特征为双侧听神经瘤,可出现听力丧失及减退。

14. A【解析】脑面血管瘤病可以出现癫痫和智力减退,但无皮脂腺瘤;线粒体脑肌病无皮脂腺瘤表现；多发性肌炎无皮疹、癫痫及智力减退表现；神经纤维瘤病的皮损为皮肤牛奶咖啡斑、雀斑及色素沉着。

15. D【解析】脑面血管瘤病皮肤损害表现为一侧三叉神经分布区的血管痣；皮肤牛奶咖啡斑为神经纤维瘤病的典型表现；色素缺失斑和皮脂腺瘤为结节性硬化症的皮肤损害表现。

16. E【解析】腓骨肌萎缩症肌肉萎缩自足部和小腿向上发展，肌肉萎缩累及小腿及大腿下1/3时，称为"鹤腿"，肌肉萎缩很少超过肘部和大腿中部的1/3。

17. A【解析】根据患者病史，首先需要考虑神经系统遗传性疾病可能，Friedreich型共济失调可能性大，遗传性疾病具有多系统、多器官和多功能障碍的特点，故基因检测、肌电图、脊髓MRI及心电图，包括脑MRI的检查是有必要的，但该患者无智力发育障碍，无癫痫发作，故脑电图检查必要性不大。

18. E【解析】肝豆状核变性为常染色体隐性遗传疾病，为单基因疾病。其余选项均为多基因疾病。

19. E【解析】该患儿有家族史，首先考虑神经系统遗传性疾病。脑活检是创伤性检查，应首先完善非创伤性检查。

20. C【解析】脑面血管瘤病是一种先天性疾病，故在出生时出现症状。

21. B【解析】帕金森病是常见的神经系统多基因病，也称多因子病。

22. C【解析】先天愚型属于染色体病，该疾病患者体细胞中多了一个21号染色体。

23. D【解析】结节性硬化症特征性表现为在婴儿期出现三个以上皮肤色素脱失斑，在儿童或成年人表现为皮脂腺瘤、癫痫及智能减退。

24. B【解析】腓骨肌萎缩症特征性表现为足部、小腿及大腿下1/3的肌肉萎缩，呈"鹤腿"。

25. A【解析】肝豆状核变性临床表现为锥体外系损害、精神症状、肝硬化、肾功能异常及眼部症状，K-F环是最重要的体征。

26. C【解析】神经纤维瘤病皮肤损害表现为皮肤牛奶咖啡斑、雀斑和色素沉着。

27. ABCD【解析】神经系统遗传性疾病包括四类：单基因病、多基因病、染色体病和线粒体病。

28. ACE【解析】神经系统遗传性疾病有一些普遍性特征：发病年龄早，症状进行性加重，有家族聚集现象，常伴有认知、行为和发育异常，语言运动功能受累，基因突变常影响多个脏器，从而导致多个系统功能受累。

29. ABC【解析】癫痫是结节性硬化症的主要症状，出现进行性加重的智能减退，色素脱失斑是早期皮肤损害，出生即出现，以后多表现为皮脂腺瘤。无肌无力和肌肉萎缩。

30. ABDE【解析】腓骨肌萎缩症是最常见的遗传性周围神经病，儿童或青春期起病多见，逐渐进展为加重的双下肢无力及萎缩，呈"鹤腿"，以及足下垂及弓形足。该病引起周围神经损害，无上运动神经性瘫痪表现。故双下肢痉挛性截瘫可排除。

31. ABE【解析】Friedreich型共济失调主要表现为双下肢进行性共济失调，可以伴发心肌病、脊柱畸形及糖尿病或糖耐量异常。

32. BCE【解析】脊髓小脑性共济失调多为常染色体显性遗传性疾病，有些是常染色体隐性遗传，多在30~40岁发病，缓慢进展,遗传早现是其特征性表现,基因缺陷是 CAG 扩增。

二、名词解释

1. 单基因病:是单个基因发生碱基替代、插入、缺失、重复或动态突变引起的疾病,呈孟德尔式的单基因遗传。
2. 遗传早现:表现为同一家系的发病年龄逐代提前,症状逐渐加重。

三、填空题

1. 双下肢进行性肌张力增高　肌无力　剪刀步态
2. 基因检测
3. 肝豆状核变性
4. 脱髓鞘型　轴索变性型

四、简答题

1. 简述 Friedreich 型共济失调的诊断要点。

答 (1)儿童或少年期起病。
(2)常染色体隐性遗传。
(3)自下肢向上肢发展的进行性共济失调。
(4)深感觉障碍,腱反射消失。
(5)可伴构音障碍、Babinski 征(+)、脊柱侧凸或后凸畸形、弓形足和心肌病等。
(6)MRI 显示脊髓萎缩。
(7)FRDA 基因 GAA 异常扩增。

2. 简述神经系统遗传性疾病的诊断方法。

答 神经系统遗传性疾病临床症状极其复杂,诊断困难,是神经系统的难治性疾病,基因诊断为确诊提供确切依据。诊断包括以下三种。

(1)病史资料采集:收集患者发病年龄、病程、家族史、根据家族史情况进行系谱分析,判断是否为遗传病及可能的遗传方式、症状及体征。

(2)辅助检查:常规的血液生化检查,如血清肌酸激酶对假肥大型肌营养不良症的诊断价值,血清铜和铜蓝蛋白降低提示肝豆状核变性的诊断。影像学检查对神经系统遗传病亦具有重要意义。颅骨 X 线片显示颅内双轨样钙化支持脑面血管瘤病的诊断,脊髓小脑性共济失调,颅脑 MRI 可显示小脑萎缩及脊髓的萎缩。

(3)基因检测:基于分子生物学技术的迅猛发展,近年来,神经系统遗传病的确诊得到了大幅的提升。是神经系统遗传病诊断的金指标。

1)传统基因检测技术:即针对可能的遗传疾病,对可能的候选基因进行逐一排查。相比较于二代基因测序技术,检测费用高且耗费时间长。但对于某些单基因病,靶向单基因检测仍然是首选的检测方法,如肝豆状核变性。临床上还有一些疾病,不适宜做二代测序,如三核苷酸重复突变引起的疾病,包括 Huntington 病、部分 SCA。

2)目标区域捕获测序:这一技术基于二代基因测序,是一种高通量测序技术,运行一次即可产生数亿短片段序列,大幅缩短大规模基因测序时间。相比较于全基因组测序(WGS)及全外显子测序(WES),目标区域捕获测序更加经济简便与快捷,在神经系统遗传性疾病的基因检测中得到广泛应用。

3)全外显子或全基因组测序:全外显子测序指通过序列捕获技术捕获全基因组外显子区域,并进行高通量测序;全基因组测序则可以获得非编码区信息,补充全外显子测序,获取遗传信息量大,但检测成本较高,非编码序列信息量大,基因分析复杂。全外显子测序和全基因组测序有助于发现疾病新的致病基因。需根据患者的具体情况选择适宜的筛选策略。

4)染色体微阵列分析(CMA):CMA 是一种分子核型分析技术,可以检测基因组 DNA 重复和(或)缺失的拷贝数异常,对于核型分析不能检测的基因组微缺失或微重复变异,CMA 均可检测。临床上适用于孤独症谱系障碍(ASDs)、先天性畸形、儿童精神发育迟缓的诊断。CMA 有一定局限性,不能检出点突变、重复突变及染色体平衡易位等。

临床工作中,如果临床症状具有特征性,可以直接指向某一疾病和基因,首选单一基因检测;如果临床表型复杂,涉及的基因众多,建议选择目标区域捕获测序对相关基因进行筛查。

3. 简述腓骨肌萎缩症的诊断。

答 (1)发病年龄早,儿童或青春期起病,亦可中年起病。

(2)临床表现为缓慢出现的对称性双下肢无力,查体可见"鹤腿"、足下垂、弓形足伴感觉障碍。

(3)神经电生理检查,有助于区分 CMT1 型、CMT2 型及中间型。

(4)神经活检可提示脱髓鞘改变和(或)轴索变性。

(5)家族史,根据系谱图分析是否为遗传病。

(6)基因检测,为确诊的依据。PMP22 重复突变和 GJB1 为最常见的突变基因,可以作为筛查的基因。

4. 简述神经系统遗传性疾病的临床表现。

答 (1)家族性聚集、终身性和地域性特征。

(2)智力低下及痴呆:常见于肝豆状核变性、Huntington 舞蹈病、AD、PD 及肌阵挛癫痫。

(3)行为异常:表现为兴奋、易激惹、人格异常等,如染色体疾病 XYY、XXY 等。

(4)语言发育障碍:包括发音器官病变及先天性聋哑导致的两个方面。前者可见于由于双侧皮质脑干束受损导致的痉挛性发音困难、由于周围神经及肌肉病变导致的麻痹性发音障碍、小脑病变导致的运动失调性发音困难及由于锥体外系病变导致的运动障碍性发音困难。

(5)不自主运动:如震颤,可见于原发性震颤、肝豆状核变性、SCA 或多系统萎缩;舞蹈动作可见于 Huntington 舞蹈病、Wilson 病;手足徐动多见于原发性肌张力障碍,如肝豆状核变性、苍白球黑质变性等遗传性代谢疾病;扭转痉挛多见于基底核病变的遗传变性病,如齿状核红核苍白球路易体萎缩症(DRPLA),以及肌束震颤、肌阵挛及姿势障碍等。

(6)多系统器官受累表现:神经系统遗传病除累及神经系统,多合并心脏、肾脏、肝脏及皮肤等部分的损害。

(王振海 李海宁)

第21章　神经系统发育异常性疾病

【学/习/要/点】

一、掌握

1. 神经系统发育异常性疾病的概念、分类及病因。
2. 小脑扁桃体下疝畸形的概念、临床表现、分型、诊断及治疗。

二、熟悉

1. 颅底凹陷症的概念、临床表现及诊断。
2. 扁平颅底的概念、临床表现及诊断。
3. 脑性瘫痪的概念、临床表现、诊断及治疗。
4. 先天性脑积水的概念及诊断。

【应/试/考/题】

一、选择题

【A型题】

1. 颅底凹陷症的症状不包括（　　）
   A. 共济失调　　B. 肌张力障碍
   C. 吞咽呛咳　　D. 颅内压增高
   E. 癫痫

2. 下列关于颅底凹陷症的描述，错误的是（　　）
   A. 可有延髓麻痹症状
   B. 可有颈神经根症状
   C. 多为儿童期起病，进展缓慢，可因头部突然用力而诱发
   D. 早期一般无高颅压，晚期可出现
   E. 可有椎-基底动脉供血不足症状

3. 患儿，男，14个月。运动发育落后半年。生后5分钟Apgar评分5分。家族史阴性。查体：智力正常，双上肢活动正常，双下肢肌张力增高，腱反射亢进，踝阵挛阳性。CT检查示：脑室周围白质软化。首先应考虑诊断为（　　）
   A. 椎管内肿瘤
   B. 脑炎后遗症
   C. 遗传性痉挛性截瘫
   D. 脑性瘫痪
   E. 正常婴儿一过性运动发育落后

【B型题】

(4~6题共用备选答案)
A. 胆红素脑病后遗症

B. 肝豆状核变性
C. Arnold – Chiari 畸形
D. 胼胝体发育不全
E. Little 病

4. 临床表现为颅内压增高、延髓受压症状、后组脑神经症状、小脑共济失调的儿童。应考虑诊断为 （　　）

5. 临床表现为剪刀步态的双侧肢体痉挛性偏瘫，下肢重于上肢的儿童。应考虑诊断为 （　　）

6. 临床表现为锥体外系症状、智能低下或智能发育迟缓、耳聋、肌张力减低、瘫痪的儿童。应考虑诊断为 （　　）

【X 型题】

7. 神经系统发育异常性疾病的常见病因包括 （　　）
   A. 感染　　　　B. 药物
   C. 辐射　　　　D. 妊娠糖尿病
   E. 孕期吸烟

8. 下列可以进行手术治疗的疾病包括 （　　）
   A. 先天性脑积水
   B. Arnold – Chiari 畸形
   C. 颅底凹陷症
   D. 脑瘫痉挛型
   E. 扁平颅底

9. 小脑扁桃体下疝畸形的临床表现包括 （　　）
   A. 眼球震颤
   B. 小脑性共济失调
   C. 视神经盘水肿
   D. 锥体束征阳性
   E. 胸背部分离性感觉障碍

二、名词解释
1. 颅底凹陷症
2. cerebral palsy

三、填空题
1. 颅底角是_____与_____所形成的角度。
2. 颅颈侧位、张口正位 X 线平片，测量_____的位置是确诊颅底凹陷症的重要依据。超过腭枕线_____mm 可确诊。
3. Arnold – Chiari 畸形又称为_____。
4. 先天性脑积水可分为_____和_____。

四、简答题
1. 简述脑性瘫痪的两类特殊病理损害。
2. 简述何谓 Arnold – Chiari 畸形。
3. 简述诊断扁平颅底的重要依据。

五、论述题
1. 试述脑性瘫痪的诊断标准及鉴别诊断。
2. 试述先天性脑积水的临床表现和治疗原则。

六、病例分析题
患者，女，46 岁。颈项部疼痛 1 年，双上肢麻木无力 8 个月。查体:颈部运动受限,腱反射减弱。颅颈侧位片如下图。

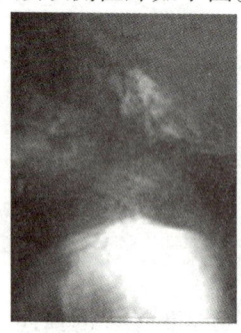

问题：
1. 初步诊断及诊断依据。
2. 鉴别诊断。

【参 / 考 / 答 / 案】

一、选择题

【A 型题】

1. E　　2. C　　3. D

【B 型题】

4. C　　5. E　　6. A

【X 型题】

7. ABCDE　　8. ABCDE　　9. ABCDE

1. E【解析】颅底凹陷症小脑损害可出现共济失调，延髓或颈髓损害可出现肌张力障碍，后组脑神经损害可出现吞咽困难，脑脊液循环受阻可出现颅内压增高。

2. C【解析】颅底凹陷症多为成年起病。

3. D【解析】脑室周围白质软化是缺血缺氧性脑病的一种后期改变，是造成早产儿脑瘫（主要是痉挛性下肢瘫或四肢瘫）的主要原因。结合本题 Apgar 评分、查体可得出正确选项。

5. E【解析】Little 病可表现为双侧肢体痉挛性偏瘫，下肢重于上肢。

6. A【解析】胆红素脑病后遗症常表现为锥体外系症状、智能低下或智能发育迟缓、耳聋、肌张力减低、瘫痪。

9. ABCDE【解析】小脑扁桃体下疝畸形小脑损害可出现眼球震颤、小脑性共济失调。颅内压增高时可出现视神经盘水肿。锥体束损害可出现锥体束征阳性。脊髓损害可出现分离性感觉障碍。

二、名词解释

1. 颅底凹陷症：是以枕骨大孔为中心的颅底骨组织向颅腔内陷，寰椎及枢椎骨质发育畸形，寰椎向颅腔内陷入，枢椎齿突上移进入枕骨大孔，枕骨大孔狭窄，后颅窝变小，压迫椎动脉、延髓、小脑及牵拉神经根产生一系列症状。

2. 脑性瘫痪：一组表现为先天性活动障碍伴姿势异常疾病的非进行性脑损害的临床综合征。

三、填空题

1. 鼻根至蝶鞍中心连线　蝶鞍中心向枕骨大孔前缘连线
2. 枢椎齿状突　3
3. 小脑扁桃体下疝畸形
4. 交通性脑积水　阻塞性脑积水

四、简答题

1. 简述脑性瘫痪的两类特殊病理损害。

答　脑性瘫痪的两类特殊病理损害：①出血性。如室管膜下出血或脑室内出血，多见于未成熟儿（妊娠不足32周）。②缺血性。如脑白质软化、皮质萎缩或萎缩性脑叶硬化等，多见于缺氧窒息婴儿。

2. 简述何谓 Arnold – Chiari 畸形。

答　Arnold – Chiari 畸形是胚胎发育异常使延髓下段、第四脑室下部疝入椎管的先天性后脑畸形。小脑扁桃体延长成楔形进入枕骨大孔或颈椎管内，严重者部分下蚓部也疝入椎管内，使后组脑神经及上部颈神经根被牵拉下移，脑脊液循环受阻引起脑积水。

3. 简述诊断扁平颅底的重要依据。

答　主要根据颅骨侧位片测量颅底角，大于145°具有诊断意义。

五、论述题

1. 试述脑性瘫痪的诊断标准及鉴别诊断。

答 （1）我国（1988）小儿脑性瘫痪会议诊断标准：①婴儿期内出现中枢性瘫痪；②可伴智力低下、惊厥、行为异常、感知障碍及其他异常；③需除外进行性疾病所致的中枢性瘫痪及正常小儿一过性运动发育落后。

（2）鉴别诊断：①遗传性痉挛性截瘫。单纯型儿童期起病，病程缓慢进展，双下肢肌张力增高、腱反射亢进、病理征阳性及弓形足，有家族史。②共济失调毛细血管扩张症（Louis-Barr综合征）。常染色体隐性遗传病，呈进展性，表现为共济失调、锥体外系症状、眼结合膜毛细血管扩张和甲胎蛋白显著增高等，因免疫功能低下常见支气管炎和肺炎等。③脑炎后遗症。有脑炎病史，表现为智力减退、易激惹、兴奋、躁动和痫性发作等。

2. 试述先天性脑积水的临床表现和治疗原则。

答 （1）临床表现：①头围快速增大。②头皮静脉怒张、颅骨叩诊"破壶音"（MacEwen征）、先天性脑积水特有的"落日征"。③精神萎靡，头不能上抬。④常见展神经麻痹，晚期视觉和嗅觉障碍，共济失调和智能减退等。

（2）治疗原则：①手术治疗。病因治疗——解除梗阻。②内科药物治疗。主要为减少CSF分泌，增加机体水分排出。

六、病例分析题

1. 初步诊断及诊断依据。

答 初步诊断：颅底凹陷症。

诊断依据：（1）病史及体征。

（2）颅颈侧位片示枢椎齿状突高于腭枕线3mm以上。

2. 鉴别诊断。

答 应与小脑扁桃体下疝畸形、寰枢椎脱位等鉴别。

（郭腾云　牟　君）

第22章 睡眠障碍

【学/习/要/点】

一、掌握

1. 失眠症的诊断及治疗原则。
2. 发作性睡病的诊断要点。
3. 阻塞性呼吸睡眠暂停综合征(OSAHS)的诊断及治疗原则。

二、熟悉

1. 发作性睡病的发病机制及临床表现。
2. 阻塞性呼吸睡眠暂停综合征的多导睡眠图特点。
3. 不安腿综合征(RLS)的临床表现。

【应/试/考/题】

一、选择题

【A型题】

1. 慢性失眠是指失眠症状持续超过（　　）
   A. 1个月　　　　B. 2个月
   C. 3个月　　　　D. 4个月
   E. 6个月

2. 失眠的临床表现不包括（　　）
   A. 入睡困难　　B. 睡眠浅
   C. 易早醒　　　D. 醒后不易入睡
   E. 梦游

3. 治疗失眠症可选用（　　）
   A. 左旋多巴　　B. 左匹克隆
   C. 美金刚　　　D. 溴隐亭
   E. 莫达非尼

4. 不符合失眠诊断标准的是（　　）
   A. 主诉为入睡困难,或难以维持睡眠
   B. 睡眠异常症状每周至少发生3次,并持续3个月以上
   C. 日夜专注于失眠,过分担心失眠的后果
   D. 明显的焦虑情绪
   E. 对睡眠质量的不满足引起了明显的苦恼或影响了社会及职业功能

· 159 ·

5. 发作性睡病最具特征性的症状为（   ）
   A. 日间过度睡眠   B. 夜间睡眠紊乱
   C. 猝倒发作   D. 睡眠幻觉
   E. 睡眠瘫痪

6. 下列关于发作性睡病猝倒发作的描述，错误的是（   ）
   A. 大笑是诱因
   B. 发作后很快入睡
   C. 发作持续数秒
   D. 肌张力突然丧失
   E. 发作时意识丧失

7. 不属于发作性睡病四联征的是（   ）
   A. 呼吸暂停
   B. 睡眠幻觉
   C. 日间发作性过度睡眠
   D. 睡眠瘫痪
   E. 猝倒发作

8. 发作性睡病的脑电图特点是（   ）
   A. REM 起始睡眠
   B. 记录到痫样放电
   C. 正常的睡眠过程
   D. 周期性不规则
   E. 睡眠潜伏期延长

9. 确诊睡眠呼吸暂停综合征的方法是（   ）
   A. 睡眠脑电图
   B. 睡眠心电图
   C. 持续血氧饱和度监测
   D. 多导睡眠图
   E. 睡眠血气分析

10. 下列关于阻塞性睡眠呼吸暂停治疗的描述，错误的是（   ）
    A. 减肥
    B. 尽量侧卧，防止舌根后坠
    C. 鼻腔间歇负压给氧
    D. 慎用镇静催眠药
    E. 可行腭垂腭咽成形术

11. 下列关于阻塞性睡眠呼吸暂停症状的描述，错误的是（   ）
    A. 呼吸暂停频繁发作，可导致低氧血症和高碳酸血症
    B. 肥胖是其危险因素之一
    C. 可应用多导睡眠仪监测
    D. 表现为胸腹部运动消失
    E. 表现为口鼻的气流停止

12. 下列可诊断为"睡眠呼吸暂停综合征（SAS）"的是（   ）
    A. 患者上呼吸道反复发生阻塞
    B. 口鼻腔气流降低50%以上
    C. X 线头影测量显示下颌后缩
    D. 平均每小时睡眠呼吸暂停5次以上
    E. CT 检查显示患者口咽部狭窄

13. 治疗不安腿综合征首选（   ）
    A. 中枢兴奋剂
    B. 多巴胺受体激动剂
    C. 钙通道阻滞剂
    D. SSRIs
    E. 褪黑素受体激动剂

14. 患者，男，60 岁。5 年前不明原因在夜间出现双下肢膝关节以下一种难以描述的不适感，需使劲蹬腿跺脚、下地活动后才能缓解。首先考虑的诊断为（   ）
    A. 周期性肢体运动障碍
    B. 多发性神经病
    C. 静坐不能
    D. 不安腿综合征
    E. 雷诺氏病

15. 下列关于 RLS 的描述，错误的是（   ）
    A. 任何年龄均可发病，但老年人多见
    B. 肢体远端不适感伴肢体无力
    C. 多数患者有夜间周期性肢动
    D. 夜间或安静时肢体不适感加剧
    E. 活动后肢体远端不适感缓解

【B型题】

(16~20题共用备选答案)
A. 多巴胺受体激动剂
B. 阿普唑仑
C. 三唑仑
D. 氯硝西泮
E. 米氮平

16. 入睡困难和醒后难以入睡宜用（ ）
17. 睡眠浅、易醒和晨起需要保持头脑清醒者宜用（ ）
18. 对晨间易醒者宜用（ ）
19. 合并抑郁症者宜用（ ）
20. 治疗 RLS 宜用（ ）

(21~25题共用备选答案)
A. 入睡及睡眠维持困难
B. 发作性日间过度睡眠
C. 猝倒发作
D. 打鼾伴呼吸暂停
E. 夜间周期性肢动

21. 发作性睡病的特征性症状为（ ）
22. 发作性睡病的主要症状为（ ）
23. OSAHS 最常见症状为（ ）
24. 失眠的主要睡眠异常症状为（ ）
25. 多数 RLS 患者可出现（ ）

【X型题】

26. 失眠的诊断标准包括（ ）
    A. 入睡困难
    B. 睡眠维持困难
    C. 比期望的起床时间更早醒来
    D. 在适当的时间不肯上床睡觉
    E. 白天出现头昏、乏力、精力不足、昏昏欲睡

27. 失眠症的治疗包括（ ）
    A. 安眠药物
    B. 睡眠卫生教育及心理辅导
    C. 行为治疗

    D. 抗精神病药物
    E. 精神分析治疗

28. 下列关于发作性睡病的描述,正确的是（ ）
    A. 有遗传倾向
    B. NREM 睡眠异常
    C. 与下丘脑外侧区食欲素神经元特异性丧失有关
    D. 可以在吃饭时突然发生不可遏制的睡眠发作
    E. 充分的睡眠可以完全缓解症状

29. 发作性睡病与癫痫的区别为（ ）
    A. 不可遏制的日间过度睡眠
    B. 睡眠瘫痪
    C. 睡眠幻觉
    D. 肢体抽搐
    E. 猝倒发作

30. 治疗发作性睡病可选用（ ）
    A. 加巴喷丁
    B. 新型中枢兴奋剂
    C. 长效苯二氮䓬类药物
    D. 三环类抗抑郁药
    E. 抗乙酰胆碱能药物

31. 睡眠呼吸暂停综合征的危险因素包括（ ）
    A. 肥胖   B. 年龄增大
    C. 家族史   D. 慢性鼻炎
    E. 长期饮酒

32. 阻塞性睡眠呼吸暂停综合征的治疗不包括（ ）
    A. 持续正压通气治疗
    B. 扁桃体切除术
    C. 使用苯二氮䓬类催眠药
    D. 抗生素
    E. 口腔矫治器

33. 从病理生理方面考虑,OSAHS 会导致（ ）
    A. 呼吸性酸中毒
    B. 血二氧化碳分压上升
    C. 可加重心脏等内脏器官的负担

D. 动脉血氧分压下降
E. 高黏血症

二、名词解释

1. 失眠症
2. cataplexy attacks
3. 不安腿综合征

三、填空题

1. 发作性睡病以_____、_____、_____、_____四大主征为特点。
2. 周期性肢动表现为睡眠时重复出现刻板的_____、_____、_____关节的三联屈曲致使趾背伸。
3. 诊断OSAHS的金标准是_____。

四、简答题

1. 简述发作性睡病的诊断要点。
2. 简述失眠症的药物治疗原则。
3. 简述不安腿综合征的诊断要点。

五、论述题

1. 试述阻塞性呼吸睡眠暂停综合征的诊断及治疗。
2. 试述发作性睡病的主要临床表现。

【参/考/答/案】

一、选择题

【A型题】

1. C 2. E 3. B 4. D 5. C
6. E 7. A 8. A 9. D 10. C
11. D 12. D 13. B 14. D 15. B

【B型题】

16. C 17. B 18. D 19. E 20. A
21. C 22. B 23. D 24. A 25. E

【X型题】

26. ABCDE 27. ABC 28. ACD
29. ABCE 30. BD 31. ABCDE
32. CD 33. ABCDE

1. C【解析】根据国际睡眠障碍分类-第3版(ICSD-3),慢性失眠的诊断必须符合睡眠异常症状及相关日间功能障碍至少每周3次,持续至少3个月。

2. E【解析】失眠是以入睡困难和(或)睡眠维持困难为临床表现。

3. B【解析】失眠药物主要选择苯二氮䓬类药物和非苯二氮䓬类催眠药,左匹克隆为新型非苯二氮䓬类药物。

4. C【解析】猝倒发作是发作性睡病最具特征性的症状。

5. E【解析】发作性睡眠猝倒发作的特点为在清醒时突然发生肌张力下降而意识保留,持续数秒钟。通常由大笑、高兴等情绪诱发。

6. A【解析】发作性睡病四大主征为日间发作性过度睡眠、猝倒发作、睡眠瘫痪和睡眠幻觉。

7. A【解析】发作性睡病脑电图以睡眠潜伏期缩短,记录到REM起始睡眠为特点。

9. D【解析】多导睡眠图是诊断睡眠呼吸暂停综合征的金标准。

10. C【解析】治疗阻塞性呼吸睡眠暂停综合征包括：减少危险因素，如减肥、侧卧睡眠、戒酒戒烟等；治疗相关疾病；经鼻持续正压气道通气；必要时手术治疗。

11. D【解析】其呼吸暂停表现为口鼻的气流停止，但胸、腹部运动仍然保留。

12. D【解析】多导睡眠图(PSG)是诊断的金标准，满足以下①或②：①每夜7小时睡眠中呼吸暂停反复发作30次以上，每次10秒以上；②睡眠呼吸紊乱指数(AHI,平均每小时呼吸暂停和低通气次数总和)达5次或5次以上。

13. B【解析】治疗不安腿综合征治疗首选多巴胺受体激动剂。

14. D【解析】患者临床表现具有以下特点：活动双下肢的强烈愿望，并伴有双下肢的各种不适感；休息或不活动时出现或加重；活动后可得到部分或完全缓解；夜间出现。符合不安腿综合征诊断标准。

15. B【解析】不安腿综合征无肢体无力表现。

16~20. CBDEA【解析】临床针对不同的失眠类型选择合适的药物：对入睡困难的患者，可选用短效镇静催眠药，如三唑仑、唑吡坦。对维持睡眠困难的患者，选用中、长效苯二氮䓬类药，对睡眠浅、易醒和晨起需要保持头脑清醒者可用阿普唑仑。对晨间易醒者选用长效或中效催眠药，如地西泮、氯硝西泮。合并抑郁者可以选用增加睡眠的抗抑郁药，如米氮平。治疗不安腿综合征(RLS)首选多巴胺受体激动剂。

27. ABC【解析】失眠的治疗包括非药物治疗(睡眠卫生教育及行为治疗)及药物治疗(苯二氮䓬受体激动剂、褪黑素受体激动剂、具有催眠效果的抗抑郁药)。

28. ACD【解析】发作性睡病有遗传倾向，与下丘脑外侧区分泌素(食欲素)神经元特异性丧失有关，可以在任何时间包括吃饭时突然发生不可遏制的睡眠发作。其为REM睡眠异常，即使予以充分的睡眠亦不能缓解症状。

29. ABCE【解析】发作性睡病典型的四联征，不包括肢体抽搐。

30. BD【解析】发作性睡病可使用新型中枢神经兴奋剂莫达非尼催醒；三环类抗抑郁剂控制猝倒发作。如果有夜间失眠者，尽量避免使用长效安眠药。

31. ABCDE【解析】阻塞性睡眠呼吸暂停综合征的危险因素：①年龄增大；②男性；③肥胖；④家族史；⑤长期饮酒；⑥鼻咽部疾病导致的气道解剖异常等。

32. CD【解析】阻塞性睡眠呼吸暂停综合征的治疗包括解除气道阻塞或不畅、持续正压通气治疗及口腔矫治器。

33. ABCDE【解析】长期的OSAHS引起呼吸暂停和低通气，造成的低氧血症、高碳酸血症和高血黏度血症可以导致严重的其他器官器质性疾病。

二、名词解释

1. 失眠症：是以频繁而持续的入睡和睡眠维持困难并导致对睡眠时间和质量满意度不足，且影响日间社会功能为特征的睡眠障碍。

2. 猝倒发作：是发作性睡病最具特征性的临床表现。表现为在清醒时突然发生肌张力下降而意识保留,持续数秒钟。大笑是最常见的诱因。

3. **不安腿综合征**:主要表现为夜间睡眠或安静状态下,双下肢出现极度的不适感伴有强烈的活动肢体的愿望,显著影响睡眠及生活质量。

三、填空题

1. 日间发作性过度睡眠 猝倒发作 睡眠瘫痪 睡眠幻觉
2. 髋 膝 踝
3. 多导睡眠图

四、简答题

1. 简述发作性睡病的诊断要点。

   答 发作性睡病可分为发作性睡病1型和发作性睡病2型。

   发作性睡病1型需同时满足:
   (1)患者存在白天难以遏制的困倦和睡眠发作,症状持续至少3个月。
   (2)满足以下1项或2项条件:①猝倒发作,MSLT检查平均睡眠潜伏期≤8分钟,且出现≥2次REM起始睡眠;②脑脊液中Hcrt-1浓度≤110pg/ml或<正常参考值的1/3。

   发作性睡病2型需同时满足:
   (1)患者存在白天难以遏制的困倦和睡眠发作,症状持续至少3个月。
   (2)MSLT检查平均睡眠潜伏期≤8分钟,且出现≥2次REM起始睡眠。
   (3)没有猝倒发作。
   (4)脑脊液中Hcrt-1没有进行检测,或免疫反应法测量值>110pg/ml或>正常参考值的1/3。
   (5)嗜睡症状和MSLT结果无法用其他睡眠障碍解释。

2. 简述失眠症的药物治疗原则。

   答 失眠的药物治疗需遵从个体化及按需用药原则,以最低有效剂量、间断给药(每周3~5次)、短期用药(常规用药不超过3~4周),长期用药者逐渐停药。治疗药物的选择:苯二氮䓬类药物和新型非苯二氮䓬类催眠药(包括左匹克隆、唑吡坦等)。临床针对不同的失眠类型选择合适的药物:对入睡困难的患者,可选用短半衰期镇静催眠药,如三唑仑、唑吡坦。对维持睡眠困难的患者,选用中长效苯二氮䓬类药,对睡眠浅、易醒和晨起需要保持头脑清醒者可用阿普唑仑。对晨间易醒者选用长效或中效催眠药,如地西泮、氯硝西泮。

3. 简述不安腿综合征的诊断要点。

   答 根据2014年国际RLS研究小组的RLS诊断标准共识,诊断RLS必须具备以下5项:
   (1)活动双下肢的强烈愿望,常伴有双下肢的各种不适感,或者不适感导致了活动欲望。
   (2)休息或不活动时出现或加重。
   (3)活动后可得到部分或完全缓解。
   (4)傍晚或夜间加重。
   (5)以上这些临床表现不能单纯用另一个疾病或现象解释。

五、论述题

1. 试述阻塞性呼吸睡眠暂停综合征的诊断及治疗。

   答 结合典型临床表现和多导睡眠图可诊断阻塞性呼吸睡眠暂停综合征:
   (1)典型的临床表现包括响亮鼾声、睡眠中频繁觉醒及呼吸暂停。
   (2)多导睡眠图(PSG)是诊断的金标

准,满足以下①或②:①每夜 7 小时睡眠中呼吸暂停反复发作 30 次以上,每次 10 秒以上;②睡眠呼吸紊乱指数(AHI,平均每小时呼吸暂停和低通气次数总和)达 5 次或 5 次以上。

治疗阻塞性呼吸睡眠暂停综合征包括:

(1)减少危险因素,如减肥、侧卧睡眠、戒酒戒烟等;治疗相关疾病。

(2)目前常用的有效疗法经鼻持续正压气道通气是治疗中重度 OSAHS 的主要措施。

(3)使用口腔矫正器,必要时手术治疗。

2. 试述发作性睡病的主要临床表现。

答 通常于 10~30 岁起病。主要表现为:

(1)日间过度睡眠,是发作性睡病最重要的主诉。表现为白天难以遏制的睡眠发作,可在安静或活动时发生。无论患者夜间睡眠时间长短,均会发生。

(2)猝倒发作,是发作性睡病最具特征性的临床表现。表现为在清醒时突然发生肌张力下降而意识保留。通常由大笑、高兴等情绪诱发。

(3)睡眠瘫痪,发生于刚入睡或觉醒时的全身性无力,表现为意识保留但肢体不能活动,不能言语,可自行终止或被轻微刺激所终止。

(4)睡眠幻觉,睡眠-觉醒转化时出现的各种形式的幻觉,多为恐怖性体验。

(5)部分患者还可有自动症、遗忘症、耳鸣、抑郁和焦虑等症状。

(彭 丹)

第23章 内科系统疾病的神经系统并发症

【学/习/要/点】

一、掌握

1. 神经系统副肿瘤综合征的概念。
2. 相关抗神经组织抗体及其临床意义。
3. Lambert-Eaton 综合征与重症肌无力的鉴别诊断。

二、熟悉

1. 糖尿病周围神经系统病变的表现。
2. 系统性红斑狼疮神经系统并发症表现和相关抗体。
3. 甲状腺疾病的神经系统并发症。

【应/试/考/题】

一、选择题

【A 型题】

1. 患者,男,60 岁。患糖尿病 10 年,逐渐出现双手双足麻木,发凉。查体:双手双足远端痛觉减退,四肢远端肌力 4 级,近端肌力正常。其病变部位为 (　　)
   A. 神经根　　B. 神经丛
   C. 周围神经　D. 脊髓
   E. 脑干

2. 下列关于副肿瘤性边缘性脑炎的描述,错误的是 (　　)
   A. 精神障碍、行为异常、睡眠障碍
   B. 癫痫发作
   C. 血清及脑脊液检出抗 NMDA 受体的自身抗体阳性
   D. MRI 特异性大脑边缘叶区域强化病灶,为诊断金标准
   E. 脑电图无特异性,可表现为正常或慢波、尖波等

3. 下列关于 Lambert-Eaton 综合征的描述,错误的是 (　　)
   A. 是一种自身免疫性疾病
   B. 常合并肿瘤
   C. 常合并自身免疫性疾病
   D. 累及神经-肌肉接头突触后膜钙通道
   E. 主要以肌肉病态疲劳为表现

4. 患者,女,70岁。患糖尿病20年,双下肢感觉减退6个月。近1个月反复头晕,站立时明显,平卧可缓解。首先考虑诊断为 （ ）
   A. 低血糖
   B. 糖尿病性自主神经功能障碍
   C. 低颅压性头痛
   D. 良性阵发性位置性眩晕
   E. 糖尿病性单神经病

5. 下列关于神经精神性狼疮的描述,错误的是 （ ）
   A. 可表现为头痛
   B. 可有脑膜刺激征阳性
   C. 脑脊液糖降低一定合并颅内感染
   D. 可表现为癫痫发作
   E. 可有精神行为异常

【B/型/题】

(6~8题共用备选答案)
A. 抗核糖体P蛋白抗体
B. 抗磷脂抗体
C. 抗Hu抗体
D. 抗NMDA受体抗体
E. 抗SSA抗体

6. 与凝血功能异常、血栓形成有关的抗体为 （ ）
7. 与神经精神狼疮精神症状严重程度有关的抗体为 （ ）
8. 畸胎瘤患者出现精神行为异常、癫痫发作常可见的抗体为 （ ）

(9~10题共用备选答案)
A. 神经－肌肉接头突触前膜钙通道
B. 神经－肌肉接头突触后膜钙通道
C. 神经－肌肉接头突触前膜AChR
D. 神经－肌肉接头突触后膜AChR
E. 神经－肌肉接头突触后膜钾通道

9. 与重症肌无力发病机制有关的是 （ ）
10. 与Lambert－Eaton肌无力综合征的发病机制有关的是 （ ）

(11~15题共用备选答案)
A. 抗Hu抗体
B. AQP－4抗体
C. Ri(ANNA－2)抗体
D. AChR抗体
E. 抗甲状腺过氧化物酶(TPO)抗体

11. 与副肿瘤性边缘叶性脑炎相关的抗体是 （ ）
12. 与视神经脊髓炎谱系疾病相关的抗体是 （ ）
13. 与斜视性阵挛－肌阵挛相关的抗体是 （ ）
14. 与重症肌无力相关的抗体是 （ ）
15. 与桥本脑病相关的抗体是 （ ）

【X/型/题】

16. 可导致类似周期性瘫痪发作的器质性疾病包括 （ ）
   A. 甲状腺功能亢进症
   B. 重症肌无力
   C. 原发性醛固酮增多症
   D. 糖尿病
   E. 肾小管酸中毒

17. 神经精神狼疮常出现的抗体包括 （ ）
   A. 抗核糖体P蛋白抗体
   B. 抗磷脂抗体
   C. β_2糖蛋白－1抗体
   D. AChR抗体
   E. 抗甲状腺过氧化物酶抗体

18. 患者,女,70岁。发现小细胞肺癌6月,近5周开始出现头晕、走路不稳,症状逐渐加重,并出现视物旋转、共济失调。需考虑的诊断包括 （　　）
   A. 帕金森病
   B. 亚急性小脑变性
   C. 副肿瘤性脑干炎
   D. 亚急性感觉神经元病
   E. Lambert – Eaton 综合征

19. 下列抗体与疾病关系正确的包括(　　)
   A. 副肿瘤性边缘叶性脑炎——抗 Hu 抗体
   B. 斜视性阵挛-肌阵挛——Ri(ANNA-2)抗体
   C. 亚急性小脑变性——抗核糖体 P 蛋白抗体
   D. 系统性红斑狼疮——抗磷脂抗体
   E. 桥本脑病——抗 TPO 抗体

20. 下列疾病与肿瘤关系正确的包括(　　)
   A. 抗 NMDAR 脑炎——畸胎瘤
   B. 亚急性小脑变性——小细胞肺癌
   C. 重症肌无力——胸腺瘤
   D. 亚急性坏死性脊髓病——小细胞肺癌
   E. 斜视性阵挛-肌阵挛——神经母细胞瘤

二、名词解释

1. Lambert – Eaton syndrome(LES)
2. paraneoplastic neurological syndrome(PNS)
3. opsoclonus – myoclonus(OMS)
4. neuropsychiatric systemic lupus erythematosus(NPSLE)
5. Hashimoto encephalopathy(HE)

三、填空题

1. Lambert – Eaton 肌无力综合征病变主要累及_____。
2. 桥本脑病最常出现_____抗体阳性。
3. 女性抗 NMDAR 脑炎患者最常合并的肿瘤为_____。

四、简答题

1. 简述副肿瘤性脑脊髓炎的主要临床表现。
2. 简述 Lambert – Eaton 综合征的临床特点。
3. 简述重症肌无力和 Lambert – Eaton 综合征的鉴别诊断。
4. 简述糖尿病性多发性周围性神经病临床特点及治疗原则。
5. 简述系统性红斑狼疮的神经系统常见临床表现。
6. 简述甲状腺疾病神经系统并发症及其主要临床表现。

参 / 考 / 答 / 案

一、选择题

【A 型题】
1. C　　2. D　　3. D　　4. B　　5. C

【B 型题】
6. B　　7. A　　8. D　　9. D　　10. A
11. A　　12. B　　13. C　　14. D　　15. E

[X型题]

16. ACE 17. ABC 18. BC
19. ABDE 20. ABCDE

1. C【解析】患者呈双手、双足对称性感觉异常、痛觉减退、肌力下降,符合多发性周围神经病变分布。

2. D【解析】副肿瘤性边缘性脑炎主要累及大脑边缘叶,临床以亚急性、慢性或隐匿起病,可表现为记忆缺失、痫性发作、精神障碍、睡眠障碍、行为异常、痴呆,早期MRI可正常,后期可表现为一侧或双侧受累部位T_2WI和FLAIR高信号,增强扫描不强化或轻度片状强化,为非特异性改变。

3. D【解析】Lambert-Eaton综合征是一种由免疫介导的神经肌肉接头功能障碍性疾病,常合并肿瘤或其他自身免疫性疾病,累及突触前膜神经末梢钙通道蛋白,表现为进行性对称性肢体近端和躯干肌群病态疲劳。

4. B【解析】患者出现体位性低血压症状,结合糖尿病病史,考虑糖尿病累及自主神经。

5. C【解析】神经精神性狼疮可表现为头痛、无菌性脑膜炎(脑膜刺激征阳性)、癫痫发作、认知障碍或精神症状,脑脊液糖和氯化物多正常,部分糖降低可能和病情活动有关。

6. B【解析】抗磷脂抗体能与磷脂表面结合,上调促血栓的细胞黏附分子,促进血凝块形成。

7. A【解析】抗核糖体P蛋白抗体与神经精神狼疮精神症状有关,可作为狼疮脑病精神异常诊断的辅助检查方法。

8. D【解析】抗NMDAR脑炎常见于合并畸胎瘤的年轻女性,表现为记忆障碍、精神症状、意识障碍、痫性发作、运动障碍等,血清及脑脊液检测到抗NMDA受体抗体阳性。

9. D【解析】重症肌无力是一种神经-肌肉接头功能障碍的自身免疫性疾病,主要累及神经-肌肉接头突触后膜上的AChR。

10. A【解析】Lambert-Eaton肌无力综合征亦为免疫介导的神经-肌肉接头功能障碍疾病,病变主要累及突触前膜钙通道蛋白,当神经冲动到达神经末梢时,钙离子不能进入神经末梢,突触前膜不能正常释放乙酰胆碱,致使神经-肌肉接头功能障碍。

11. A【解析】副肿瘤性边缘叶脑炎主要累及大脑边缘叶,60%患者可以检测出抗Hu抗体。

12. B【解析】视神经脊髓炎谱系疾病(neuromyelitis optica spectrum disorders, NMOSDs)是一组较为严重的致残性中枢神经系统自身免疫性炎性脱髓鞘疾病。水通道蛋白-4(aquaporin-4, AQP4)抗体(AQP4-IgG)是与NMOSD发病密切相关的生物学标志物。当患者体内AQP4抗体在中枢神经系统血脑屏障通透性增加时,会与AQP4抗原(存在于星形胶质细胞足突上)相结合,从而导致AQP4表达下调,引起一系列免疫反应,导致相应临床症状。

13. C【解析】斜视性阵挛-肌阵挛是一种

伴有眨眼动作的眼球不自主、快速、无节律、无固定方向的高波幅集合性扫视运动,当闭眼或入睡后仍持续存在,当试图做眼球跟踪运动或固定眼球时反而加重,上述症状可单独存在也可与其他肌阵挛共存。有此表现的成年患者常由 Ri(ANNA-2)抗体滴度增高,女性患者且常合并乳腺癌、妇科肿瘤,男性患者常合并小细胞肺癌、膀胱癌等。

14. **D**【解析】AChR 对重症肌无力的诊断具有特征性意义,85%以上全身型重症肌无力患者的血清中 AChR 抗体升高,眼肌型患者升高比例相对低。抗体滴度高低与临床症状严重程度不一致。

15. **E**【解析】桥本脑病是一种与自身免疫性甲状腺疾病相关的脑病,以甲状腺抗体(主要为抗 TPO 抗体)增高为特征,甲状腺功能可正常、亢进、低下。

16. **ACE**【解析】甲状腺功能亢进可合并甲状腺毒性周期性瘫痪,甲状腺功能亢进增加 Na^+-K^+-ATP 酶活性,驱动钾向细胞内转移,从而导致肌细胞膜超极化,使肌纤维不能兴奋,表现为突发肢体迟缓性瘫痪,发作特点与家族性低钾型周期性瘫痪相同。重症肌无力为免疫介导的神经-肌肉接头疾病,发作特点为病态疲劳,休息或胆碱酯酶抑制剂治疗后症状可缓解。原发性醛固酮增多症、肾小管性酸中毒均可导致钾丢失,从而引起继发性周期性瘫痪。糖尿病肌无力症状为累及神经或肌肉后继发肌力下降。

17. **ABC**【解析】题干中与神经精神狼疮有关的抗体主要有抗核糖体 P 蛋白抗体、抗磷脂抗体、$β_2$ 糖蛋白-1 抗体,其中抗核糖体 P 蛋白抗体出现提示与神经精神症状有关,抗磷脂抗体及 $β_2$ 糖蛋白-1 抗体主要导致血管壁破坏、血栓形成,抗磷脂抗体还与舞蹈病、脊髓炎有关。AChR 抗体为重症肌无力较特异性的抗体,抗甲状腺过氧化物酶抗体与桥本脑病有关。

18. **BC**【解析】定位诊断:患者出现头晕、走路不稳、视物旋转、共济失调等症状,定位于脑干、小脑。定性诊断:因合并小细胞肺癌,需考虑神经系统副肿瘤综合征包括亚急性小脑变性、副肿瘤性脑干炎。亚急性感觉神经元病亦为副肿瘤综合征,可出现走路不稳,但主要因深感觉障碍所致。Lambert-Eaton 综合征亦可与肿瘤合并出现,但本病为自身免疫介导的神经-肌肉接头疾病,以肌无力为主要表现,短暂用力肌力增强,持续收缩又呈疲劳。帕金森病主要表现为静止性震颤、肌强直、运动迟缓及姿势障碍,题干中无相应依据。

19. **ABDE**【解析】副肿瘤性边缘叶性脑炎的部分患者可在血钾及脑脊液中检测到抗 Hu 抗体(抗神经元抗体),与小细胞肺癌相关。Ri(ANNA-2)抗体与斜视性阵挛-肌阵挛有关。系统性红斑狼疮可出现抗核糖体 P 蛋白抗体、抗磷脂抗体。亚急性小脑变性患者血清和脑脊液中常可检测到抗 Hu 抗体、抗

Yo 抗体、抗 Tr 抗体等。抗 TPO 抗体（抗甲状腺过氧化物酶抗体）增高与桥本脑病有关。

20. **ABCDE**【解析】抗 NMDAR 脑炎常合并卵巢畸胎瘤，为最常见的自身免疫性脑炎之一。亚急性小脑变性最常见于小细胞肺癌，亚急性或慢性起病，多以步态不稳起病，进行性加重的共济失调、构音障碍、眩晕为主要表现。重症肌无力患者常合并胸腺瘤或胸腺增生。亚急性坏死性脊髓病多见于小细胞肺癌。儿童斜视性阵挛-肌阵挛患者常有神经母细胞瘤，多位于胸腔内，抗 Hu 抗体阳性提示神经母细胞瘤的存在。

二、名词解释

1. **肌无力综合征**：一种累及神经肌肉接头胆碱能突触前膜电压依赖性钙通道的自身免疫性疾病。以四肢近端肌无力为主要表现，短暂用力肌力增强，持续收缩又呈疲劳，一般下肢症状明显，不累及脑神经支配肌群。多伴发肿瘤或其他免疫疾病。

2. **神经系统副肿瘤综合征**：由肿瘤对神经系统的远隔效应所致，而非肿瘤直接侵犯或转移至神经和（或）肌肉的一组综合征。既不包括肿瘤的直接损害，也不包括治疗肿瘤所产生的副作用。

3. **斜视性阵挛-肌阵挛**：一种伴有眨眼动作的眼球不自主、快速、无节律、无固定方向的高波幅集合性扫视运动，当闭眼或入睡后仍持续存在，当试图做眼球跟踪运动或固定眼球时反而加重，上述症状可单独存在也可与其他肌阵挛共存。常见原发肿瘤：儿童多见于神经母细胞瘤；成年患者常合并乳腺癌、妇科肿瘤、小细胞肺癌、膀胱癌等。

4. **神经精神狼疮**：系统性红斑狼疮为一种累及全身各系统的自身免疫性疾病，其中累及神经系统，出现不同程度神经精神症状者称神经精神狼疮。

5. **桥本脑病**：一种与自身免疫性甲状腺疾病相关的脑病。以抗甲状腺抗体增高为特征，抗甲状腺过氧化物酶抗体多呈阳性，而甲状腺功能可亢进、正常或低下。临床表现多样，表现为非特异性脑病，可分为复发-缓解型及持续进展型两类。

三、填空题

1. 突触前膜神经末梢钙通道蛋白
2. 抗甲状腺过氧化物酶抗体（抗 TPO 抗体）
3. 畸胎瘤

四、简答题

1. **简述副肿瘤性脑脊髓炎的主要临床表现。**

答 副肿瘤性脑脊髓炎根据累及部位不同，可分为：

（1）副肿瘤性边缘叶性脑炎。以边缘叶损伤为主，可表现为记忆缺失、痫性发作（起源于颞叶）、精神行为异常、睡眠障碍等。合并卵巢畸胎瘤患者，可表现为弥漫性脑炎，如记忆障碍、精神症状、痫性发作、意识障碍、通气不足等，血清和脑脊液抗 NMDAR 抗体阳性，称为抗 NMDAR 脑炎。

(2)副肿瘤性脑干炎。主要累及脑干各结构,以延髓最常见,表现为眩晕、眼震、复视、凝视麻痹、吞咽困难、构音障碍、共济失调及锥体束症状。

(3)副肿瘤性脊髓炎。累及脊髓各部位,以脊髓前角常见,表现为慢性进行性对称性或不对称性肌无力、肌萎缩,上肢多见。

2. 简述 Lambert - Eaton 综合征的临床特点。

答 患者多为男性,多伴发肿瘤如小细胞肺癌或其他免疫疾病。以四肢近端肌无力为主要表现,短暂用力肌力增强,持续收缩又呈疲劳,一般下肢症状明显,不累及脑神经支配肌群。肌电图提示低频重复电刺激波幅降低,高频波幅增高。

3. 简述重症肌无力和 Lambert - Eaton 综合征的鉴别诊断。

答 如下表。

重症肌无力和 Lambert - Eaton 综合征的鉴别诊断

	MG	Lambert - Eaton 综合征
病变性质及部位	自身免疫病,突触后膜 AChR 病变导致 NMJ 传递障碍	自身免疫病,累及胆碱能突触前膜电压依赖性钙通道
患者性别	青年女性、中年男性居多	中年男性居多
伴发疾病	胸腺肿瘤或其他自身免疫病	癌症,如肺癌或自身免疫疾病
临床特点	眼外肌、延髓肌受累,全身性骨骼肌波动性肌无力,活动后加重、休息后减轻,晨轻暮重	四肢肌无力为主,下肢症状重,脑神经支配肌不受累或轻
疲劳试验	(+)	短暂用力后肌力增强、持续收缩后又呈病态疲劳是特征性表现
Tensilon 试验	(+)	多(-),可呈(+),但不明显
低频、高频重复电刺激	波幅均降低,低频更明显	低频使波幅降低,高频可使波幅增高
血清 AChR - Ab 水平	增高	不增高
治疗	胆碱酯酶抑制剂有效	胆碱酯酶抑制剂无效

4. 简述糖尿病性多发性周围性神经病临床特点及治疗原则。

答 临床特点:

(1)多发生于糖尿病病程长或血糖控制不良患者。

(2)慢性起病,下肢多于上肢,多呈对称分布。

(3)远端向近端逐渐发展,早期感觉异常多见,如蚁走感、麻木感,呈手套袜套样分布。

(4)自主神经症状突出,可有共济失调,肢体无力和肌萎缩。

(5)查体可见反射减退或消失,深浅感觉减退。

(6)常合并足部皮肤溃疡(如糖尿病足)。

治疗原则:控制血糖、改善循环。可给予维生素 B_1、维生素 B_6、维生素 B_{12} 等药物。疼痛可给予卡马西平、加巴喷丁或普瑞巴林等药物。

5. 简述系统性红斑狼疮的神经系统常见临床表现。

答 系统性红斑狼疮神经症状可出现在疾病各个时期,可累及中枢神经系统及周围神经系统。

(1)中枢神经系统:头痛(为最常见症状,主要表现为偏头痛,可有或无先兆,可在系统性红斑狼疮诊断前单独出现),癫痫(常见,可有全身强直－阵挛发作、单纯部分性发作、复杂部分性发作、癫痫持续状态、反射性癫痫、精神运动型发作),无菌性脑膜炎,脑血管疾病,脱髓鞘综合征,运动障碍(包括舞蹈病、帕金森综合征),脊髓病变,急性意识模糊状态,焦虑症,认知功能障碍,情绪障碍等。

(2)周围神经系统:急性炎症性脱髓鞘病变,自主神经病变,单神经病(脑神经及脊神经),多神经病。

6. 简述甲状腺疾病神经系统并发症及其主要临床表现。

答 甲状腺疾病神经系统并发症包括甲状腺功能亢进性神经系统并发症、甲状腺功能减退性神经系统病变、自身免疫性甲状腺疾病性神经系统病变。

(1)甲状腺功能亢进的神经系统病变。

甲状腺毒性脑病:可有不同程度脑功能损害表现,精神障碍,意识障碍,癫痫发作,锥体束损害等。

急性甲状腺毒性肌病:表现为迅速发展的肌无力,严重时可在数日内发生软瘫。常侵犯咽部肌肉发生吞咽困难、构音障碍,可累及呼吸肌,引起呼吸衰竭。

慢性甲状腺毒性肌病:表现为进行性肌无力和肌萎缩,近端肌群较远端肌群易受累,伸肌较屈肌易受累。甲状腺功能亢进症状不明显。

甲状腺毒性周期性瘫痪:夜间或白天安静时突发肢体软瘫,以肢体近端为主,可伴有自主神经障碍,如心动过缓、低血压、多汗等,血钾降低但单纯补钾肌力不能改善。

(2)甲状腺功能减退的神经系统病变。

先天或幼年发病:未经治疗影响智力发育,呆小症。

成年人发病:反应迟钝,精神抑郁,淡漠,轻度认知功能障碍,脑神经、脊神经病变,严重时可能出现严重脑损害表现。

(3)桥本脑病。

急性或亚急性起病,中年女性多见。分为复发－缓解型、进展型。临床表现为非特异性脑病。常见锥体束症状,也可出现失语、失用、失读、小脑性共济失调、感觉障碍等。精神症状包括幻觉、兴奋、抑郁、淡漠、意志缺乏、认知功能低下、人格改变、行为异常等。还可有意识障碍、锥体外系症状、癫痫发作、睡眠障碍、听觉过敏、偏头痛、神经痛性肌萎缩及脱髓鞘性周围神经病。

(王嘉佳)

全真模拟试题(一)

一、选择题

【A/型/题】

1. 患者为右利手,意识清,能理解他人讲话内容,但不能表达自己的意图。其病变位于 ( )
   A. 左侧额上回后部
   B. 左侧额中回后部
   C. 左侧额下回后部
   D. 左侧角回
   E. 左侧顶上小叶

2. 一侧动眼神经麻痹的临床表现不包括 ( )
   A. 上睑下垂,眼球不能向上、下和内侧转动
   B. 眼球向对侧、向上、向下注视时出现复视
   C. 眼球向外或外下方斜视
   D. 瞳孔散大,对光反射消失,调节反射存在
   E. 瞳孔散大,对光反射及调节反射均消失

3. 不符合延髓麻痹概念的是 ( )
   A. 真性延髓麻痹是指舌咽、迷走神经麻痹
   B. 假性延髓麻痹为双侧皮质脑干束受损所致
   C. 真性及假性延髓麻痹均出现饮水呛咳、吞咽困难及构音障碍
   D. 假性延髓麻痹时咽反射消失
   E. 真性延髓麻痹可伴舌肌瘫痪、舌肌萎缩和肌束颤动

4. 内囊受损感觉障碍的特点是 ( )
   A. 对侧单肢感觉减退或缺失
   B. 对侧偏身(包括面部)感觉减退或消失
   C. 对侧偏身(包括面部)感觉减退或消失,伴自发性疼痛
   D. 对侧偏身(包括面部)感觉减退或消失,伴感觉过度
   E. 交叉性感觉减退或缺失

5. 患者,男,32岁。因口周麻木1个月来诊。查体:口周及鼻尖部痛觉消失,触觉存在。其最可能的病变部位在 ( )
   A. 三叉神经感觉主核上部
   B. 三叉神经感觉主核下部
   C. 三叉神经脊束核上部
   D. 三叉神经脊束核下部
   E. 三叉神经中脑核

6. 患者,男,32岁。双上肢针刺不知疼痛,热水烫无知觉。查体:双上肢痛温觉丧失,触觉存在。其最可能的病变部位在 ( )
   A. 脊髓前角
   B. 脊髓前角,锥体束
   C. 脊髓后索
   D. 脊髓灰质前连合
   E. 脊髓半侧损害

7. 颈膨大损伤引起瘫痪的表现是 ( )
   A. 双上肢痉挛性瘫痪,双下肢弛缓性瘫痪
   B. 四肢痉挛性瘫痪
   C. 双上肢弛缓性瘫痪,双下肢痉挛性瘫痪
   D. 双下肢痉挛性瘫痪
   E. 双下肢弛缓性瘫痪

· 174 ·

8. 患者,男,73岁。因观看足球比赛突然晕倒而入院治疗。查体:左侧上、下肢瘫痪,腱反射亢进,左侧眼裂以下面瘫,伸舌时舌尖偏向左侧。左半身深、浅感觉消失。双眼左侧半视野缺失,瞳孔对光反射存在。其最可能的病变部位在( )
   A. 左侧中央前、后回
   B. 右侧中央前回
   C. 左侧内囊
   D. 右侧内囊
   E. 右侧中央后回

9. 患者,男,60岁。突然视物双影,口角歪斜,右侧肢体活动不灵1周来诊。查体:左眼内斜视,左眼闭合不全,口角右偏,伸舌右偏;右侧肢体肌力2级,右侧Babinski征(+)。首先考虑的诊断为
   ( )
   A. Wallenberg 综合征
   B. Jackson 综合征
   C. Weber 综合征
   D. Foville 综合征
   E. Millard–Gubler 综合征

(10~12题共用题干)
患者,男,67岁。晨起床时,发现言语不清,右侧肢体不能活动。既往无类似病史。发病后5小时入院。查体:意识清楚,血压120/80mmHg,失语,右侧中枢性面瘫、舌瘫,右上、下肢肌力2级,右半身痛觉减退。颅脑CT未见异常。

10. 病变的部位可能是 ( )
    A. 左侧大脑前动脉
    B. 右侧大脑前动脉
    C. 左侧大脑中动脉
    D. 右侧大脑中动脉
    E. 椎–基底动脉

11. 病变的性质是 ( )
    A. 脑出血   B. 脑栓塞
    C. 脑肿瘤   D. 脑血栓形成
    E. 蛛网膜下腔出血

12. 应选择的治疗方法是 ( )
    A. 调整血压   B. 溶栓治疗
    C. 应用止血剂   D. 手术治疗
    E. 脑保护剂

13. 患者,男,66岁。患有高血压、糖尿病多年。一天前发现左侧上、下肢活动受限,吐字不清,意识清楚。无明显头痛、呕吐。查体:左侧上、下肢肌力3级,左半身痛觉减退。颅脑CT未见异常。首先考虑的诊断为 ( )
    A. 脑出血
    B. 脑栓塞
    C. 短暂性脑缺血发作
    D. 蛛网膜下腔出血
    E. 脑血栓形成

14. 患儿,男,6岁。阵发性头痛3个月,因突然剧烈头痛、反复呕吐半天急诊入院。查体:意识清楚,双侧瞳孔正常,颈项强直。半小时后突然呼吸停止,心跳存在。首先考虑的诊断为( )
    A. 垂体腺瘤   B. 急性脑水肿
    C. 急性脑膜炎   D. 枕骨大孔疝
    E. 小脑幕切迹疝

(15~17题共用题干)
患者,男,56岁。患心房颤动,突然发生命名困难。2周内共发生过5次,每次持续2~15秒。查体:无神经系统异常。颅脑CT未见异常。

15. 最可能的诊断是 ( )
    A. 脑动脉瘤   B. 脑血栓形成
    C. 脑出血   D. 脑血管畸形
    E. 短暂性脑缺血发作

16. 主要累及的血管是 ( )
    A. 基底动脉系   B. 椎动脉系
    C. 颈内动脉系   D. 大脑后动脉
    E. 大脑前动脉

17. 最适宜的预防治疗是 ( )
    A. 阿司匹林   B. 低分子右旋糖酐
    C. 丙戊酸钠   D. 胞磷胆碱
    E. 降纤酶

18. 患者,女,63岁。晨起出现讲话不清,右侧肢体无力,2日后病情渐加重。查体:血压 148/80mmHg,意识清楚,Broca失语,右侧偏瘫。可完全排除的诊断是 ( )
   A. 脑栓塞
   B. 动脉粥样硬化性脑梗死
   C. 短暂脑缺血发作
   D. 脑出血
   E. 腔隙性梗死

19. 患者,男,60岁。突然不能说话,右侧肢体无力,5~6分钟恢复,反复发作,发作后检查无神经系统体征。首先应考虑的诊断是 ( )
   A. 局灶性癫痫发作
   B. 脑栓塞
   C. 癔症发作
   D. 颈内动脉系统TIA
   E. 椎-基底动脉系统TIA

20. 患者,男,35岁。突起昏迷,四肢瘫痪,双侧瞳孔"针尖样"缩小。首先应考虑的诊断是 ( )
   A. 额叶出血   B. 脑桥出血
   C. 小脑出血   D. 基底核出血
   E. 蛛网膜下腔出血

21. 患者,女,37岁。洗衣时突发右侧肢体活动不灵。查体:意识清楚,失语,二尖瓣区可闻及双期杂音,心律不齐,右侧偏瘫,上肢重于下肢,偏身痛觉减退。首先应考虑的诊断是 ( )
   A. 脑血栓形成   B. 脑栓塞
   C. 脑出血   D. 蛛网膜下腔出血
   E. 短暂脑缺血发作

22. 患者,女,55岁。患高血压病20年,不规则服药。某日清晨突发头痛,意识模糊,30分钟后送到医院。查体:昏迷,血压 210/120mmHg,双眼向右侧凝视,左足外旋位。对明确诊断最有价值的辅助检查是 ( )
   A. 腰椎穿刺检查 B. 脑电图检查
   C. 脑超声检查   D. 颅脑CT检查
   E. 开颅探查

23. 下列关于小舞蹈病辅助检查结果的描述,错误的是 ( )
   A. 红细胞沉降率加快
   B. 抗链球菌溶血素"O"滴度增加
   C. 血清可检出神经元抗体
   D. 脑电图改变无特异性
   E. 头部MRI检查无异常

24. 下列关于小舞蹈病治疗措施的描述,错误的是 ( )
   A. 可适当用镇静药
   B. 病症轻者,可不用青霉素或其他抗生素
   C. 应给予水杨酸钠或泼尼松
   D. 舞蹈症状可用氯丙嗪
   E. 治愈后还应定期随访

25. 肝豆状核变性与哪种物质代谢障碍有关 ( )
   A. 铁   B. 铜
   C. 铅   D. 一氧化碳
   E. 维生素 B_{12}

26. 帕金森病(PD)最常见的首发症状是 ( )
   A. 静止性震颤   B. 铅管样肌强直
   C. 齿轮样肌强直 D. 慌张步态
   E. 小步态

27. 下列关于帕金森病的描述,错误的是 ( )
   A. 多在中老年期发病
   B. 主要表现为静止性震颤、运动迟缓和肌强直
   C. 常规的辅助检查无特殊发现
   D. 早期发现、早期治疗可治愈
   E. 抗胆碱能药物适用于震颤明显的较年轻患者

28. 患者,男,20岁。双手抖动3年。查体:面部表情少,双手震颤,步行运动

迟缓,双眼角膜与巩膜交界处见褐色环。首先应考虑的诊断是（　　）
　A. 帕金森病
　B. 帕金森综合征
　C. 特发性震颤
　D. 小舞蹈病
　E. 肝豆状核变性

29. Which of the following is NOT commonly seen as a result of internal carotid cerebral artery occlusion （　　）
　A. Hemiparesis　　B. Vertigo
　C. Sensory loss　　D. Aphasia
　E. Apraxia

30. Which of the following is NOT a common feature of intracerebral Hemorrhage （　　）
　A. Headache
　B. Low blood pressure
　C. Decreased level of consciousness
　D. Limbic Paralysis
　E. vomiting

【B/型/题】

(31~32题共用备选答案)
　A. Brudzinski 征　　B. Babinski 征
　C. Romberg 征　　D. Kernig 征
　E. Weber 综合征

31. 深睡眠时可能出现的体征是（　　）
32. 小脑病损时可能出现的体征是（　　）

(33~34题共用备选答案)
　A. Kernig 征阳性　　B. 分离性感觉障碍
　C. Babinski 征阳性　D. 共济失调
　E. 屈颈试验阳性

33. 1岁以下正常婴儿可能出现的体征是（　　）
34. 颈1、4神经根刺激可能出现的体征是（　　）

(35~38题共用备选答案)
　A. 腔隙性脑梗死
　B. 短暂性脑缺血发作
　C. 高血压脑病
　D. 壳核出血
　E. 脑栓塞

35. 患者,男,58岁。晨起出现右侧偏瘫、言语不清,持续20分钟许。颅脑CT未见异常。首先应考虑的诊断是（　　）

36. 患者,男,58岁。高血压病史,左偏身痛觉减退1周来诊。颅脑CT示:右基底核小片低密度灶(1.5cm)。首先应考虑的诊断是（　　）

37. 患者,女,50岁。突发剧烈头痛、呕吐,发作性左侧肢体麻木,抽搐一次。血压195/128mmHg,颅脑CT未见异常,降血压后恢复正常。首先应考虑的诊断是（　　）

38. 患者,女,64岁。右侧轻偏瘫2天,血压180/120mmHg。颅脑CT示:左基底区小片低密度灶。首先应考虑的诊断是（　　）

【X/型/题】

39. 闭锁综合征的症状体征包括（　　）
　A. 对刺激无意识反应
　B. 四肢及脑神经瘫痪
　C. 能以睁闭眼及眼球水平运动示意
　D. 能以睁闭眼及眼球垂直运动示意
　E. 不能讲话和吞咽

40. 可引起对侧同向性偏盲或象限盲的病变包括（　　）
　A. 视束　　　　B. 外侧膝状体
　C. 内囊　　　　D. 枕叶视皮质
　E. 上丘

41. Horner 征表现为 （　　）
　　A. 瞳孔缩小
　　B. 眼结膜充血及面部无汗
　　C. 眼裂狭小
　　D. 眼球内陷
　　E. 患侧面部感觉减退或消失
42. 小脑病变的主要临床表现有 （　　）
　　A. 指鼻试验呈意向震颤
　　B. 轮替运动障碍
　　C. 站立不稳
　　D. 眼球震颤
　　E. 肌张力改变
43. 短暂性脑缺血发作的临床表现包括
　　　　　　　　　　　　　　　（　　）
　　A. 发作性局灶性神经功能缺失
　　B. 发作性局灶性癫痫发作
　　C. 每次发作持续数分钟，通常30分钟内完全恢复，反复发生
　　D. 发作可持续24小时以上
　　E. 发作后不遗留神经系统异常体征
44. 椎－基底动脉系统TIA可出现（　　）
　　A. 交叉瘫或双侧肢体瘫
　　B. 共济失调
　　C. 失语
　　D. 眼球震颤
　　E. 眼肌麻痹
45. 患者，女，60岁。昏迷被人送入急诊室，病史不清。查体：血压210/110mmHg，双眼向右侧凝视，右侧瞳孔散大，左侧面部呈"船帆"现象，左下肢外旋位。应采取的诊治措施是（　　）
　　A. 20%甘露醇250～500ml，静脉滴注
　　B. 急查颅脑CT
　　C. 准备请神经外科会诊
　　D. 立即将血压降至正常
　　E. 应首先考虑与药物中毒、肝昏迷等鉴别

二、名词解释
1. 癫痫持续状态
2. 三偏综合征
3. 交叉性瘫痪
4. 运动性失语
5. 脑栓塞
6. TIA
7. 蛛网膜下腔出血
8. 慌张步态
9. 齿轮样强直
10. 静止性震颤

三、填空题
1. 舌前2/3的味觉及舌后1/3的味觉分别由_____、_____神经支配。
2. Babinski征是由_____损害引起。
3. 剪刀步态见于_____患者。
4. 下运动神经元瘫痪主要表现为_____、_____、_____、_____和_____。
5. 脑栓塞的最常见病因是_____。
6. 脑血管疾病包括_____和_____两大类，主要疾病有_____，_____，_____，_____和_____。
7. 脑栓塞最常见的栓子来源是_____。
8. 交叉性瘫痪的损害部位在_____。
9. 运动系统由_____、_____、_____、_____组成。
10. 帕金森病临床上以_____、_____、_____为主要特征。

四、简答题
1. 简述Willis环的血管组成。
2. 简述闭锁综合征的临床表现及病变部位。

3. 简述基底核主要的神经环路。
4. 简述脑出血的主要病因。
5. 简述开-关现象。

五、论述题
试述帕金森病的治疗原则。

【参/考/答/案】

一、选择题

【A 型题】

1. C	2. D	3. D	4. B	5. C
6. D	7. C	8. D	9. E	10. C
11. D	12. B	13. E	14. D	15. E
16. D	17. A	18. C	19. D	20. B
21. B	22. D	23. E	24. B	25. B
26. A	27. D	28. E	29. B	30. B

【B 型题】

| 31. B | 32. C | 33. C | 34. E | 35. B |
| 36. A | 37. C | 38. A | | |

【X 型题】

39. BDE	40. ABCD	41. ABCD
42. ABCDE	43. ACE	44. ABDE
45. ABC		

1. C【解析】运动性失语病变部位为:左侧额下回后部。

2. D【解析】动眼神经麻痹,调节反射消失。

3. D【解析】假性延髓麻痹时咽反射存在,真性延髓麻痹咽反射消失。

5. C【解析】三叉神经脊束核上部损害时,出现口鼻周围痛温觉障碍。而下部损害时,则面部周边区痛温觉障碍。即病损部位越高,感觉减退的部位越接近口周。

6. D【解析】痛温觉消失,而触觉以及深感觉存在,这种分离性感觉障碍病变部位为中央管周围及灰质前连合,常见于脊髓空洞症,髓内肿瘤等。

7. C【解析】颈膨大损伤引起瘫痪是:双上肢弛缓性瘫,双下肢痉挛性瘫痪。腰膨大损伤引起的瘫痪是:双上肢没有瘫痪,双下肢弛缓性瘫痪。

8. D【解析】左侧"三偏"提示右侧内囊损伤。

9. E【解析】病灶侧展神经麻痹及周围性面神经麻痹,以及对侧中枢性偏瘫和偏身感觉障碍提示是 Millard-Gubler 综合征。

10. C【解析】患者右侧中枢性面瘫,肌力减退,右半身感觉障碍,提示病变于左侧基底核区,为左大脑中动脉主干供血区域。

11. D【解析】CT 未见异常,可排除脑出血,患者无心房颤动等栓子来源,首先考虑脑血栓形成。

13. E【解析】患者肢体感觉运动障碍持续存在,排除 C 项。颅脑 CT 未见异常,排除脑出血。无栓子来源,排除 B 项。D 项无肢体活动障碍,可排除。

14. D【解析】该患儿最大的可能是脑内出血,脑水肿所致枕骨大孔疝形成而压迫生命中枢。

15. E【解析】发作性的命名性失语,均于 24 小时内缓解,查体无神经系统异常,颅脑 CT 未见异常,符合短暂性脑缺血发作。

16. D【解析】该患者病变部位在优势半球颞中回后部,为大脑后动脉供血区域。

17. A【解析】血小板抑制剂,如阿司匹林,可减少栓子发生,预防复发。

18. C【解析】短暂性脑缺血发作一般症状会在 24 小时之内恢复。

19. D【解析】患者出现失语及肢体瘫痪,短时间内恢复,为颈内动脉系统 TIA 表现。

20. B【解析】"针尖样"瞳孔为桥脑出血的典型特征。

21. B【解析】二尖瓣杂音,提示心脏基础疾病,出现肢体偏瘫及偏身感觉障碍,首先考虑脑栓塞。

22. D【解析】考虑诊断脑出血,首选颅脑 CT 检查。

23. E【解析】小舞蹈病 MRI 显示尾状核、壳核、苍白球增大,T_2 加权像信号增强,随症状好转而消退。

24. B【解析】在确诊本病后,无论病症轻重,均需应用抗链球菌治疗,目的在于最大限度地防止或减少小舞蹈病复发及避免心肌炎、心瓣膜病的发生。

二、名词解释

1. 癫痫持续状态:癫痫强直-阵挛发作(GTCS),若在短期内频繁发生,以致发作间隙中意识持续昏迷者。

2. 三偏综合征:内囊损害时,出现对侧肢体偏瘫,偏身感觉障碍和双眼同向偏盲,简称三偏综合征。

3. 交叉性瘫痪:即同侧脑神经周围性瘫痪,对侧肢体中枢性瘫痪,是脑干损害的特征性表现。

4. 运动性失语:又名 Broca 失语,由优势侧额下回后部(Broca 区)病变引起。患者不能讲话,或者只讲 1~2 个简单的字且不流利,用词不当,对别人的言语能理解。

5. 脑栓塞:各种栓子随血流进入颅内动脉使血管腔急性闭塞或严重狭窄,引起相应供血区脑组织发生缺血坏死及功能障碍的一组临床综合征。

6. 短暂性脑缺血发作:由于局部脑或视网膜缺血引起的短暂性神经功能缺损,临床症状一般不超过 1 小时,最长不超过 24 小时,且无责任病灶的证据。

7. 蛛网膜下腔出血:颅内血管破裂,血液流入蛛网膜下腔,称之为蛛网膜下腔出血。

8. 慌张步态:震颤麻痹患者由于全身肌张力增高,走路时步伐细小,足擦地而行,由于躯干前倾,身体重心前移,故以小步加速前冲不能立即停步,呈慌张状,称为慌张步态。

9. 齿轮样强直:锥体外系病变产生伸肌、屈肌张力增高,被动运动检查时,向各个方向的活动所遇阻力一致,伴震颤时,可感到阻力是断续相间的,称为"齿轮样强直"。最多见于各种原因引起的帕金森综合征。

10. 静止性震颤:是指在安静和肌肉松弛的情况下出现的震颤,表现为安静时出现,活动时减轻,睡眠时消失,手指有节律的抖动,每秒 4~6 次,呈"搓药丸样",严重时可发生于头、下颌、唇、舌、前臂、下肢及足等部位。常见于帕金森病。

三、填空题

1. 面神经 舌咽神经
2. 锥体束
3. 脊髓或脑性瘫痪
4. 肌张力降低 腱反射减弱 病理反射阴性 有肌萎缩 瘫痪分布以肌群为主
5. 心脏疾病

6. 缺血性　出血性　短暂性脑缺血发作　脑血栓形成　脑栓塞　脑出血　蛛网膜下腔出血
7. 心源性栓子(左心房壁血栓脱落)
8. 脑干
9. 上运动神经元　下运动神经元　锥体外系统　小脑
10. 静止性震颤　运动迟缓　肌强直　姿势平衡障碍

四、简答题

1. 简述 Willis 环的血管组成。

答 Willis 环由下列血管组成(通常如此):①两侧大脑前动脉起始段;②前交通动脉;③两侧颈内动脉末端;④后交通动脉;⑤两侧大脑后动脉近段。

2. 简述闭锁综合征的临床表现及病变部位。

答 闭锁综合征几乎全部运动功能丧失,脑桥及以下脑神经均瘫痪,表现四肢瘫,不能讲话和吞咽,可自主睁眼或用眼球垂直活动示意,看似昏迷,实为清醒。为脑桥基底部病变使双侧皮质核束、皮质脊髓束受损。

3. 简述基底核主要的神经环路。

答 主要环路:大脑皮质→基底核→丘脑→大脑皮质,包括直接通路与间接通路。

直接通路:新纹状体→内侧苍白球/黑质网状部。

间接通路:新纹状体→外侧苍白球→丘脑底核→内侧苍白球/黑质网状部。

4. 简述脑出血的主要病因。

答 高血压伴发脑小动脉病变,其次是动脉粥样硬化、脑血管畸形、脑动脉瘤、血液病。

5. 简述开-关现象。

答 左旋多巴及复方左旋多巴治疗帕金森病中出现的一种副作用,症状在突然缓解(开期)与加重(关期)之间波动。

五、论述题

试述帕金森病的治疗原则。

答 (1)综合治疗:首选药物治疗＋长期管理。
(2)用药原则:早期诊断,早期治疗;坚持"剂量滴定"以免产生药物急性副作用;尽可能以小剂量达到满意临床效果;治疗应遵循一般原则,但强调个体化特点。

(徐　平　魏志杰)

全真模拟试题(二)

一、选择题

【A型题】

1. 下列感觉不经过丘脑中继的是 (　　)
   A. 味觉　　　　B. 嗅觉
   C. 听觉　　　　D. 视觉
   E. 深感觉

2. 一侧瞳孔散大,直接和间接对光反射消失,对侧间接对光反射正常。其病灶位于 (　　)
   A. 对侧视神经
   B. 同侧视神经
   C. 对侧动眼神经
   D. 同侧动眼神经
   E. 同侧视神经及动眼神经

3. 患者,女,22岁。因"口角歪斜2日"来诊。查体:右眼闭合不紧,示齿口角左偏。首先考虑的病变为 (　　)
   A. 中枢性面瘫
   B. 周围性面瘫
   C. 三叉神经运动支损害
   D. 舌咽神经损害
   E. 迷走神经损害

4. 真性延髓麻痹的病变部位在 (　　)
   A. 皮质脊髓束
   B. 舌咽、迷走神经
   C. 双侧皮质脑干束
   D. 内侧纵束
   E. 丘脑皮质束

5. 患者,男,67岁。近三个月来自觉行走高低不平,似踩棉花感。查体:双下肢振动觉消失,Romberg征阳性。其病变位于 (　　)
   A. 脊髓前角
   B. 脊髓前角,锥体束
   C. 薄束和楔束
   D. 脊髓灰质前连合
   E. 脊髓半侧损害

6. 旧纹状体及黑质病变可引起 (　　)
   A. 肌张力增高
   B. 肌张力降低
   C. 舞蹈样动作
   D. 偏身投掷运动
   E. 抽动秽语综合征

7. 脑桥腹侧梗死最常见的体征是 (　　)
   A. 对侧中枢性面瘫和肢体瘫痪
   B. 同侧中枢性面瘫和肢体瘫痪
   C. 同侧周围性面瘫和对侧肢体瘫痪
   D. 对侧周围性面瘫和肢体瘫痪
   E. 以上都不对

8. 患者,男,38岁。因"脐右侧阵发性疼痛半年,右下肢无力3个月"入院。查体:意识清楚,语言流利,脑神经检查(−),双上肢、肌力肌张力正常,右下肢肌力3级,腱反射亢进,右侧Babinski征(+),左侧腹股沟以下痛觉减退,触觉存在。其病变水平在 (　　)
   A. 脊髓右半侧 T_{10} 水平
   B. 脊髓左半侧 T_{10} 水平
   C. 脊髓右半侧 T_{12} 水平
   D. 脊髓左半侧 T_{12} 水平
   E. 脊髓 L_1 完全横贯性损害

9. 急性横贯性脊髓炎最常损害的节段是 （ ）
   A. 颈膨大部   B. $T_3 \sim T_5$ 节段
   C. $T_7 \sim T_{10}$ 节段   D. 腰膨大部
   E. 脊髓圆锥部

10. 患者,女,45 岁。因"右上肢逐渐无力半年,尿潴留 4 个月"入院。查体:意识清楚,语言流利,脑神经检查(-),右上肢肌萎缩,肌力 3 级,左上肢肌力 4 级,双下肢肌力 4 级,双侧 Babinski 征(+);双上肢及肩背部痛觉消失,触觉存在。最可能的诊断是 （ ）
    A. 髓外硬膜外病变
    B. 髓内病变
    C. 后角病变
    D. 前角病变
    E. 髓外硬膜内病变

11. 多发性硬化急性发作期最常用的治疗措施是 （ ）
    A. 免疫球蛋白
    B. 血浆置换
    C. 激素 + 环磷酰胺
    D. 大剂量甲泼尼龙冲击治疗
    E. 营养神经治疗

12. 腰椎穿刺压腹试验的检查目的是（ ）
    A. 判断穿刺针是否在蛛网膜下腔
    B. 判断椎管是否有梗阻
    C. 判断颅内静脉窦是否通畅
    D. 判断患者是否耐受疼痛
    E. 判断是否穿刺针损伤神经根

13. 下列关于脑脊液细胞学检查的描述,错误的是 （ ）
    A. 中性粒细胞为主提示细菌感染
    B. 淋巴细胞为主提示病毒感染
    C. 嗜酸性粒细胞增多提示寄生虫感染
    D. 混合性细胞反应提示结核感染

    E. 发现含铁血黄素的吞噬细胞提示穿刺损伤出血

14. 深感觉检查不包括 （ ）
    A. 针刺觉   B. 关节觉
    C. 位置觉   D. 运动觉
    E. 振动觉

15. 患者,男,32 岁。左下肢疼痛半月,咳嗽可加重疼痛,并向下肢后外侧放射,伴左足麻木。查体:左侧直腿抬高试验(+),左侧跟腱反射未引出,腰椎棘突旁有明显压痛点。首先考虑的诊断为 （ ）
    A. 腰肌劳损
    B. 腰骶神经根炎
    C. 根性坐骨神经痛
    D. 干性坐骨神经痛
    E. 髋关节炎

16. 患者,女,50 岁,3 年前出现左侧阵发性面部刀割样疼痛,每次持续数秒,常由刷牙诱发。拔去同侧龋齿,症状仍未缓解。神经系统检查无异常发现。首先考虑的诊断为 （ ）
    A. 左侧牙痛
    B. 左枕大神经痛
    C. 左三叉神经痛
    D. 左侧血管性头痛
    E. 局灶性癫痫

17. 患者,女,20 岁。右侧面肌无力 3 天,诊断为特发性面神经麻痹。近期有消化道溃疡出血史。暂不宜采用治疗措施为 （ ）
    A. 泼尼松 30mg/d,连用 1 周
    B. 茎乳孔附近超短波透热疗法
    C. 针灸治疗
    D. 保护右眼角膜
    E. 营养神经

18. 患者,男,22岁。感冒后10天出现双眼闭合不能,伴行走无力,无大小便障碍。查体:双下肢肌力4级,肌张力减低,腱反射消失,Babinski征(-),深浅感觉无异常。首先考虑的诊断为 （ ）
   A. 脑炎
   B. 重症肌无力
   C. 急性脊髓炎
   D. 吉兰－巴雷综合征
   E. 周期性瘫痪

19. 大脑前动脉皮质支闭塞引起瘫痪的特点是 （ ）
   A. 常合并中枢性面舌瘫
   B. 偏瘫以下肢为重
   C. 均等性轻偏瘫
   D. 偏瘫以上肢为重
   E. 上下肢瘫痪均重

20. 患者,男,52岁。突发右侧肢体无力伴言语不清2小时,查体:血压160/90mmHg,运动性失语,右侧鼻唇沟浅,右侧肢体肌力3级。颅脑CT未见明显异常,血糖6.8mmol/L。治疗首选的药物是 （ ）
   A. 降压药
   B. 扩张血管药
   C. rt－PA治疗
   D. 20%甘露醇静脉滴注
   E. 小分子肝素腹部皮下注射

21. 患者,女,47岁。大便时突感剧烈头痛,伴恶心呕吐,无发热。查体:意识清楚,语言流利,四肢肌力、肌张力正常,双侧病理征(+),颈抵抗,Kernig征(-),Brudzinski征(-)。为确诊应首选的辅助检查是 （ ）
   A. 脑电图　　　B. TCD
   C. DSA　　　　D. 颅脑CT
   E. 腰椎穿刺

22. 单纯疱疹病毒性脑炎最常侵犯的部位是 （ ）
   A. 大脑皮质广泛性损害
   B. 颞叶内侧
   C. 顶叶及枕叶
   D. 丘脑下部
   E. 脑干

23. 帕金森病诊断必备条件是 （ ）
   A. 静止性震颤　　B. 运动迟缓
   C. 步态障碍　　　D. 肢体强直
   E. 冻结步态

24. 下列关于帕金森病震颤和特发性震颤的描述,错误的是 （ ）
   A. 帕金森病震颤单侧起病较多
   B. 帕金森病震颤可有下颌抖动
   C. 特发性震颤多双侧起病,可以不对称
   D. 特发性震颤多表现为头部抖动
   E. 特发性震颤多表现为静止性震颤

25. 治疗癫痫持续状态的首选用药是（ ）
   A. 地西泮静脉推注
   B. 10%水合氯醛灌肠
   C. 氯硝西泮静脉推注
   D. 利多卡因静脉滴注
   E. 丙戊酸静脉推注后持续泵入

26. 典型失神发作常起病于 （ ）
   A. 婴儿阶段　　B. 儿童期
   C. 青春期　　　D. 老年期
   E. 壮年期

27. 常合并胸腺瘤的疾病是 （ ）
   A. 周期性瘫痪
   B. 多发性肌炎
   C. 重症肌无力
   D. 吉兰－巴雷综合征
   E. 杜兴型肌营养不良

28. 低钾型周期性瘫痪发病时,其骨骼肌容易发生 （ ）
   A. 对称性痉挛性瘫痪
   B. 痛性痉挛
   C. 肌强直
   D. 对称性弛缓性瘫痪
   E. 肌肉肥大

29. 提睾反射的反射中枢在 （ ）
   A. $L_1 \sim L_2$ B. $L_3 \sim L_4$
   C. $L_4 \sim L_5$ D. $L_5 \sim S_1$
   E. $S_1 \sim S_2$

30. 下列不能导致 Horner 征的疾病是 （ ）
   A. 颈内动脉急性闭塞
   B. Pancoast 综合征
   C. Wallenberg 综合征
   D. 脊髓空洞症
   E. 糖尿病动眼神经麻痹

【B/型/题】

(31～33 题共用备选答案)
   A. 多发性肌炎
   B. 皮肌炎
   C. 包涵体肌炎
   D. 低钾型周期性瘫痪
   E. 线粒体脑肌病

31. 由编码 L 型钙离子通道蛋白编码基因突变的疾病的是 （ ）

32. 骨骼肌病理特征性改变为束周肌纤维萎缩的疾病是 （ ）

33. 骨骼肌病理发现 RRF,最常见的疾病是 （ ）

(34～35 题共用备选答案)
   A. GQ1b 抗体   B. AChR 抗体
   C. GM1 抗体   D. AQP4 抗体
   E. Hu 抗体

34. Miller – Fisher 综合征常见的抗体是 （ ）

35. 重症肌无力常见的抗体是 （ ）

【X/型/题】

36. 浅昏迷的临床表现包括 （ ）
   A. 对疼痛刺激有反应
   B. 存在无意识自发动作
   C. 腱反射存在
   D. 瞳孔对光反射正常
   E. 生命体征无变化

37. 蛛网膜下腔出血的常见并发症包括 （ ）
   A. 再出血   B. 血管痉挛
   C. 脑积水   D. 癫痫发作
   E. 低钠血症

38. 周围神经病理改变包括 （ ）
   A. 沃勒变性   B. 轴突变性
   C. 神经元变性   D. 胶质增生
   E. 节段性脱髓鞘

39. 急性脊髓炎急性期可出现 （ ）
   A. 脊髓休克
   B. 尿便障碍
   C. 截瘫或四肢瘫
   D. 损伤平面以下深、浅感觉障碍
   E. 多数可发生椎管梗阻

40. 患者,女,58 岁。因"突发左侧肢体无力 2 小时"入急诊绿色通道。查体:BP 170/65mmHg,意识清楚,语言流利,左侧中枢性面舌瘫,左上肢肌力 0 级,左下肢肌力 2 级,左侧病理征（＋）。NIHSS 评分 11 分。应采取的诊治措施包括 （ ）
   A. 急查血糖、血常规、PT＋APTT
   B. 急查颅脑 CT
   C. 20% 甘露醇静脉滴注
   D. 立即将血压降至正常
   E. 心电图检查

41. 癫痫必须具备的特征包括 （ ）
    A. 发作性
    B. 脑部神经元异常放电
    C. 肢体抽动
    D. 意识丧失
    E. 短暂性

42. 下列关于 Duchenne 型肌营养不良临床特点的描述，正确的是 （ ）
    A. X 性连锁隐性遗传，男孩约半数发病，女孩为携带者
    B. 多在 3~5 岁发病，病情进行性加重
    C. 表现鸭步、翼状肩胛、Gowers 征
    D. 伴腓肠肌假性肥大
    E. 心肌损害少见

43. 可引起脑脊液蛋白-细胞分离的疾病包括 （ ）
    A. 急性脊髓炎
    B. 脊髓压迫症
    C. 急性脊髓灰质炎
    D. 周期性瘫痪
    E. 吉兰-巴雷综合征

44. 可以用来治疗帕金森病的药物包括 （ ）
    A. 苯海索   B. 左旋多巴
    C. 多巴胺   D. 普拉克索
    E. 司来吉兰

45. 下列关于 Alzheimer 病诊断的描述，正确的是 （ ）
    A. 起病隐袭，症状往往在数月或数年内逐渐出现
    B. 早期记忆障碍主要表现情节记忆受损
    C. 脑脊液 Aβ₄₂ 可以用于诊断 AD
    D. 神经心理学量表检查可确诊该病
    E. 患者常有行走障碍和感觉障碍

二、名词解释
1. 脑膜刺激征
2. Jackson 癫痫
3. Bell 麻痹
4. 临床孤立综合征
5. 脊髓休克
6. 重症肌无力危象
7. Horner 综合征
8. Argyll – Robertson pupil
9. 蛋白-细胞分离
10. Froin's Syndrome

三、填空题
1. 重症肌无力危象中最常见的一种是_____。
2. 右耳传导性聋时，Weber 试验偏向_____侧。
3. 大脑基底核病变所致三偏综合征包括_____、_____、_____。
4. 自发性脑出血最常见的原因是_____。
5. 帕金森综合征常见运动症状包括_____、_____、_____、_____。
6. 癫痫是由于_____突发性异常放电，导致短暂的大脑功能障碍的一种慢性疾病。
7. 吉兰-巴雷综合征典型的脑脊液改变为_____。
8. 右侧视束损害出现_____。
9. 原发性三叉神经痛最常见的原因是_____。
10. 古茨曼综合征（Gerstmann Syndrome）主要表现为_____、_____、_____、_____。

四、简答题
1. 简述上下运动神经元瘫痪的鉴别。
2. 简述吉兰-巴雷综合征的诊断依据。
3. 简述腰椎穿刺的适应证。
4. 简述无先兆偏头痛的诊断标准。

五、论述题

试述使用药物治疗癫痫的一般原则。

六、病例分析题

患者,男,48岁。因"突发右侧肢体无力伴言语不能2小时"入院。既往有高血压病史5年,最高血压190/130mmHg,平素服用拜新同降压治疗,血压控制不佳。查体:意识清楚,运动性失语,右侧中枢性面舌瘫,右上肢肌力0级,右下肢肌力3级,右侧病理征阳性。急诊颅脑CT未见明显异常。血常规无明显异常,血糖9.0mmol/L,PT+APTT正常范围。

问题:
1. 诊断及诊断依据。
2. 治疗方案。

【参/考/答/案】

一、选择题

【A型题】

1. B	2. D	3. B	4. B	5. C
6. A	7. A	8. A	9. B	10. B
11. D	12. A	13. E	14. A	15. C
16. C	17. A	18. D	19. B	20. C
21. D	22. B	23. B	24. E	25. A
26. B	27. C	28. D	29. A	30. E

【B型题】

| 31. D | 32. B | 33. E | 34. A | 35. B |

【X型题】

36. ABCDE   37. ABCDE   38. ABCE
39. ABCD   40. ABE   41. ABE
42. ABCD   43. BE   44. ABDE
45. ABC

1. B【解析】嗅觉传导通路是唯一不在丘脑换神经元而是将神经冲动直接传导到皮质的感觉通路。

2. D【解析】此题考核瞳孔直接对光反射和间接对光反射的通路,同侧直接对光反射和间接对光反射均消失,可以是视神经损害,也可以是动眼神经损害,如果对侧间接对光反射存在,说明同侧传入没有问题,因此,答案自然是同侧动眼神经损害。

3. B【解析】舌咽神经、迷走神经有共同的起始核,常同时受累,出现吞咽困难、声音嘶哑等。

4. C【解析】行走高低不平、似踩棉花感均是深感觉障碍的常见症状,而振动觉消失、Romberg征阳性是深感觉障碍的体征,症状体征均指向深感觉障碍,而薄束和楔束均参与深感觉传导通路。

5. A【解析】旧纹状体及黑质病变表现为肌张力增高、动作减少及静止性震颤;而新纹状体病变表现为舞蹈样动作、手足徐动症、偏身投掷运动。

6. A【解析】此题难度比较大,经典的Millar-Gubler综合征是脑桥腹侧病变引起,可引起同侧展神经和面神经麻痹和对侧偏瘫综合征,但多见于肿瘤或脑出血,而脑梗死少见,原因可能为脑桥基底部供血主要由旁中央动脉供血,而面神经核在脑桥背侧,由长旋动脉和短旋动脉

187

供血,脑桥基底部梗死时并不引起同侧周围性面瘫。

8. A【解析】脊髓不完全损害时,根刺激症状的水平反映病变水平,而感觉平面可能在病灶以下。

10. B【解析】此题考核髓内病变、髓外硬膜内病变及硬膜外病变的鉴别,抓住主要几个点:早期有无力、肌肉萎缩,而没有根痛,要考虑髓内;发病2个月后出现小便潴留,说明膀胱功能障碍出现较早,也要考虑髓内;有分离性感觉障碍,说明损害了前连合,也提示在髓内。

15. C【解析】根据症状很容易想到是坐骨神经痛,但结合直腿抬高试验、咳嗽后有放射痛考虑是神经根受损,因此选择根性坐骨神经痛。

17. A【解析】面神经炎的治疗首选激素,但由于患者近期有消化性溃疡病史,故不建议用激素。

19. B【解析】大脑前动脉皮质支闭塞导致对侧中枢性下肢瘫痪,深穿支闭塞则引起对侧中枢性面舌瘫,上肢近端轻瘫。该题题干是大脑前动脉皮层支闭塞,故只有B项合适。

20. C【解析】考核脑梗死静脉溶栓适应证。

23. B【解析】虽然静止性震颤是帕金森病的常见症状,但帕金森病诊断的必备条件是运动迟缓。

30. E【解析】此题考核的内容主要是头颈部交感神经的解剖,头颈部交感神经可分为三级,起自下丘脑后外侧(第一级神经元),交叉到对侧,沿着脑干和脊髓下行到睫状脊髓中枢(位于$C_8 \sim T_2$,第二级神经元),由此发出的交感神经纤维跟着脊神经前根出椎间孔在交感神经干上行,到颈上交感神经节换元(第三级神经元),发出的节后纤维与颈内动脉伴行入颅,进入其靶器官。所以,在这整条通路上出现了问题,都会出现Horner综合征。显然A、B、C、D选项均可累及到交感神经纤维,而动眼神经只含有运动性纤维和副交感神经纤维,因此,此题选E项。

40. ABE【解析】考察急性脑血管病在急诊紧急处理,显然急性降压是不可取的,另外在没有明确颅内病变的情况下,急诊使用甘露醇是不可取的,如果是脑出血,可能导致脑出血扩大。

二、名词解释

1. 脑膜刺激征:是脑膜受激惹的体征,是脑膜病变时脊髓膜受到刺激并影响到脊神经根,当牵拉刺激时引起反射性痉挛的一种病理性反应,包括颈强直、Kernig征、Brudzinski征。

2. Jackson癫痫:是一种癫痫发作,发作沿着脑皮质运动区逐渐扩展,临床表现为抽搐自对侧拇指沿腕、肘和肩部扩展(最常见)。

3. Bell麻痹:周围性面神经麻痹时,眼睑不能闭合或不全,试闭眼时,瘫痪侧眼球向上外方转动,露出白色巩膜,称贝尔征。

4. 临床孤立综合征:在排除其他疾病的情况下,中枢神经系统任何部位脱髓鞘的急性或亚急性首次发作,持续时间>24小时。临床主要表现为视神经、脊髓、脑干、大脑或者小脑受累,时间和空间上不能满足多发性硬化的诊断标准。

5. 脊髓休克:是指在脊髓急性损害时出现损害平面以下呈弛缓性瘫痪,腱张力低,腱反射减低,病理征引出,大、小便潴留,及感觉缺失。

6. **重症肌无力危象**:系指各种原因致疾病迅速进展,呼吸肌延髓支配肌严重受累,以致不能维持正常换气功能的严重呼吸困难状态,可出现四肢瘫痪,通常分为三种,即肌无力危象、胆碱能危象和反拗性危象。

7. **Horner 综合征**:颈交感神经麻痹时,出现病变侧眼裂缩小,瞳孔缩小,同侧眼球内陷和面部出汗减少,称为 Horner 综合征。

8. **阿-罗瞳孔**:表现对光反射消失,调节反射存在,为顶盖前区病变,使光反射径路受损,病因常为神经梅毒。

9. **蛋白-细胞分离**:脑脊液蛋白量增高,而细胞数正常,称为蛋白-细胞分离,是吉兰-巴雷综合征的特点之一,也可见于脊髓压迫症。

10. **Froin 征**:在脊髓压迫症中,腰椎穿刺时蛋白含量增高而细胞数正常,蛋白含量超过 10g/L 时脑脊液呈黄色,流出后自动凝结称 Froin 征。

三、填空题

1. 肌无力危象
2. 右
3. 偏瘫　偏盲　偏身感觉障碍
4. 高血压
5. 运动迟缓　静止性震颤　肌强直　姿势反射障碍
6. 大脑神经元
7. 蛋白-细胞分离现象
8. 左侧同向偏盲
9. 血管压迫
10. 计算不能　手指失认　左右辨别不能　书写不能

四、简答题

1. 简述上下运动神经元瘫痪的鉴别。

答 (1)肌张力:前者增高,后者降低。
(2)腱反射:前者活跃亢进,后者减弱。
(3)病理反射:前者阳性,后者阴性。
(4)肌萎缩:前者无,后者明显。
(5)瘫痪特点:前者以肢体为主,后者以肌群为主。

2. 简述吉兰-巴雷综合征的诊断依据。

答 (1)病前 1~4 周有感染史。
(2)急性或亚急性起病。
(3)四肢对称性弛缓性瘫痪。
(4)脑神经损害。
(5)脑脊液蛋白-细胞分离现象。

3. 简述腰椎穿刺的适应证。

答 (1)留取脑脊液做各种检查以助中枢神经系统感染、蛛网膜下腔出血、脑膜癌病等的诊断。
(2)测量颅内压或行动力学试验以明确颅内压高低及脊髓腔、横窦通畅情况。
(3)动态观察脑脊液变化以助判断病情、预后及指导治疗。
(4)注入放射性核素行脑、脊髓扫描。
(5)注入液体或放出脑脊液以维持、调整颅内压平衡,或者注入药物治疗相应疾病。

4. 简述无先兆偏头痛的诊断标准。

答 无先兆偏头痛的诊断需要符合头痛的持续时间、头痛特征、伴随症状及发作次数的要求,同时须除外继发性头痛的可能,具体标准如下。
(1)符合(2)~(4)项特征的至少 5 次发作。
(2)头痛发作(未经治疗或治疗无效)持续 4~72 小时。

(3)至少有下列中的2项头痛特征：
1)单侧性。
2)搏动性。
3)中或重度疼痛。
4)日常活动(如走路或爬楼梯)会加重头痛或头痛时避免此类活动。
(4)头痛过程中至少伴随下列1项：
1)恶心和(或)呕吐。
2)畏光和畏声。
(5)不能归因于其他疾病。

五、论述题

试述使用药物治疗癫痫的一般原则。

答 (1)确定是否用药：半年内发作2次以上者,一经诊断明确,就应用药。
(2)正确选择药物：根据发作类型选择合适药物。
(3)注意药物用法：注意抗癫痫药物剂量与血药浓度关系。
(4)严密观察不良反应。
(5)尽可能单药治疗。
(6)合理的联合治疗。
(7)个体化长期规律治疗及监控。
(8)掌握停药时机和方法。

六、病例分析题

1. 诊断及诊断依据。

答 (1)定位诊断：根据患者有运动性失语、中枢性面舌瘫、右侧肢体瘫痪,定位在左侧大脑半球,累及皮层和基底核。
(2)定性诊断：急性脑梗死。
(3)诊断依据：
患者中年男性,急性起病。
主要症状为右侧肢体无力伴言语不能。
意识清楚,运动性失语,右侧中枢性面瘫,右上肢肌力0级,右下肢肌力3级,右侧病理征阳性。
急诊颅脑CT未见明显异常。

2. 治疗方案。

答 该患者发病4.5小时内,无静脉溶栓禁忌证,可以使用rt-PA静脉溶栓治疗。24小时后可加用抗血小板治疗。另外注意监测血压、心率情况。

(袁宝玉)

往年部分高校硕士研究生入学考试试题选登

硕士研究生入学考试神经病学试题（一）

一、名词解释
1. 路易体痴呆
2. Sturge – Weber syndrome
3. locked – in syndrome
4. nystagmus
5. 失语
6. lacunar infarct
7. 迟发性运动障碍

二、简答题
1. 简述抗癫痫药物治疗的原则。
2. 简述糖尿病性神经系统并发症的类型。
3. 简述阿尔茨海默病的鉴别诊断。
4. 简述进行性肌营养不良症的临床表现。
5. 简述重症肌无力的 Osserman 分型。

硕士研究生入学考试神经病学试题(二)

一、名词解释
1. 基底动脉尖部综合征
2. akinetic mutism
3. 谵妄
4. hepatolenticular degeneration
5. Rossolimo sign
6. 额颞叶痴呆
7. 开-关现象

二、简答题
1. 简述腰椎穿刺的适应证、禁忌证、并发症。
2. 简述四种常见的遗传性周围神经病。
3. 简述急性脊髓炎的诊断。
4. 简述感觉系统与反射检查的检查内容。
5. 简述脑出血的治疗原则。

硕士研究生入学考试神经病学试题(三)

一、名词解释
1. 三偏综合征
2. narcolepsy
3. F 波
4. internuclear ophthalmoplegia
5. 手足徐动症
6. 意向性震颤
7. clasp-knife phenomenon

二、简答题
1. 简述癫痫的病因及影响因素。
2. 简述周围性神经损害的病理分型。
3. 简述多发性硬化的鉴别诊断。
4. 简述脑动脉盗血综合征的定义及类型。
5. 简述吉兰-巴雷综合征的诊断标准及治疗原则。

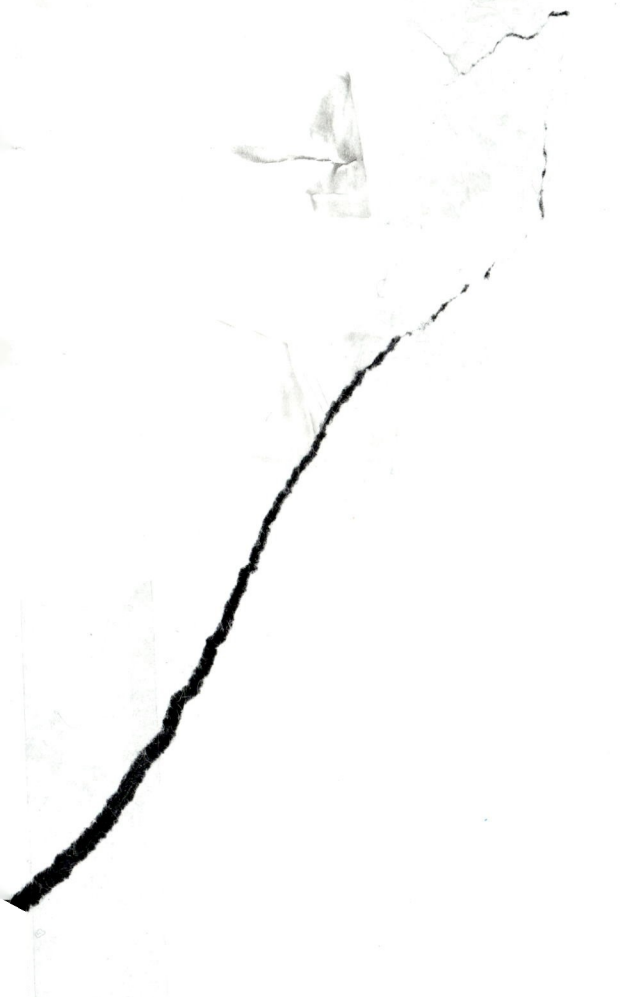